腹诊与经方

编　著　王克穷　王　斑

协　编　李　晨　王光耀　张　萌　张春红　朱小燕

　　　　杨春蓉　周　勇

山西出版传媒集团　山西科学技术出版社

图书在版编目（CIP）数据

腹诊与经方 / 王克穷，王斑编著 . -- 太原：山西科学技术出版社，2022.12

ISBN 978-7-5377-6008-9

Ⅰ . ①腹… Ⅱ . ①王… ②王… Ⅲ . ①腹诊②经方 - 汇编 Ⅳ . ① R241.26 ② R289.2

中国版本图书馆 CIP 数据核字（2021）第 189034 号

FUZHEN YU JINGFANG

腹诊与经方

出 版 人　阎文凯
编　　著　王克穷　王　斑
责任编辑　郝志岗
封面设计　吕雁军

出版发行　山西出版传媒集团·山西科学技术出版社
地址：太原市建设南路 21 号　邮编 030012
编辑部电话　0351-4922072
发行电话　0351-4922121
经　　销　各地新华书店
印　　刷　山西基因包装印刷科技股份有限公司

开　　本　890mm × 1240mm　1/32
印　　张　11.25
字　　数　205 千字
版　　次　2022 年 12 月第 1 版
印　　次　2022 年 12 月山西第 1 次印刷
书　　号　ISBN 978-7-5377-6008-9
定　　价　50.00 元

王　序

中华医药，源远流长。神农百草，岐黄内经，伊尹汤液，仲景伤寒，叔和脉经，士安针灸，巢氏病源，药王千金，王焘外台，钱乙直诀。金元医家，各立新说。本草纲目，声名远播。仁心妙术，祛病除魔。厚德博学，救死扶伤。悬壶济世，造福各方。大医精诚，黎庶安康。

王君克穷，医学博士，陕西中医药大学第二附属医院肿瘤三科主任，主任医师。长期从事临床医疗、科研和教学工作。谙熟经典，善用经方治疗疑难重病，对腹诊和方剂本源剂量等探索尤深，多有独特见解。如运用大半夏汤治疗食道癌，大、小柴胡汤治疗肺癌、上腹部肿瘤，越婢汤治疗上腔静脉综合征等，成效显著。已编著出版《经方使用标准》《中华方剂本源剂量大典》等学术专著，声名远播。现又发送来其新作《腹诊与经方》初稿，得幸先睹，获益匪浅。

书稿内容宏丰，详述源流与发展，肇始商周，逮于当世。其于腹诊原理，藏象、经穴、气血津液等，探幽索微，洞察秋毫，尤能结合己识，阐释意蕴，析理详明。诊察手法，切实可用。精于辨证，结合辨病，整合中西，融会贯通。重点突出，条理清楚。将腹部涉及病症，悉数囊括，逐一分解，给予的方药，利于学者检索，选用方便。

腹诊是传统医学常用诊查方法之一，属于“四诊”中的切诊范畴。医者运用指、掌，按压胸腹，感知凉热、软硬、胀满、压痛、肿块等，以诊察疾病，判断病种、病情、病因、病性及其预后、转归等，以确定治则治法，选方用药，祛除疾病。

早在《素问》《灵枢》《难经》《伤寒论》《金匮要略》等经典著作中，即有腹诊记述，阐释腹诊机理、腹诊分位、切腹定病、辨别虚实寒热、针刺疗法、方药运用等，奠定了中医腹诊的理论基础。其中张仲景的贡献尤著，详分心下、胸胁、脐上、脐下、小腹等诊察部位，描述了心下痞、心下满、心下悸、心下支结、少腹满、少腹肿痞、少腹急结、胸胁苦满、胁下硬满等不同证候，并确立了针对性的治疗方药。如“结胸热实，脉沉而紧，心下痛，按之石硬者，大陷胸汤主之”“心下痞，按之濡，其脉关上浮者，大黄黄连泻心汤主之”等。证有客观标准，治有对应方药。

历代医家，不断补充完善，逐渐形成了比较系统的腹诊理论。如：喜按而柔软者属虚，拒按而紧张者属实；按之痛移者属气，固定不移者属瘀；触之灼手者属热，感觉凉冷者属寒；隐痛而喜暖喜按者属阳虚；腹水按之柔软者属气多水少，较硬者为气少水多，青筋显露者属瘀阻脉络等。

余于江苏省中医院急诊科工作时日久长，深知腹诊对于临床之重要。既决五脏六腑，又判生死存亡。缘于腹部痛楚，既有肝胆胰肠等常见病症，又或为心肌梗死、胃肠穿孔、肝脾破裂、肠梗阻、宫外孕等危急症候，还有多种癥、瘕、癌、瘤等。如何早期发现，正确鉴别，及时对病施术，殊为不易。余曾屡用大陷胸汤等救治急性胰腺炎、大承气汤等通下急性肠梗阻、大乌头煎等缓解沉寒痼冷与腹痛寒疝，只要方证相合，大多疗效卓著。可有效降低外科手术率，缓解病人痛苦，减少医药费用……

今读《腹诊与经方》初稿，感慨良多。相信此书面世，必能助益临床，指导后学，提高多种脏腑经络疾病的诊治水平，拯危救苦，惠顾黎庶，造福苍生，爰为之序。

王兴华 辛丑年辰月于南洋吉隆坡东南双溪龙镇松柏苑

（时任马来西亚拉曼大学医学与健康科学学院高级教授、博士生导师）

自 序

俞根初《通俗伤寒论》有言："胸腹为五脏六腑之宫城，阴阳气血之发源，若欲知脏腑如何，则莫如按胸腹，名曰腹诊"。但溯本求源，可知《素问》《灵枢》《难经》是腹诊的奠基之作，而《伤寒论》《金匮要略》则将腹诊应用于临床。自宋代后，由于受封建礼教的束缚，治病独取寸口，时至今日，状况依然。期间虽有从理论进行探索者，但真正将其运用于临床，不过寥寥数人。反观日本医家对此则更为重视，从本书之"日本汉方医学腹诊简介"便可窥见一般，但在日本明治时期以后，则中断较长时间，有失连续性。观先贤运用腹诊，各有流派所承，临证互有出入，如日本医家多重视"心下痞硬"而忽略"心下痞"，至于"按之心下满痛"则鲜有提及。余八三年初涉此技，八八年采用数理统计之法，结合日本汉方医学腹诊编著出版了《经方使用标准》，经三十余年的临床实践，小有心得。就腹诊而言，简单易了，重现性强，可弥补四诊之不足。如笔者在初用三物白散之时，每每不得要领，后读及"小结胸病，正在心下，按之则痛，脉浮滑者，小陷胸汤主之”，则茅塞顿开。按：脉浮滑，提示痰热，当见舌偏红、苔薄黄；若寒实结胸，则应舌淡暗、苔薄白，后每遇此证，径用本方，多获佳效。再如“发汗后，其人脐下悸者，欲作奔豚，茯苓桂枝甘草大枣汤主之。”查中国知网，截至目前仅有19篇文献，多为学术探讨，鲜有用于临床。究其因，乃未做腹诊之故。倘若腹诊见脐下悸或脐上悸，或心下悸欲得按者，兼有舌淡胖大有齿痕，可直接使用。再如笔者诊治的十二指肠壶腹癌术后大陷胸汤案（参见本书），患者为高龄女性，西医诊断多多，刻诊：神志清，精神差，上腹部及胸骨后疼痛剧烈，纳差，不能进食，腹胀，反酸，口干，困乏无力，大便困难，6日未行。腹诊：腹部稍膨隆，剑突至少腹部菱形抵抗压痛带，双侧胸胁苦满，少腹充实有力。舌红，苔黄腻，脉沉弦。方宗大陷胸汤本源剂量。服药1小时后泄下褐黄色稀粪1次，诸症锐减，但心下按之满痛，易上方为大柴胡汤，调理善后。

“不畏浮云遮望眼，自缘身在最高层”，纵观本病之治，不为西医诊断所惑，而是依据腹诊，抓住了“剑突至少腹部菱形抵抗压痛带，少腹充实有力”这一腹证，果敢用药，方有转机。上述案例很多，限于篇幅，不再多言。3年前举办了陕西省首届中医腹诊学习班，听课者甚众，纷纷索要此书，后历经三载，参阅诸书，结合自己多年的临床经验编著而成，是书名曰《腹诊与经方》，但其间也有时方参杂其中，意在补其未备，使诊断多一技，辨证多一术，用方多一证（腹证），临床多一效。但毋庸讳言,腹诊只是四诊中切诊的一部分,切不可以偏概全,而临证处方用药之时，建议使用经方本源剂量，并严格遵守方后注，方可还经方本来之面目。大道不孤，倘若同行后学，习得此技，临证用之，直达病所，药起沉疴，则功不唐捐，吾愿足矣。

辛丑年辛卯月王克穷于陕西中医药大学附属医院

编写说明

本书主要采取框架图＋医案结合的方式进行编写，以期简洁明了的将腹证的临床使用标准做以阐述。共收录 26 个腹证。

腹诊与经方，为本书之精华所在。所选取腹证主要以《伤寒论》与《金匮要略》原文为主，参考《腹证奇览》《中医与汉方医腹诊》及《腹诊证治》的相关描述，结合笔者多年应用之心得，汇聚凝结而成。

医案未注明出处者，均为笔者多年临床诊疗之所得，其中包括住院病人及门诊病人治疗期间的横断面。选取的指征：①腹证明显，具有代表性；②病程记录相对完整，以期读者能充分了解病情变化。在病案的书写上，病案中腹诊所记录的典型腹证是医案之重点，希引起同道的注意。其他医家及笔者学生之医案，均在参考文献一栏标明。

方剂索引，本章中所选取的均为本书中所提到的，但未附有医案的方剂，意在缩减篇幅，并按本源剂量加以标注，以求达到“理、法、方、药、量”具备，更好地指导临床。

内容摘要

本书从腹诊的源流、原理、方法及常见腹诊入手进行讲述，后用框架图将腹诊与经方相结合，使之一目了然。书中所选取医案，虽为佐证，意在为同行后学有所帮助，使诊断多一技，辨证多一术，用方多一证（腹证），临床多一效。但一方具有多种腹证，遂以框架图的形式加以归纳，以窥全貌。毋庸讳言，腹诊只是“四诊”中切诊的一部分，切不可以偏概全，而临证处方用药之时，建议使用经方本源剂量，并严格遵守方后注，还经方本来之面目，实为中医临床诊疗之重要参考书。

目　录

第一章

中医腹诊的基本概念源流与发展

第一节　中医腹诊的基本概念

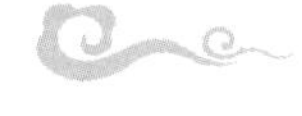

腹诊是祖国医学原始检查诊断方法中的简便诊法之一，是“望、闻、问、切”四诊之一的切诊，和脉诊同样重要，以医生的指、掌按胸腹的方法诊查胸腹部诸证，通过诸多腹证的综合分析疾病的病因、病性、病情及转归等，提出相应的治则、类方或方药，达到防治疾病及推断预后的目的，具有一定的理论基础。腹诊具有客观性与重复性强的特点，可弥补舌诊、脉诊之不足。《增订通俗伤寒论》中对腹诊描述如下：“若欲知其脏腑何如，则莫如按胸腹，名曰腹诊。其诊法，宜按摩数次，或轻或重，或击或抑，以察胸腹之坚软、拒按与否；并察胸腹之冷热、灼手与否，以定其病之寒热虚实。又如轻手循抚，自胸上而脐下，知皮肤之润燥，可以辨寒热；中手寻扪，问其痛不痛，以察邪气之有无；重手推按，察其硬否，更问其痛否，以辨脏腑之虚实，沉积之何如，即诊脉中浮中沉之法也。惟左乳下虚里脉，脐间冲任脉，其中虚实，最为生死攸关。故于望、闻、问、切四诊之外，更增一法，推为诊法上第四要诀。”《中国医药论文集·胃肠病之皇汉疗法》曰：“病人病重，生死难断，无可诊断时。诊其腹与脉而可知之，腹部有力者有望。先哲云：胃气盛者有神，胃气衰者可危。是故诊察病人，必从腹诊。所以探其腹状之体力也。”中医腹诊的目的是通过腹诊来判断机体脏腑经络、气血阴阳的变化，从而指导临床治疗。西医的腹诊侧重于了解腹腔脏器内形态功能的变化，注重的是腹部症状、体征与现代解剖学、生理学、病理学的联系。要使腹诊机理的研究取得较快的进展，还要注意与现代医学的沟通，充分利用现代医学的各种理论与观点，但又不能为其所左右，以免研究陷于不中不西、难以取得突破性进展的境地。中医腹诊的临床应用必须实现宏观与微观的结合，这就存在着中医腹诊与西医腹诊如何融会贯通的问题。如中医腹诊该患者右胁下按之疼痛，此时为进一步诊断，我们须用西医查体检查患者是否墨菲征阳性，若阳性，则需影像学检查诊断。

第二节　中医腹诊的源流与发展

一、商周时期

早在殷墟出土的甲骨文中已记载了20余种疾病名称，如“蛊”字，像虫在皿中。《说文解字》曰：“蛊，腹中虫也。”即表示腹中有寄生虫。《山海经》《五十二病方》中记载有：“瘕疾”“腹痛”“心腹痛”等病名，有“腑”（腑肿）“睬”（大腹）“腹痛”等症状，这些病名的确定，足以证实腹诊在当时就已有运用。

二、春秋战国时期

在此时期，社会发生了急剧变革，政治、经济、文化都有了显著的发展，各种学术思想也随之日趋活跃。我国现存最早的医学巨著《黄帝内经》，书中涉及腹诊内容的有 19 篇，虽未明确提出腹诊之名，但确为腹诊之实，其不仅是腹诊的起源，而且成为后世运用及发展的直接理论依据。如“诸腹胀大，皆属于热”“诸病有声，鼓之如鼓，皆属于热”等皆为大家所熟悉。此外还有许多有关腹部诸脏器病变的描述，例如：“胃病者，腹膜胀，胃脘当心而痛”，“大肠病者，肠中切痛，而鸣濯濯”，“小肠病者，小腹痛，腰脊控睾而痛，时窘之后”，“膀胱病者，小腹偏肿而痛，以手按之，即欲小便而不得”，“邪在肝，则两胁中痛”，“胆胀者，胁下痛胀，口中苦，善太息”。《灵枢·水胀》对体征相似的水肿、肤胀与鼓胀作论述。对均“状如怀子”的肠覃与石瘕作了鉴别诊断。《灵枢·外揣》关于内脏病变与外在表现相关联，以及“司外揣内”的论述，阐明了中医外揣诊法的基本原理，也为腹诊提供了方法论依据。《内经》还将腹诊分区等理论融合于脏腑、经脉病证的具体辨证中，《灵枢·胀论》中："脏腑之在胸胁腹里之内也，若匣匮之藏禁器也，各有次舍，异名而同处……夫胸腹者，脏腑之郭也。"《灵枢·本脏》详细描述了五脏"大小、高下、坚脆、端正、偏倾"，六腑"大小、长短、厚薄、结直、缓急"的外在表现，因而可"视其外应，以知其内脏，则知所病矣"。《内经》的腹诊方法涉及望、闻、问、切四诊，如《灵枢·邪气脏腑病形》篇等即是。关于腹诊的辨证运用，诸如鉴别不同疾病的病位、病因、病性，散见于《素问·气厥论》《素问·举痛论》《素问·咳论》《灵枢·刺节真邪》等许多篇章。此外，《灵枢·杂病》《素问·腹中论》篇还论述了腹诊对针灸及药物治疗的指导意义。可见,《内经》论腹诊涉及方法、原理，并将腹诊运用于辨证论治中。《难经》关于腹诊的记载较《黄帝内经》又有了发展并获得巨大成就，突出体现在腹部的五脏分区及诊动气两个方面。如《五十六难》曰："肝之积，名曰肥气，在左胁下，如覆杯，有头足。久不愈，令人发咳逆……心之积，名曰伏梁，起脐上，大如臂，上至心下。久不愈，令人病烦心。……脾之积，名曰痞气，在胃脘，覆大如盘。久不愈，令人四肢不收，发黄疸，饮食不为肌肤。"对五脏积证的表现部位、形态特征及兼症进行了论述；

《十六难》："假令得肝脉……其内证：脐左有动气，按之牢若痛……有是者肝也，无是者非也""假令得心脉……其内证：脐上有动气，按之牢若痛……有是者心也，无是者非也。"关于五脏为并的外证、内证，特别是诊动气方法的说明，均反映了肝与左胁下（或脐左）、心与脐上、脾与胃（或当脐）、肺与右胁下、肾与少腹的对应关系，并对"息贲""肥气""奔豚"等做出了明确的描述。以上经典著作对后世中医腹诊理论与临床均有重要影响。《难经古义》一书指出："肝曰四肢满闭，心曰烦心心痛，脾曰腹胀满，肺曰喘咳寒热，肾曰逆气，小腹急痛，是即问也。肝曰脐左有动气，心曰脐上，脾曰当脐，肺曰脐右，肾曰脐下，是即切也。望闻问切之义。"《难经古义》对后世中医腹诊理论与临床均有重要影响。

三、东汉末年

著名医学家张仲景在《黄帝内经》《难经》等医学论著的影响下，总结前人临床医学经验并结合自己的实践经验，创造性地发展了腹诊理论，将腹诊应用于临床，著成《伤寒杂病论》，把腹诊与方证密切结合起来，开创了腹诊证治的先例，腹诊的发挥诚乃淋漓尽致。在《伤寒杂病论》中，腹诊证治被广泛用于临床的辨证论治，奠定了腹诊证治的临床应用和理论基础。《伤寒杂病论》

关于腹部（胸、腹）症状的记载有心悸、心下悸、心下痞、心下痞坚、心下石硬、心下急、胸胁苦满、少腹急结、少腹硬满、动悸、旋杯旋盘等，这些腹诊名称（即腹证）散见于诸多方证之中。《伤寒论》397条中，论及腹证的就有114条；《伤寒论》《金匮要略》的经方中，有80多首方剂提到腹证，可见医圣张仲景是非常重视腹证的。张仲景将腹诊运用于鉴别不同病证，辨别病位、病因、病性，指导治疗，判断预后。如在判断病位上，《金匮要略·痰饮咳嗽病》篇中“水在心，心下坚筑”，“水在肝，胁下支满”，就指出了哪一脏有病，就显现出哪一脏的腹证。在辨别病性上，《伤寒论》第239条云：“病人不大便五六日，绕脐痛、烦躁、发作有时者，此有燥屎……”《金匮要略·腹满寒疝宿食病脉证治第十》篇说：“病者腹满，按之不痛为虚，痛者为实……”“按之心下满痛者，此为实也”。这就是从腹部按之的痛与不痛来分辨病证的虚实寒热。在阐述病因上，《伤寒论》第125条：“太阳病，身黄，脉沉结，少腹硬，小便不利者，为无血也；小便自利，其人如狂者，血证谛也……”第340条中“病者手足厥冷，言我不结胸，小腹满，按之痛者，此冷结在膀胱关元也。”等，都是以腹诊所见的腹证来审证求因的。在分辨病机上，《伤寒论》第135条说：“……脉沉而紧，心下痛，按之石硬……”这是主要以腹诊按之腹肌高度紧张，甚则坚硬如石，来反映有形之水与热邪结于心下的大陷胸汤证。《伤寒论》第151条说：“脉浮而紧，而复下之，紧反入里则作痞。按之自濡，但气痞耳。”这是以按之不痛不硬来判断无形之邪结于心下，气机痞塞不通的泻心汤证等。在确定治疗原则上，《金匮要略·腹满寒疝宿食病脉证治第十》云：“按之心下满痛者，此为实也，当下之，宜大柴胡汤。”“胁下偏痛，发热，其脉紧弦，此寒也，以温药下之，宜大黄附子汤。”这都是依据腹诊按之痛否来辨寒热证，并确定应用寒下或温下法。

四、魏晋时期

葛洪的《肘后方》有“胸胁腹内绞急切痛”的叙述，书中记载有“心腹胀坚痛”“心下坚痛”的主方。“鬼击之病，得之无渐卒着，如人力刺状，胸胁腹内，绞急切痛，不可抑按，或即吐血，或鼻中出血，或下血，一名鬼排。治之方。灸鼻下人中一壮，立愈。不瘥，可加数壮。又方：升麻、独活、牡桂，分等。末，酒服方寸匕，立愈。又方：灸脐下一寸，二壮。又方：灸脐上一寸，七壮，及两踵白肉际，取瘥。又方：熟艾如鸭子大，三枚。水五升，煮取二升，顿服之。又方：盐一升，水二升。和搅饮之，并以冷水噀之。勿令即得吐，须臾吐，即瘥。又方：

以粉一撮，着水中搅。饮之。又方：以淳酒吹纳两鼻中。又方：断白犬一头，取热犬血一升。饮之。又方：割鸡冠血以沥口中，令一咽，仍破此鸡以搨心下，冷乃弃之于道边。得乌鸡弥佳，妙。又方：牛子屎一升。酒三升，煮服之。大牛亦可用之。又方：刀鞘三寸。烧末，水饮之。又方：烧鼠屎末服，如黍米不能饮之，以少水和纳口中。又有诸丸散，并在备急药条中。今巫实见人忽有被鬼神所摆拂者，或犯其行伍，或遇相触突，或身神散弱，或愆负所贻，轻者因而获免，重者多见死亡，犹如燕简辈事，非为虚也，必应死，亦不可，要自不得不救尔。”

五、隋唐时期

巢元方的《诸病源候论》中腹诊、腹证占有突出的地位，全书记有 1729 个病候，该书扩大了腹诊应用范围，并将腹诊作为全身诊检的重要部分，将腹诊广泛应用于内、外、妇、儿各科，并且以腹证命名证候，分析各种腹证的病因病机，描述了切按、揣摩、推移等多种腹诊手法和方法，推动了腹诊的发展。

六、宋金元时期

众多医家着重对《伤寒论》进行理论剖析，并且十分重视对腹诊的研究，可谓“百家争鸣”。如成无己的《伤寒明理论》指出："大抵看伤寒，必先观两目，次看口舌，然后自心下至少腹，以手摄按之"，着重强调了诊断必先按腹，并且阐述了诊腹要点。成氏对腹诊在诊察伤寒病中的重视程度可见一斑。

七、明清时期

腹诊证治的应用到明清时期有了进一步的发展，突出体现在温热病的辨证论治上，另在腹水的测量和放腹水方面与现代医学有相近之处。明朝万密斋在《幼科发挥》中记载有"乃取绳子围其腹置之"的腹水的测量方法，并且出现了"以鸡翎管透之"的引流方法。清代医家戴天章《广瘟疫论》中有"胸满痛""胁满痛""腹满痛""少腹满痛"的证候描述，并对这些证候做了详尽的分析，处以方药，对临证具有重要的指导意义。清·程国彭《医学心悟》专设胸痛、腹痛、胁痛、少腹痛篇，他认为腹痛多为为肝木乘脾，采用芍药甘草汤加减治疗，其曰"脉迟为寒，加干姜；脉洪为热，加黄连；脉缓为湿，加苍术，生姜；脉涩伤血，加当归"。另外，程氏指出"腹者，至阴也，乃里症之中，可以辨邪之实与不实也"，提倡先问胸腹，后以手按其小腹。值得提出的是清朝著名医家俞根初的《通俗伤寒论》，不仅汲取了清以前所有腹诊研究之精华，并且通过结合临床经验对腹诊进行了很大规模的补充，该书专设按胸腹一节，较系统地对腹诊腹证进行了论述。俞根初的《通俗伤寒论》首名“腹诊”一词，如“胸腹为五脏六腑之宫城，阴阳气血之发源，若欲知其脏腑何如，则莫如按胸腹，名曰腹诊”。俞氏腹诊尤其重视虚里及脐部的诊察，将腹诊视为“中医诊断之第四要诀”。受古代封建礼制的束缚，此内容未得到足够的重视，以致腹诊证治似“石沉大海”，被医者抛之于脑后，千百年来淡出了研习中医者的视野。

八、近现代

近十年来，腹诊在我国医学界日渐受到重视，腹诊的原理研究，客观化与规范化研究及腹诊的临床应用均得到了一定程度的发展。然而，在腹诊的临床应用方面，现代医学腹诊的目的主要是用来探查胸腹腔内脏器位置形态有无变化，如肥大、压痛等，以判断组织器官的功能状态，重点是放在腹腔内部。现代医学中进行腹诊时运用视、触、叩、听的方法：（1）视诊主要了解腹部外形、呼吸运动、有无腹壁静脉曲张、胃肠型及蠕动波，以及腹部的皮疹、疝、腹纹、瘢痕、色素等来提示或协助诊断。（2）触诊是腹部检查的主要方法，可以进一步确定视诊所见，又可为叩诊、听诊提示重点，有些体征主要靠触诊发现，如皮温升高、腹膜刺激征、腹部包块、脏器肿大等。触诊主要用来了解腹壁的紧张度、压痛及反跳痛和感知肝、脾、肾等脏器是否有增大或局限性肿块等，对腹部体征的认识和疾病的诊断具有重要作用。（3）腹部叩诊可以验证和补充视诊和触诊所得的结果。其主要作用在于叩知某些脏器的大小，胃与膀胱的扩大程度，胃肠道充气情况，腹腔内有无积气、积液和包块等。（4）听诊主要是听肠鸣音、血管杂音、摩擦音等。刘保和教授运用《难经》中的腹诊理论，如《难经·十六难》"假令得肝脉……假令得心脉……假令得脾脉……假令得肺脉……假令得肾脉……"的诊法。如以大拇指用力按压脐左 0.5 寸足少阴肾经的左肓俞穴，出现阳性指征则说明病位在肝，治疗时应当调肝；以大拇指用力按压脐上 1 寸任脉的水分穴，出现阳性指征则说明病位在心，治疗时应当活血调心；以大拇指用力按压脐中任脉的神阙穴，出现阳性指征则说明病位在脾，治疗时应当运脾化湿；以明确脉诊五脏病的方法。刘保和教授的腹诊方法，就是对《难经》腹诊理论的具体深化。指出脐上压痛主心病，为心血瘀阻所致，脐上应在脐上 1 寸处，即任脉的"水分"穴。刘氏以叶天士在《临证指南医案》中说："初病气结在经，久则血伤入络"为理论指导，认为经脉较粗大，虽有气结，但不易停瘀，而络脉细小，当经气受阻时，易出现络血瘀痹。刘氏指出西医诊断为冠心病心绞痛，是心肌急剧的、暂时的缺血与缺氧的表现。但对于很多患者，只要把脐上部位瘀血消除，冠心病的病情亦随之解除。可见，针对疾病原发病位的治疗才为治病求本。刘启泉等在胃肠病的临床实践中，通过对中医腹诊的临床应用，将胃脘部腹诊进行归纳总结，指导临床常见胃肠病的诊断、治疗及转归。刘氏认为肠病腹诊辨证：脐部（大腹）左右少腹，多反映脾与肠的病理变化，如脐左右压痛明显，多为脾虚或肠道湿热，大便规律有改变。若右少腹（脐右 3 寸）有压痛多为大便秘结，兼见腹满，舌红苔腻，脉滑（弦滑、实）等，多为热结肠腹，可选用瓜蒌、火麻仁、败酱草、生石膏、女贞子、玄参、枳实、红藤等。刘氏等认为如果胃脘部只有轻度压痛而无板结，则病程较短，多为胃炎活动期，表明胃病在初期，多为浅表性胃炎；若出现中、重度压痛，并伴有明显的节律性疼痛，诊之有条索状物，多为溃疡病或糜烂性胃炎；若有凝滞、板结，说明胃病病程日久，腹部干涩，板结明显，而压痛不显，说明气滞、血瘀、痰凝；若按之较软，有“振水声”或“咕咕”之声，说明病程短，多为水湿内停；按之胀满，有水声，多为胃动力不足，宜理气化湿；若腹部干涩，按之有板状感，轻按有分层感，说明病程久，乃瘀血阻络、正虚邪实之候；若腹部干涩，按之有板结感，局部发凉（触之皮温低），此多为气滞、湿热、瘀血阻滞络脉，胃腑失于荣养；若腹部皮肤干涩，按之板结，且明显搏动感，多为胃病日久，气血亏虚，邪实正虚之候，宜攻补兼施等等。王玉玺等将腹诊应用于临床，并指出诊小腹左侧有抵抗和触痛，深部触之，可见索状柔软物（相当于左下腹部髂骨窝下行结肠部位或其附近触及索状抵抗物），这种抵抗和触痛，用手轻触，即可出现。若用擦过性压力，急迫性疼痛更明显，患者会因突然剧痛而屈膝，即使意识不清的患者，也会皱眉，用手急护。此为张仲景伤寒论所言少腹急结证。王氏指出不论神经精神系疾病、妇科疾病、胃肠系疾病、泌尿系疾病，只要符合少腹急结证病机，具备少腹急结证的典型腹证，即可按少腹急结证使用桃核承气汤治疗，往往效如桴鼓。在腹诊的原理与客观化研究方面，王氏等用腹诊仪对300例寒证病人进行检测，表明腹诊仪的寒温、腹满两大检测系统有较好的临床应用价值。王氏对瘀血腹证采用电子计算机多因素分析方法进行客观化分析，发现瘀血腹证的本质特征与血液黏度升高、血小板聚集及黏附性增高、血栓易于形成及肌电图异常有关。

中医的腹诊临床应用尚未得到推广，实际上是附属于四诊的，注重的是腹部局部与全身的联系，四诊合参、辨证论治是处方用药的基础与前提。汉方医腹诊的临床应用较广，积累了丰富的经验，注重的是腹部局部症状、体征与处方用药的一一对应关系。

九、日本汉方医腹诊简介

腹诊在日本已有300多年的历史。汤本求真氏曾说："要之，疾病之大半因于肠管之排泄障碍（即食毒）、肾脏之排毒障碍（即水毒）与夫瘀血之停滞（即血毒）。或此二三因之并发。其他之所谓原因者，不过为诱因或近因而已。故此三因发源之脏器组织之腹部为百病之根本，是以诊病者，不可不候腹，良有以也。"可见，日本汉医非常重视腹诊，认为基于一定的腹诊，可决定汉方医的诊断、疾病的证而处方投药。因此凡汉方医门诊，病房的病志，均特设有腹诊专页，并预先绘制空白腹象图。医者诊察病人之后写病志时，在空白腹象上注明腹证之各种诊象，以此做为重要的诊断依据之一，可见腹诊在日本汉方医学中占有重要地位。

日本医家在德川时代开始提倡腹诊，据日本医学史和有关文献记载，最初倡导腹诊者为竹田定加（1573—1614），如日本《皇国名医传》载："候腹之法，其起久矣，天正庆长年间，竹田定加（号阳山）著《诊腹精要》首倡；其后，松岗意斋和北山道长著《腹诊法》、高井直茂著《元仙腹诊》、浅井惟寅著《内证诊法》、高村良务著《腹诊秘传》等，对腹诊均有发挥。”亦有说腹诊之倡导者始于五云子，认为《五云子腹诊法》为日本最早之腹诊专著。据日本《皇国医事年表》载：“五云子殁于1660年，姓王，字宁，中国福建人，庆安中加入我籍，在长崎行医，后转至奥州秋，更在江户名声大振。”另据《诊病奇侅》附录《五云子腹诊法》跋：“诊腹之法，唐山（指中国，编者加）反无其说，五云子之于术，岂宿有独得，抑入我籍之后，观我医之伎，就有发明乎。”故日本最早倡导腹诊者，究为何人，其说纷纭，尚未趋一致。

16世纪日本汉方医学逐渐兴旺发达，目前学术界公认的日本汉方三大主要学术流派“难经派”“伤寒派”“折衷派”，以前二者为主。汉方医学中腹部诊断的研究最为深入，诊断上强调“腹诊”的重要性。日本汉方腹诊源于中国，但受到当时汉方医学流派潮流的影响，形成了独具特色的汉方腹诊流派，并且涌现了大量的腹诊专著。由于腹诊是以《内经》《难经》及《伤寒杂病论》为渊源，逐渐兴起的独特诊法，对其研究比较深刻，并且得到了很大发展，逐渐形成了“难经派”与“伤寒派”两大流派。

“难经派”腹诊，此派系腹诊之形成，最初由针师所开辟。杉山和一（1694殁）著《选针三要集》中有“针师不懂经络，百病皆有腹推测”的记载。就是说，当时的针师无视经络，将腹部与脏相配，以此诊断邪气之位置、判定脏腑之虚实、疾病之预后、治疗之方针。此派系的腹诊理论根据“肾间动气”，其腹诊方法由“按之牢若痛”衍生而成。其理论根据和方法均源于《难经》八难、十六难、六十六难。如“肾间动气……此五脏六腑之本，十二经脉之根，呼吸之门，三焦之源”；“脐下肾间动气者，人之生命也，十二经之根本也”；“脐左有动气，按之牢若痛……有是者肝也。”德川时代名医森中虚钻研《难经》有很深的造诣，其名著《意仲玄奥》（1696 年成书）论述腹诊理论根据以及腹部与五脏相配等甚为详尽。他认为：“观病人之腹，切肾间动气之所在，识死生吉凶。”同计他还认为病家脐上或右或左均可发生动气。“脐左动气，诊断肝病；脐右一带为肺属，此处有动气，死期将近；……中脘动气，可诊脾胃强弱：脐下有动气，诊肾之盛衰。”

“难经派”腹诊代表作为《诊病奇侅》。该书作者为多纪元坚（1795 年生），他集前人腹诊之大成编辑成书，共有 4 种版本，第 1 种版本天保 4 年（1883 年）出版，共搜集北山寿安、森中虚、堀井对时等 17 家腹诊书之精要；第 2 种版本除上述 17 家外，又增补竹田阳山、味岗三伯等 10 家腹诊论著之内容；第 3 种版本由松井子静编译成中文本，成书于明治21年（1888年），译此书目的，拟将日本之腹诊介绍给中国医家，这也是日本第一次向我国输出汉方医书，同年（光绪戊子年）在上海印刷发行；第4种版本为石原保秀（1877–1943年）校订本，昭和10年（1935年）刊行。此书为何名为《诊病奇侅》？所谓“奇侅”，据日本医家解释，望闻问切四诊为中医诊断之正法，而腹诊为四诊之外另一法，故名“奇侅”。

“伤寒派”腹诊，此派系之鼻祖为后藤艮山（1659–1733年），其名著为《艮山腹诊图说》。该派系后继之名医，人才辈出，腹诊专著甚多。被称为日本古汉方派之泰斗者吉益东洞（1703–1773年）极为重视腹诊。他说：“腹者有生之本，故百病根于此焉，是以诊病必候其腹。”又说：“先证不先脉，先腹不先证也。”强调诊病必须候腹。

此派系腹诊源于《伤寒论》和《金匮要略》之诸腹证。如“胸胁苦满”“胁满”“心悸”“脐下悸”“心下悸”“心中悸”“心动悸”“心下坚筑”等。此派系不仅论述腹证之诊法，而且有论治和方药。如后藤艮山治疗“心中悸”用半夏、茯苓；“心下悸”用茯苓、甘草；“脐上动悸”用大柴胡汤、厚朴枳实汤；“脐旁动气”为大肠湿热，方用厚朴七物汤、厚朴三物汤；腹中一侧硬而胀者，按脐有动气者，有内实证，用攻下法，无动气者为内虚，方用四逆汤、理中汤之类。

“伤寒派”腹诊源于《伤寒沦》、《金匮要略》已如上述，但其诊法和部位也有源于《内经》者。如稻叶克文礼（1805年殁）著《腹证奇览》序言曰“古有言，病所根在腹，探以知其壅滞，古谓之诊尺，以自鸠尾至脐一尺也。”《灵枢·论疾诊尺篇》曰：“黄帝问于岐伯曰：余欲无视色持脉，独调其尺，以言其病，从外知内，为之奈何？岐伯曰：审其尺之缓急、大小、滑涩，肉之坚脆，而病形定矣”，又《内经》曰：“尺内两傍，则季胁也”。又“按脉动静，循尺滑涩，寒湿之意，视其大小，合之病能”，且古人言“疾必言腹心，然则腹诊之于治疗，莫先于斯。”这里引用《灵枢》诊尺，既有望诊又有切诊，但其诊尺之部位与我国历代医家认识不一，文中“独调其尺”，一般理解“尺”为尺肤，其部位在肘至腕之皮肤，而日本医家将“尺”之部位理解为鸠尾至脐（神阙）。笔者认为“尺内两傍，则季胁也”之“尺”，不论从全文理解，或从字意理解，其部位在尺是正确的。

“伤寒派”腹诊之代表作为《腹证奇览》。该书集各家腹诊之精华而编著。作者为稻叶克文礼，成书于1800年。书中既论述腹诊之方法，又强调腹诊之辨证，并且有治疗之药，更为可贵者，每一方证均附有形象化之腹诊图，使读者一目了然。稻叶克文礼师于吉益东洞之信徒鹤泰荣门下，勤学“伤寒派”腹诊法，他为了精益求精，遍历日本各地，搜集诸家腹诊专著。1793年在远州滨松与和久田叔虎相遇，并收其为门徒，师生肝胆相照，共同钻研腹诊技术。文礼病故后，叔虎继师业，于文化6年（1809年）著《腹证奇览冀》初篇出版，天保4年（1833年）二篇出版，永嘉6年（1853年）三、四篇出版。1981年5月间，医道日本社复刻《腹证奇览》《腹证奇览冀》二书合版为《腹证奇览》（全），并由日本当代名医大家敬节、矢数道明解题，现已正式出版。自昭和初年日本汉方医学复兴以来，《腹证奇览》最为流行，汉方医家之腹诊法多以此为据，运用于临床。

“伤寒派”腹诊主要依据《伤寒论》与《金匮要略》中相关论述，阐述腹诊之法，讨论理法方药，其中《腹证奇览》与《腹证奇览翼》二书为“伤寒派”腹诊的代表著作。随后又出现了推崇研究仲景《伤寒论》的“古方派”，其中的代表医家有名古屋玄医、后艮良山、香川修庵、吉益东洞等。古方派医家重视理论研究，尤其是对《伤寒论》的研究，选择性地吸收《伤寒论》的精髓，结合自身经验，编著了《类聚方》《药征》等著作，对医学的影响相当大，甚至成为日本医学的主流。仲景学说作为“古方派”医学思想的核心理论，由于以吉益东洞为代表的“古方派”的崛起，“伤寒派”腹诊的影响日益扩大，方法也更加全面，为越来越多的日本汉方医家所接受和运用，也在日本医学史上奠定了重要地位。"古方派"成为日本的汉方医学主流后，和田东郭、浅田宗伯等医家很重视临床实效，其腹诊主论和操作手法介于"难经派"腹诊和"伤寒论"腹诊之间，成为"折衷派"。

"折衷派"腹诊学术既吸收《难经》与《内经》腹诊经旨，又采纳《伤寒杂病论》腹诊之涵，在治疗方面既用古方又用后世方。其腹诊理论虽然较难经派腹诊理论平庸，但是此派引用《内经》与《难经》二经旨之内容蕴奥，其腹诊之据比之"难经派"腹诊多。此派亦人才辈出，代表医家与其著作有：曲直濑玄朔著《百腹图说》、浅井图南著《图南先生腹诊秘诀》、和田东郭著《东郭诊腹医家传》、浅井周硕著《浅井难溟先生腹诊传》、宇津木益夫著《医学警悟》等。他们在理论上以《伤寒论》为基本框架，并高度简单化，临床上注重方证与"方证对应"，诊断上强调"腹诊"的重要性，方药上以方剂为单位，建立了古方派的学术体系，实现了中国医学日本化的过程，从而诞生了名副其实的日本传统医学"汉方医学"，或称东洋医学。

第二章

中医腹诊原理

一门学科只有具备完善的理论体系才能得到长足的发展。腹诊是以中医学基本理论体系为指导，藏象、经络、气血津液理论说明了胸腹与整体功能相联系的原理，是指导腹诊判断病变部位、病邪性质的生理学基础。

第一节　腹诊与藏象理论

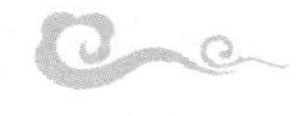

藏象一词始见于《素问·六节藏象论》，“藏”是隐藏于体内的内脏，“象”是指可以从外部查知的现象、征象。《灵枢·胀论》曰：“脏腑之在胸胁腹里之内也，若匣匮之藏禁器也，各有次舍，异名而同处……夫胸腹者，脏腑之郭也。”脏腑以其位置不同，而外应胸腹部位有别。因此，根据病变征象在胸腹的表现部位，在一定程度上可以判断病变所在脏腑。

胸部内应胸腔，为心肺所居，肺为华盖，其位最高，外应胸之大部。心居胸中，以膻中为宫城，外当胸骨下部。肝胆居腹腔之右胁内，以侧面观外应右胁或胁下，以正面观，则外应右上腹，连及心下。大腹上连心下胃脘，下连小腹，中央为脐，内居大小肠。小腹、少腹内应膀胱、胞宫及部分大小肠。

由于脏腑与胸腹体表有对应关系，脏腑病变常在其对应部位见其征象。古代医家根据“脏居于内，形见于外”的思维方法，对人体脏腑活动所表现于外的现象进行综合分析，将人体的功能活动按五行学说归纳为心、肺、肝、脾、肾五大系统。

前言居胸腹之内的脏腑，与一定的胸腹体表部位构成对应关系，体现在腹诊上必以脏腑的功能活动为条件，即形态位置相应，功能活动相关时方有腹诊意义。此言腹诊与脏腑功能的关系乃指不因于脏腑位置的特殊对应关系。例如，脾居胃之左，外当左胁，然两胁征象多属肝病，而脾病征象却多见于大腹。究其机理，虽与脾经入腹有关系，然以功能相关为其关键。大小肠居大腹内，主受盛水谷，变化传导，而脾胃为仓廪之官，主腐熟水谷，运化精微。藏象学说的基本特点是以五脏为中心的整体观，决定了大小肠分清别浊、传导糟粕的功能失常统责于脾胃，故言脾（胃）大腹。又肾位于腰两侧，然小腹区域的病变每责之于肾，此唯从特殊功能联系中方可得其奥旨。腹诊与脏腑功能的关系，还体现在五行生克制化方面。

第二节　腹诊与经穴理论

经络遍布全身,彼此相贯,有规律地沿一定路线循行,分布于特定的区域并络属不同的脏腑,把人体脏腑、肢体、官窍紧密地连结成统一的有机整体。脏腑有病，相应区域每见异常变化。经别、经筋、皮部在构成胸腹与经脉联系中所发挥的作用，从属于十二经脉的分布区域。另一方面，十二经脉除了络属本经相应脏腑外，常与其他脏腑相联络,而且某些经脉在胸腹部有相近的循行路线,这是脏腑病变常相互影响而外部征象常可错综出现的原因之一。例如，十二经脉中除足太阳膀胱经外，其余皆贯胸,而且多数经脉过心下部位,所以心下部位征象常见,内属脏腑病变。奇经八脉虽不直属脏腑，但以蓄溢调节十二正经气血的运行，而参与脏腑间的生理调节。由于奇经常与正经相交或伴行于胸腹部，故其循行部位的征象，多从正经所属脏腑论治。冲任二脉与周身气血的运行尤有密切关系，而且冲脉与足少阴经相并，挟脐上行，别有支脉与足少阴之大络同起于肾。因此，诊冲任脉以候动气之强弱迟数，可知元气之盛衰。

某一脏腑患病，常在对应的募穴出现压痛或过敏，按压特定的穴位，以判断相应脏腑的病变，此即为腹诊的穴位诊法。根据特定穴位脏腑的关系，可针刺特定穴位以治疗相应脏腑病变。《伤寒论》中治疗肝气乘脾、肝乘肺及热入血室，影响肝胆经脉，致胸胁下满如结脚状者，皆取刺期门之法。王琦等指出十二募穴的位置与相应脏腑所居部位甚为接近，或正当其体表投影区，如心募巨阙，胆募日月，肝募期门，肾募京门，胃募中脘等。但十二募穴中少数在相应脏腑所络经脉上，如肺募中府、肝募期门、胆募日月，其他如大肠募（天枢）属胃经，脾募（章门）属肝经，肾募（京门）属胆经，另有六个募穴则同属于任脉。这就体现了腹部募穴与十二脏腑关系的相对独立性。另一方面，肝、胆、脾等相应募穴的双侧性，又不得单从脏腑位置得到解释，而当与经脉有关。临床上见某一特定脏腑患病时，反映相应病变的穴位通常在身体的某一侧较明显。例如，心绞痛的内脏体表反射常出现于左侧，而肝病患者则以右季肋部多见或较严重。但也有某一脏腑患病，其反射见于对侧或双侧，这种病变反应的多样性，与脏腑、经脉、募穴之间联系的复杂性是一致的。

第三节　腹诊与气血津液理论

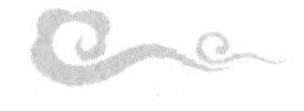

血液的正常运行有赖于五脏六腑生理功能的正常发挥，水液代谢也是多脏腑相互配合的结果，如《素问·经脉别论》指出："水精四布，五经并行。"气血津液的盈亏直接影响着脏腑、经络的生理活动，关系到人体体质的强弱，正气的盛衰，这也是借腹诊以判断人体整体功能的重要原因之一。胸腹体表润泽，腹壁柔韧有力，反映了气血充盈，津液和调。若气血津液不足，则腹软无力，肌肤失润，据此可辨病证之虚实。而气血津液运行不畅或停滞泛滥所致的病证，又可借腹诊以辨别病邪性质，对于判断病因病机具有重要意义。日本汉方医对于病因学的认识，从"一气留滞说"到"气血水说"，体现了对气血水病理变化的重视。以气血水病因说作为汉方医病因学的支柱，在临床上，将辨别气、血、水毒视为诊断之关键，而祛除气、血、水毒又为治疗之目的。这种认识和汉方医重视腹诊密切相关，因为气血水病理变化常可明显表现出相应的腹证。诸如气滞之痞满，水饮之动悸，瘀血之少腹急结硬痛等，在仲景原著中皆有较多论述，而气血水病理变化乃根源于气血津液生理功能的失常。

第三章

中医腹诊的方法

第一节　腹诊分区

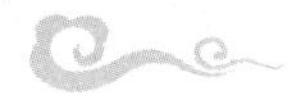

腹诊分区是腹诊判断病位的主要依据，对于辨别病因、病性也有一定意义，因而也能指导立法论治、遣方用药。对胸腹部位进行区域划分，并研究其与内在脏腑的关系，是中医腹诊的一大特点，也是进行腹诊科研工作和经腹诊运用于临床的基本条件。腹诊分区与脏腑关系的依据在腹诊原理中已有详细论述，概而言之，主要表现为：

对应关系：①脏腑位置外应一定胸腹部位；②经络系统分布于一定区域；③脏腑功能外应特定部位。

重叠关系：①脏腑位置相邻，外应部位相互影响；②经络循行路线相近；③脏腑功能之间相互协调。

关于腹诊分区从古至今历代各有探索，见解也有出入。根据《伤寒论》《金匮要略》的论述，腹诊并不局限于腹部，还应包括胸部。腹诊的部位划分，主要包括胸胁、心下、胃脘、大腹、小腹、少腹等。胸胁部位，包括前胸、两侧的胁部、胁下，为胸廓肋骨所包之处，内含心、肺、肝、胆。心下部位，为剑突下的中上腹部，即鸠尾至中脘部位，内含横膈、脾胃、肝胆、肠道。胸下，即心下之部位。大腹部位，为两肋下缘连线至两髂上缘连线之间所属部位，以脐为其中心，内含脾、胃、大肠、小肠。少腹部位，即小腹部位，为两髂上缘连线以下至盆腔前缘以上部位，内含膀胱、大肠、小肠、女子胞等，肾、肝、冲任诸脉都循行于少腹，各脏腑之气都汇聚于腹部，并通过经络沟通、气血运行充养腹部内外，因此加强了腹部肌肤和内脏的联系。脏腑经络发生病变，必然反映于腹外的一定部位，并因病因病机的不同，表现出不同的腹证。

我们临床上主要参照王琦教授在《中医腹诊研究与临床》中提出的腹诊十一分区法（如图 3–1），它不仅探讨了各区的相应脏腑，而且阐明了腹部不同区域与脏腑所主之间关系的一般规律。分别包括：左胁部、右胁部：侧胸部，肋弓以上区域（相当于西医腹部九分法的两侧季胁部）；左胁下、右胁下：肋弓以下侧腹部（相当于西医腹部九分法之两侧腰部）；心下：剑突以下，两肋弓最低点连线以下的三角形区域（相当于西医腹部九分法之上腹部）；脐部：指脐周围的区域，与西医腹部九分法的脐部区域相同，描述时尚有脐上、下、左、右以及脐中之分；小腹：相当于西医腹部九分法之腹部；左少腹、右少腹：脐以下，小腹两旁的区域（相当于西医腹部九分法之左右髂窝部），其对应的脏腑分别为：

胸区：内应心肺两脏；心区：内应心脏；左胁部、右胁部：内应肝胆；心下：内应胃、心、胆；脐部：内应脾、胃、大小肠；小腹：内应肾、膀胱、胞宫、大小肠；左少腹、右少腹：内应肝、胞宫、膀胱、大小肠。

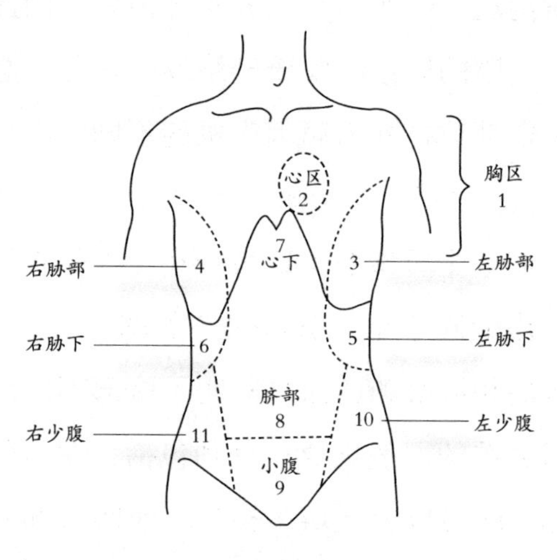

图 3-1　腹诊十一分区法

现代医学胸腹部体表多以人工划线法作为统一标志，能准确确定胸腹的部位。胸部骨骼标志正中为胸骨，胸骨上部位胸骨柄，其两侧与锁骨相连接，胸骨体下端为剑突。胸骨柄与胸骨体交界处有突起，称胸骨角。胸骨角与第二肋软骨相连接，为计数的重要标志。前胸部水平位置常用肋骨或肋间隙表示。第 1~2 肋骨之间为第一肋间隙，以下类推。胸部体表标线有前正中线和锁骨中线。前正中线即胸骨中线，是胸骨中央的垂直线。锁骨中线为锁骨胸骨端与锁骨肩峰端的中点的垂直线，位于乳头内侧 0.5~1.0cm。

中医腹诊与现代医学的腹部诊查机理、方法不完全相同，但是，腹诊应尽可能做到明晰各脏器的形态与其相互间关系，作为判定证治的依据。为此，需要学习脏器的触诊等现代诊查方法，掌握脏器的分布与形态，以提高腹诊诊断水平。

综上所述，中医腹诊的腹部分区法同现代医学腹部分区一致，通常是用“九分法”，把腹部分为九个区，即以两条水平线和两条垂直线划分腹部。上水平线是通过两侧肋弓缘的连线，称肋弓线；下水平线是连接两侧髂前上棘线，叫髂棘线；左右两条垂直线是通过左、右髂前上棘至腹中线连线的中点所作的垂直线。

第二节　腹诊的诊法

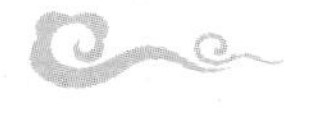

腹诊的内容包括胸腹部望、闻、问、切等中医的一般诊断方法，即广义的腹诊。但是在后世的发展过程中，比较注重切诊法，如《通俗伤寒论》特例“按胸腹”等

篇讨论胸腹切诊法。日本汉方医腹诊尤为重视切诊，如日本学者间中喜雄认为，所谓腹诊就是按压胸腹部的敏感区以诊断疾病的一个独特诊断系统。而笔者认为，腹诊是通过诊察患者胸腹部的异常变化，以判断内在脏腑、经脉、气血津液等方面病理变化，指导临床用药的一种诊断方法。应当综合望、闻、问、切，四诊合参，而以切诊为重点，同时结合舌脉等，方能提高腹诊的诊断价值，以冀所得结果系统全面。

一、腹诊的基本要求

《诊病奇侅》引森中虚言：“凡医诊病者，要无一毫之杂念，彼我之神气相合。先问食之早晚，来之远近，二便之有无。自远方来者，使少时休憩，瘦人而大便后，腹力益弱，肥人而大便燥结者，腹力益强，医宜察于此。先使病人仰卧，胸前拱手，两足直伸齐跟。若腹皮强张，动气不见者，使两足少屈，则可诊得焉。”“病人仰卧，而医虽诊，不得其病根者，使病人左边横卧，尚不见者，右边横卧，手掌与腹皮和合，而可决其死生吉凶也。”

腹诊时，首先解开衣物充分暴露腹部，使其仰卧，两下肢伸直（这与现代医学中的腹诊不同，应加注意），上肢轻轻地放在身体两胁部位，全身放松，心情平静，医者坐站在患者的右侧施术。若患者腹肌紧张，开始可以屈膝一会儿，使腹肌松缓下来，再伸展下肢，进行腹诊。腹诊时间最好在餐后2~4小时进行，因饱食之后易误诊为“心下痞”或“胃内停水”，饥饿腹诊易误诊为肠鸣、肠道痉挛或拘急，就诊前患者要排空大小便，以免误诊为“小腹满”，经过剧烈运动者应该在诊室休息片刻后再进行腹诊，以免误诊为“心下悸”。要求患者心情平静，呼吸自然，全身肌肉放松。医者站立或坐在患者之左侧或者右侧，精神安定，注意力集中，呼吸平稳，切诊时手要温暖，以免寒冷刺激导致患者腹肌紧张，影响切诊准确性。也不要突然用力按压，特别是腹痛及神经质患者，以免引起腹肌紧张。为了更好地诊察胃部振水音及腹腔深部其他病变情况，可令患者屈曲双膝，以使腹壁松弛，有时为了检查心区及胁肋部的腹证，可令患者采取坐位。另外，腹诊时，诊室要保证充足的自然光线，气候寒冷季节必须注意保持室内温暖，以免患者受凉感冒。

二、胸腹部切诊的具体内容

按诊又称触诊，是切诊的重要组成部分。触诊是在望、闻、问的基础上，医者用手直接触按、叩敲、揣摸患者胸腹的肌肤凉热润燥，肌紧张程度，疼痛部位、性质、肿块的形态、质地，以及胸腹部脏器的形质、声响等变化，进一步深入探明疾病的部位和性质等客观情况，为判断病情，确定治疗原则提供更充足资料的方法。同时亦是通过检查脏器的形质来判断人体健康状况的重要步骤之一。清·俞根初曰："若欲知脏腑何如，则莫如按胸腹。"

腹诊的内容：①腹壁的厚薄；②腹壁的软硬，即腹力，包括腹壁的紧张度、弹力性，特别是腹直肌的紧张状态；③有无硬结、压痛；④腹内部的状态，如胃内有无停水、肠管蠕动情况等；⑤腹部大动脉搏动有无亢进，以及搏动程度，其他尚有心下痞（硬）、胸胁苦满、小腹急结（或不仁）、上腹部和下腹部的比较等。此外，腹诊中也包括对胸部的诊察，如心脏部位的动悸（虚里之动）、肋间部位状态等。关于腹诊（包括脊诊）的部位与层次划分，根据汉方医学名家小川新先生的见解，常用部位有：胸、胸胁、脐上、脐旁、侧腹部、回盲部、乙状结肠部、膀胱部、两侧鼠蹊上部、耻骨联合周围部等（如图3-2）。此外，还有后头部、项部、肩脊部、间胛间部、肩胛下部、腰部、臀部等。

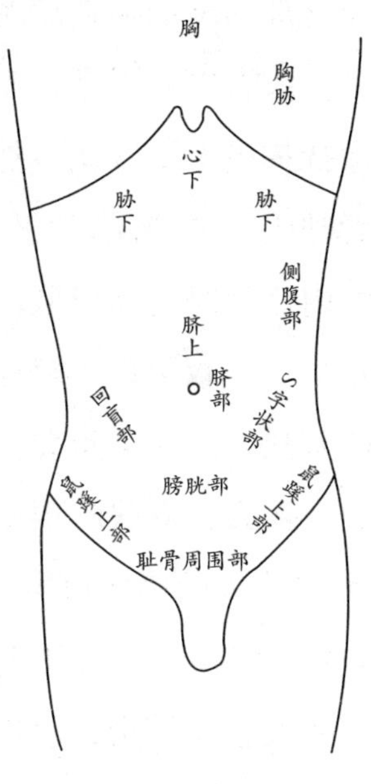

图 3-2　腹诊部位图

三、腹诊手法

关于腹诊的手法，和久田叔虎曾在《腹诊奇览翼》中作过介绍，有皮肤表面触摸法，轻按皮下组织的触探法，以及深按腹壁肌肉层及腹腔的深按法三个步骤，兹介绍如下：

（一）表皮（即皮肤）

视诊所见：可以发现面部或身体各部所出现的色泽变化。例如瘀血体质者，皮肤相应的部位就会出现黑色、褐色、赤褐色等色素的异常沉着。不过腹壁上色素沉着者较少见，而在腰臀部的陈旧瘀血状黑褐色沉着，则较为明显。触诊所见：医者以右手掌覆于患者之胸腹，五指微浮起，先徐徐抚摸胸上 2~3 次，然后抚摸腹部。诊时手掌轻轻随患者呼吸行之，无阻其气，再渐渐重压，左旋右还，候胸腹内之静躁，诊肌肤滑涩润燥。抚摸内角层的状态（图 3-3），不仅可以了解皮肤的滑、润、燥，也可以了解皮肤的寒热，故非常重要。从现代皮肤病学来讲，若有皮肤病，那么，皮肤角层就不能保持水分，以致鳞屑纷纷剥落。健康人的皮肤角层，有着适当的水分，故皮肤润泽。若水分过少则干燥，表皮脂质量多则光滑，脂质量少则枯涩。老人脂质量少，表皮水分丢失，故皮肤干燥。小儿脂质多，表皮水分多，皮肤就润泽。表皮水分量的多少，与真皮层组织间液的量及皮下脂肪组织的量多少有关。因此，在观察腹壁时，必须参考这些情况。例如，胸胁苦满证和当归芍药散证患者的表皮水分多，湿润，用指头抚摸上去，有浮肿感觉。桂枝茯苓丸证患者的表皮不润，因而水分少而枯涩，陈旧性瘀血者，皮肤涩燥，尤其在下腹部多见涩燥。当归芍药散证患者，不仅在下腹部，而且在腰臀部第四腰椎至骶椎中央全部湿润，其程度如浮肿状。

（二）皮下组织（即皮内）

医者以右手食、中、无名指之侧，微微按腹皮，审候凝滞、结聚，若探按有结聚，宜辨大小以及痛与不痛。如按有微小之征，再以中指探按之，或以三指直立深探，以察腹底之候（如图 3–4）。手指按压的同时，暗暗向前滑动，触摸，皮下若不感到有抵抗，则为正常。皮下若有凝滞，可能摸到小的“硬块”。若这种凝滞居于心下部，就是平常所说的心下痞硬。若这种凝滞居于左右胸胁部，即为胸胁苦满。若居于下腹部，即人们所说的脐上、脐旁、脐下的水分停滞。这种硬块，应当是皮下脂肪组织的组织间液，流滞于皮下所形成，称其为块或为癥。不过要弄清这种皮下水滞，具体于脐旁何处？可用经穴的位置来表述。

（三）筋膜以及筋鞘（浅层肌肉）

医者三指与腹壁呈 60° 角（图 3–5），轻轻用力下压，通过皮下组织，可以触摸到下面筋膜以及筋鞘，探知肌肉的紧张或弛缓状态，明确是否为坚硬的抵抗和压痛，或是低于正常肌肉紧张的软抵抗和压痛。然后，再如前述，详细辨别这些异常腹证的部位。居于心下的腹证，可见心下坚块，心下坚，心下坚满，心下满痛，心下硬，心下支结，心下悸，心下濡等。诊查胸胁部的腹证，应从肋弓下部向胸腔方向，用三指触诊，可以见到胸胁苦满，胁下硬满，胁下痞硬，胁下硬等。

下腹部的诊查，现在诸家的腹证多注重脐旁、回盲部、乙状结肠部，而忽视了脐下部，这样容易忽视了瘀血的腹证。左下腹急结，在乙状结肠部轻轻用力下压，即有抵抗和压痛。脐旁和脐下部有抵抗，一般是桂枝茯苓丸证。当小腹拘急或小腹弦急的时候，从脐旁向耻骨方向，可触及两根棒状的左右紧张的腹直肌，而在两腹直肌之间的正中线部位，则无抵抗（小腹不仁），这就是八味丸的腹证。

（四）肌肉（深层）

用三根指头正直地按压腹底（图3–6）作腹腔内触探，这种诊法得以了解多种病情。

在脐旁，脐下等部位，触及较深的抵抗，是属较陈旧性的瘀血，多见于桂枝茯苓丸证。桂枝茯苓丸的腹证，从浅肌层到深肌层均可见到，瘀血陈旧的程度越深，范围越广，其抵抗感就越相应地增强。

其中仅在膀胱部（称为小腹硬满）才感触到既深又硬的抵抗，是抵当汤的腹证。与此相反，若这个部位既无力，又无抵抗，三指可直入腹底者，是八味丸的腹证。

居于右下腹回盲部的深部抵抗，古人称为“久寒”，是当归四逆加吴茱萸生姜汤的腹证。在耻骨部附近，有深部抵抗者，是桃核承气汤和八味丸的腹证；或是四物汤的腹证。

在左右鼠蹊上部，特别是在左鼠蹊上部有深部的压痛、抵抗者，多是四物汤的腹证。其位置与鼠韧带平行，在左小腹急结的斜行下方二横指处。

（五）腹腔内

同于西医腹诊，屈曲两膝，使腹肌弛缓，便可探触腹腔内器官，以此可以了解上述腹壁触诊法所不能得知的腹腔内肿瘤、脏器的肿胀等。

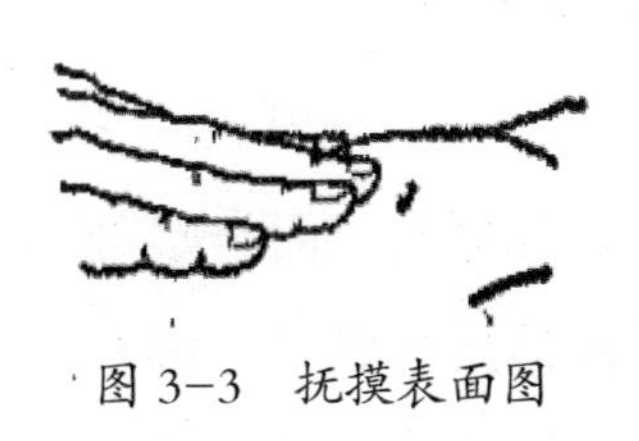

图 3–3　抚摸表面图

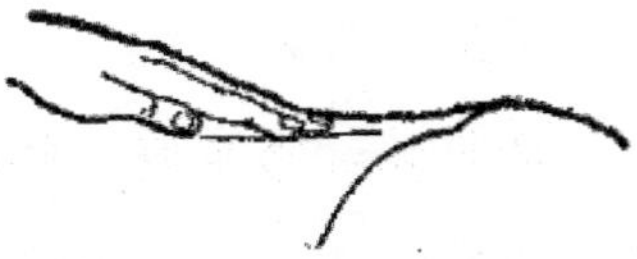

图 3–4　30° 角触探图

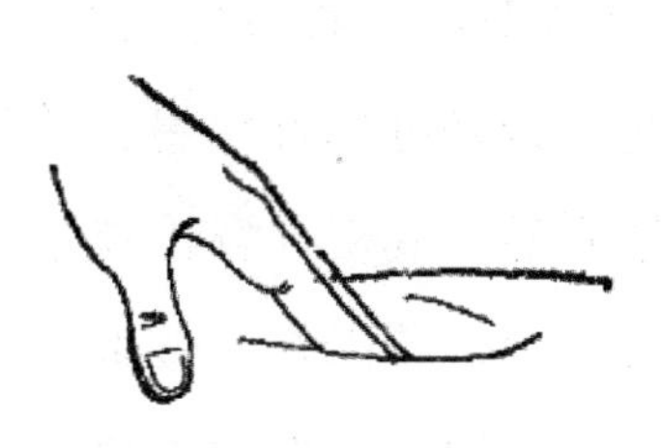

图 3–5　60° 角触探图

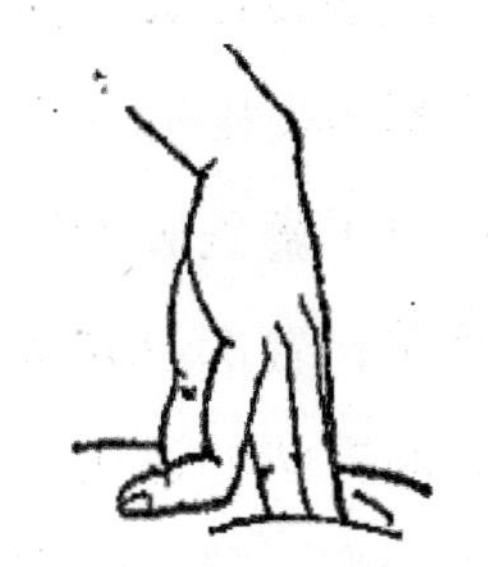

图 3–6　直按腹底图

四、脊诊法

脊诊也属于腹诊的范围。通过视、触人体的后头部、项部、肩脊部、腰部、臀部等，作为腹诊的补充，也是很有意义的。

（一）手法

首先，从正中线经过后头部、项部、肩脊部、腰部、臀部的视诊，观察皮肤色素的异常和有无浮肿。其次，沿着脊椎棘突，稍加力按压，以探测按压正中部有无压痛、陷下、抵抗、凝结等异常，再于异常部位的棘突左右两侧，旁开 3~5cm 处触压，这样就可以精确地得到脊部俞穴的异常反应。对于腹证来说，是非常重要的。

（二）意义

从脏腑经络来看，胸腹部有其募穴，而脊腰部亦有其相应的俞穴。每一条经络都有其循行路线，都有所连属的脏腑及所涉及的皮部。脏器的变化，可以通过经络反应到体表相应的经穴上来。通过对经穴的触按、诊察，也可以了解到脏腑经络的病变。若是陈旧性疾患，其程度越重，脊部位异常反应就越明显。其实，脊诊就是经络诊断方法的运用。在整体治疗中，若能在脊腰部配合针灸治疗，就会促进疾病的治愈。因此，脊诊不仅可以辅助腹证的诊断，而且还可配合治疗。小川新氏经常利用 X 线摄片，以便于对脊证的确定。骨盆 X 线摄片，主要用于诊断下腹部瘀血的参考。胸椎、颈椎的 X 线摄片，主要用于确诊胸部、上腹部腹证的参考。此法常被称为“椎体性的腹脊诊”。

五、常见腹证之辨证

腹证是根据腹诊决定的。汉方医学对腹证的分类分型，有以常见症状分类者，有以方证分类者，还有按食毒、瘀血、水毒致病的特征分类者，从不同角度反映腹证的临床意义。不过，这些分类分型都是以症状为基本点，常互相渗透，其目的主要是辨腹证以察虚实。因此，在辨腹证之前，必先识体之肥瘠，气之虚实，肤之润燥，肚腹之大小，男女，少壮、老人之异，次辨各种腹证。现分述如下：

（一）腹壁的厚薄

腹壁浅薄，缺乏弹性，用指头能将皮肤捏提起来，为虚证腹壁。小建中汤证、人参汤证和真武汤证，常有这种腹证。腹壁厚，皮下脂肪丰富，有弹力者，多属实证。对于这类患者，若有胸胁苦满，可用大柴胡汤。不过仅仅根据腹壁的厚薄，还不能决定虚实，必须参考其他症状，综合判断才行。

（二）腹力

是判断疾病虚实的重要指征。诊察方法是医师用手掌从患者胸胁开始一直到小腹全部。按“井”字型上下左右触压以决定患者的腹力。或者以脐为中心，按日语假名“の”字型，移动手掌进行诊察，判断患者的腹力。腹力的程度以中等度为基准（定为正常），是指无论轻取或重按，腹力均无太强或太弱的感觉。实者：比正常腹力强，分为稍强、强及强实；虚者：比正常腹力弱，分为稍弱、弱及无力，如小柴胡证腹力是中等度；大柴胡证的腹力是强实或强；柴胡桂枝汤证的腹力是稍弱，而真武汤的腹力是弱等。值得注意的是，虚证患者有时因腹肌紧张如棒状的腹证，从而误诊为实证，此时必须要诊察患者腹肌外缘部分的腹力加以鉴别。

（三）平人（指正常人）之腹

平人之腹，皮肤周密不粗，宗筋端正，细理条长，任脉微凹，至脐按之有力，推之不拘挛，少腹充实，肥腻如凝脂，温润如抚玉，肢肉敦敦，血色洁净，不肥不瘦，清阳布扬，浊阴归腑。少壮之腹，上虚下实为常态；老人之腹，下虚上实为常态；脐下软弱，脐上坚强，少人为变，老人为常；脐上软弱，脐下坚强，老人有寿，少年无妨。

（四）辨虚里

腹诊必先诊虚里之动否。人之生以胃气为本。《诊病奇侅》曰："虚里者，胃之大络，而元气之表旌，死生之分间也。"故虚里之动否，可辨病之轻重，其动在左乳下，按之应手，动而不紧，缓而不迫者，宗气积膻中，此为常，其动洪大弹手，上贯膻中，气势及于缺盆者，宗气外泄，诸病有此候者，为恶兆；若虚里数而时绝者，病在胃中之候，若动结涩者，内有瘕之候。凡此大动者，与绝而不应者，其胃气绝也，亦为凶兆。

六、候五脏

日本医家根据《内经》《难经》有关论述，把五脏与腹相配而运用于腹诊，借以判明虚实。

（一）诊肝

《素问·脏气法时论》曰："肝病者，两胁下痛引少腹"，《灵枢·经脉篇》中说肝经"布胁肋"。故肝病者，腹诊两胁，轻按胁下，皮肉满实而有力者为肝之平，两胁下空虚无力者为肝虚、中风和筋病之候。据《诊病奇侅》载："男子积在左胁下者属疝气，女子块在右胁下者属瘀血，动气在左胁者肝火亢也。"

（二）诊心

《灵枢·本脏篇》曰"无髑骬者，心高"，《灵枢·九针十二原》曰："膏之原，出于鸠尾……肓之原，出于脖胦（注：此乃穴位名称，亦称"气海"，属任脉）。"故心病者腹诊须候鸠尾，轻按有力而无动气者，心坚之候；轻按有动气，重按其动有根者，心虚之候；手下跳动，重手却无根者，触物惊心之候；心下动气，牵脐间者，心肾兼虚，心下有动气，身如摇者，心神衰乏之候；一切痛在下部者，动气乍见心下，或心痛如刺，呃逆呕哕者，难治之候。

（三）诊脾

《难经·四十四难》曰："太仓下口为幽门，大肠小肠会为阑门。"此为传送幽阴，分阑化物，输当脐下一、二寸之分，名曰下脘、水分，胃气之所行也，故此间诊脾胃之盛衰。脐上充实，按之有力者，脾胃健实之候；脐上柔虚，按之无力者，脾胃虚损之候；脐上虚满，如按囊水者，胃气下陷。

（四）诊肺

《素问·刺禁论》曰："膈肓之上，中有父母"，此心肺之谓也，故胸者肺之候；左右膈下肤润，举按有力者，肺气充实之候；轻按胸上，腠理枯而不密者，肺虚之候；左右膈下柔虚，随手陷者，胃气下陷，肺气大虚之候，其人多为短气。

（五）诊肾

《难经·六十六难》曰："脐下肾间动气者，人之生命也，十二经之根本也"。故按脐下和缓有力，一息二至，绕脐充实者，肾气之是也；一息五、六至属热，手下虚冷，其动沉微者，奇门之大虚也；手下热燥不润，其动细数，上支中脘者，阴虚之动也；按之分散者，一止者，原气虚败之候。一切卒病，诸脉虽绝，脐尚温者，其动未绝，仍有复苏之机。

一般而言，左右锁骨下部属肺，心窝部属心，左右季胁部属肝，脐上部属脾，脐下部属肾。诊察时注意这些部位的皮肤状态、腹壁的紧张度、压痛、硬结以及搏动状态等，作为诊断的依据。

对于五脏在胸腹部的分属，也有不同的看法，如右侧腹部属肺，左侧腹部、脐部属脾等。

七、腹诊步骤

综合望、闻、问、切的内容，可知腹诊的步骤应该是从上而下、先胸后腹、由表及里、由一般到重点进行。

（一）一般腹诊

注意形态是否正常，体型是消瘦还是肥胖，有无膨隆、凹陷或脐凹。呼吸是否急迫。有无局部肿块、创伤、水肿和溃疡。腹皮是否润泽、潮湿、干涩、甲错或皱褶，肤色如何，有无发红、黄疸、皮疹、瘢痕、瘀斑、水泡、色素沉着或青紫血脉。皮温是否正常，有无局部灼热或寒凉，腹正中线（任脉）是否凹陷或宽度增大，腹壁是平软、肥厚还是瘦薄，弹力如何，紧张度如何，有无疼痛，疼痛部位所在，是喜按还是拒按，有无痞闷、动悸和胀满，在什么部位，有无气上冲的感觉，胸腹叩诊情况怎样，肠鸣音是亢进还是减弱，有无振水音等等。

（二）重点腹诊

可分为心区（虚里）腹诊、胁部（包括胁下）腹诊、心下腹诊、脐部腹诊、小腹腹诊、少腹腹诊，具体参考第五章内容。

第四章

重点腹诊及常见腹证

第一节　心下腹诊及常见腹证

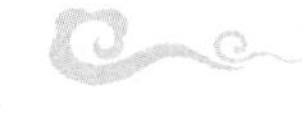

一、心下腹诊

心下腹诊：主要了解胃脘的情况。

望诊：观察有无局部膨隆或凹陷，有无搏动，腹上角如何。

闻诊：了解有无振水音及异常心音。

问诊：询问痞塞、胀满、疼痛、动悸的感觉及程度、时间、诱发或加重因素，牵涉部位如何。

切诊：医者右手食指、中指、无名指三指并拢，于剑突下向下稍用力按压，并迅速离开，有无抵抗和压痛，是喜按还是拒按。

心下腹诊一般分为：心下软、心下满、心下痞硬、心下痞坚、心下石硬等，笔者认为对心下软、心下满、心下痞硬、心下痞坚、心下石硬之心下部腹壁紧张之程度当以按口唇、鼻尖、前额之硬度进行辨别，则更为简洁明快。如心下部按之如口唇者，为心下软或心下满；按之如鼻尖者为心下痞硬；按之如前额者，为心下石硬；而介于鼻尖、前额之间者为心下痞坚。以上录之，仅供参考。

腹诊时嘱患者仰卧位平躺于检查床上，双下肢伸展，双上肢平放于两胁旁，暴露胸腹部，让患者放松全身肌肉，尤其是胸腹部。医生腹诊时站于患者右侧，手不宜过凉，以右手食指、中指、无名指三指并拢，于剑突下向下稍用力按压，并迅速离开，若无异常医者一般触不到抵抗感，被检者亦无明显压痛及其他不适，若患者自觉心下部位有痞塞不适，此为心下痞的腹证；若患者自觉心下部胀满之感明显，腹诊时指下饱满，有弹力，有抵抗，但是不至于发硬（触之如嘴唇），或伴轻度疼痛或压痛，此为心下痞满的腹证；若患者无自觉症状，临床腹诊时，心下部位按之则痛，不按不痛，此为正在心下，按之则痛的腹证；患者若中上腹部有自觉满闷窒塞感，按之有抵抗感，并使满闷窒塞感加重，甚则疼痛，多为心下痞硬的腹证；腹诊时，若出现从上方胸骨剑突部位，下方至中脘或中脘下方，左右可到两侧腹直肌和肋弓的交叉部位，面积较大的斜方状范围都有抵抗感和压痛，硬板样无弹性，此为心下痞坚的腹证；若心下部按之石硬，从心下至肚脐形成菱形抵抗带，为心下石硬的腹证；患者自觉心下感觉支撑闷结，腹诊时腹直肌在上腹部呈肌紧张状态，而下腹部仍松软，此为心下支结的腹证。若患者自觉心中悸动不安，诊者以掌腹在心下部触诊，可以触及心尖异常搏动，多为心悸腹证。

二、常见腹证

（一）心下痞、心下痞满

“心下”：心字的原义除了指心脏之外，还有一个含义，如《说文解字》所说是“在身之中”。钱潢云：“心下者，心之下，中脘之上，胃之上脘也。胃居心之下，故曰心下也。”因此，心下所指，是以剑突下端为顶点，以两侧乳中线与肋弓交叉点为两底角，所构成的一个等边三角形。此三角形内即仲景所言之心下。“痞”，痞之意来源于《易》之否卦。《释名》谓：“痞，否也”。否，《广韵》云：“塞也，易卦名。”《直指方》说：“乾上坤下，其卦为否，阳无阴不降，阴无阳不升”。《增韵》言：“痞，气隔不通也。”可见，痞的原意是阴阳相隔，上下气机不通之谓。根据天人相应，通过比类，可知痞证是指人体上下气机不通的病态。即患者自觉心下满闷，堵塞，或疼痛；医者诊之心下，轻按不硬，一如常人，重按深部有力，其力非抵抗力，或按之疼痛之感。这个字的古义，与《伤寒论》中的用意可能有异。《说文解字》：“痞，痛也”。而《伤寒论》149条说：“但满而不痛者，此为痞”。《广韵》：“痞，腹内结病。”以后医书大多引《伤寒论》内容，即满闷或结块的病。笔者在本书中也引用《伤寒论》内容。“痞”，又有痞塞不通之意。因此，“痞”，除了指块物之外，可以理解为自觉窒塞感。“心下痞满”指在心下痞的基础上，患者心下部位主要为膨胀感，胀闷感。

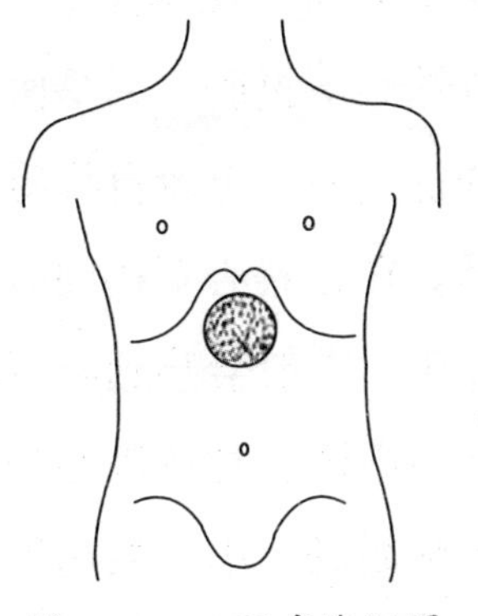

图 4-1　心下痞腹证图

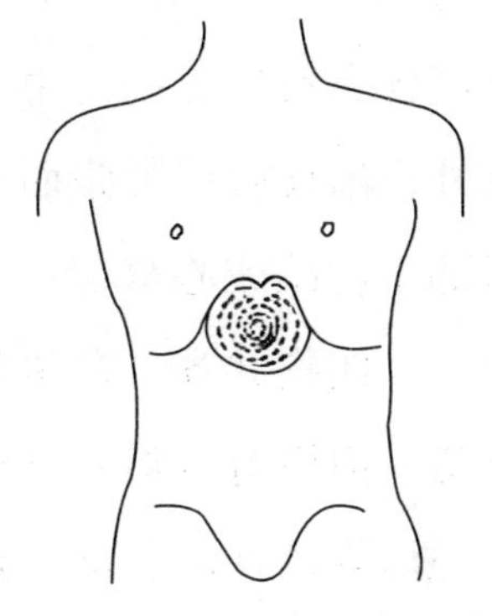

图 4-2　心下痞满腹证图

（二）心下满

心下满，一般指上腹部紧张，有自觉和他觉均满之别。成人之腹，下腹比上腹膨满为佳，反之为疾，心下满实证居多。这些腹证多见于茵陈蒿汤证、苓桂术甘汤证、茯苓泽泻汤证、五苓散证、茯苓饮证及半夏厚朴汤证等。

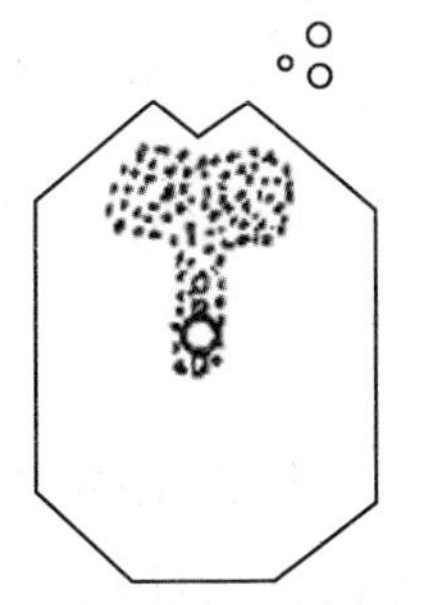

图 4-3　苓桂术甘汤证腹证图

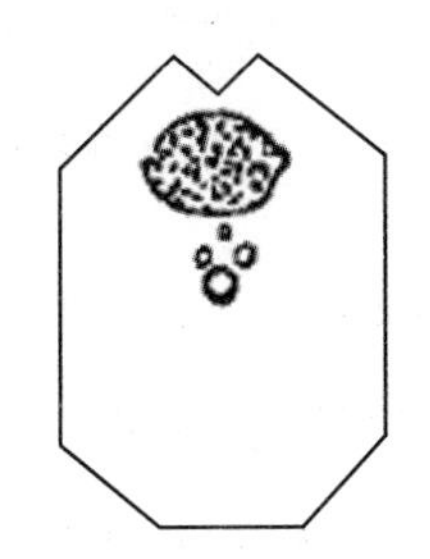

图 4-4　五苓散证腹证图

（三）心下痞硬

对比心下痞来说，心下痞硬多为客观体征。“硬”的临床含义有二：一是患者自觉心下挺胀；一是医者腹诊此处，出现腹壁紧张而有抵抗之象。患者自我感觉有心窝部压闷感或心窝部痞塞感。在诊察心下痞硬时，除拇指外，四指并齐，在腹部按压，一般会感到心下部有抵抗感，但没有压痛，是半夏泻心汤、甘草泻心汤、生姜泻心汤等汤证的腹证。在大柴胡汤、小柴胡汤等柴胡剂的方证中，共同存在的心下痞硬也很多见。

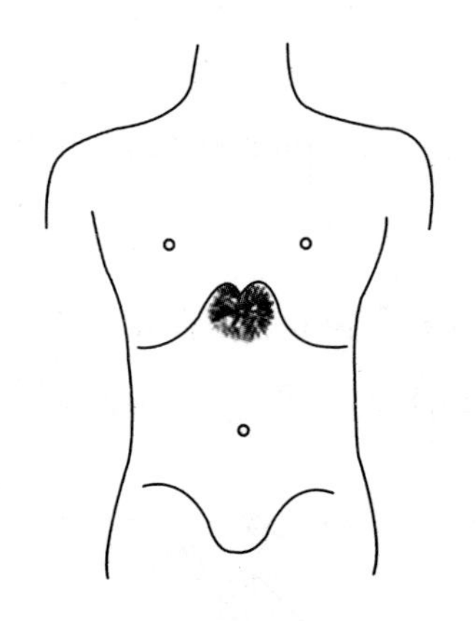

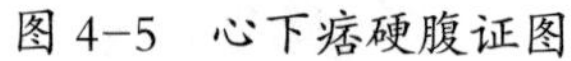

图 4-5　心下痞硬腹证图

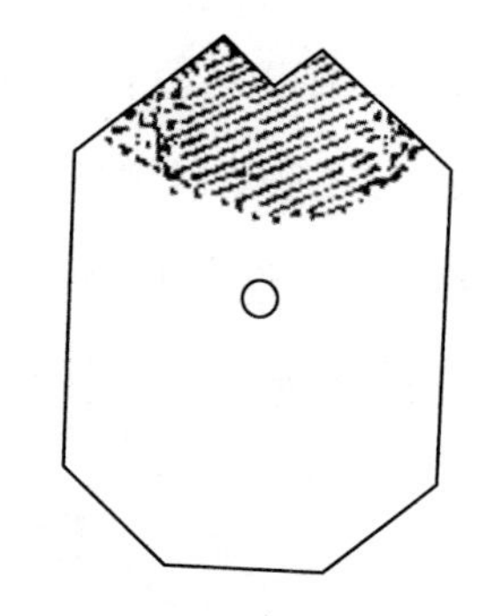

图 4-6　半夏泻心汤证腹证图

（四）心下痞坚

“坚”：硬也。《易经》：“履霜坚冰至”。“心下痞坚”见于《金匮要略》痰饮篇之木防己汤证：“膈间支饮，其人喘满，心下痞坚，面色黧黑，其脉沉紧，得之数十日，医吐下之不愈，木防己汤主之。”其程度比心下痞硬更重，通常在心下部中脘顶点的地方，可以发现呈菱形、硬而没有弹力的抵抗压痛带，即使轻按，压痛也明显。若为实证（指下腹部充实饱满有力），是木防己汤的腹证，若为虚证（指下腹部柔软无力），则是茯苓杏仁甘草汤的腹证。

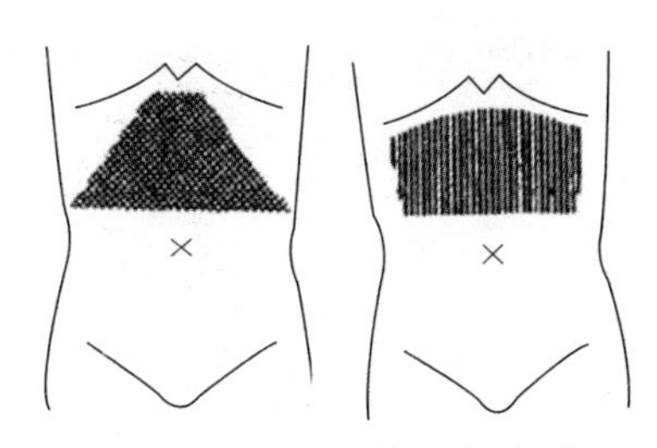

图 4-7　心下痞坚腹证图

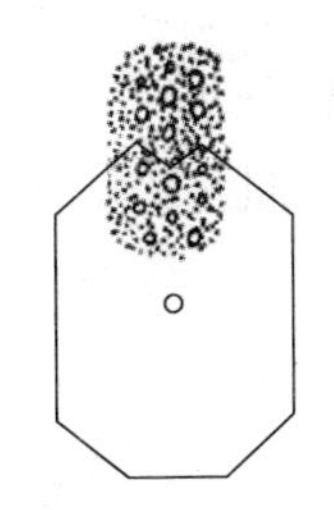

图 4-8　茯苓杏仁甘草汤证腹证图

（五）心下石硬

心下石硬（或心下硬），腹诊时按压心下，腹壁紧张，如按坚石，稍触即痛，严重者可波及少腹部位。患者可自觉心下膨满胀痛。在心下部呈石样坚硬，可在脚气冲心时出现，是使用大陷胸汤的腹证。

（六）心下支结

心下支结，指心下感觉支撑闷结。《左传》：“天之所坏，不可支也”。支：支持，支撑。可理解为梗阻感，一般按之有轻度抵抗。结：结的原意是凝聚。可理解为重压感，如有物结聚于其里。一般按之均有抵抗感或充实感。多为邪入少阳，“外证未去”，无形之邪虽有结聚但不甚，且无伤血又未与水裹结。《中医诊疗要览》对此曾说：“腹直肌隆起于腹的浅表，恰如支持着心下，谓之心下支结。与里急相似，所不同者，心下支结则腹直肌仅在腹上部拘急，支持心下；而里急则腹直肌通体拘挛。”综上所述，心下言其部位，支结言其证候表现，即患者自觉心下满闷，硬胀而撑及两胁。医者腹诊，上腹部腹直肌呈紧张且挛急之象，支撑在心下。

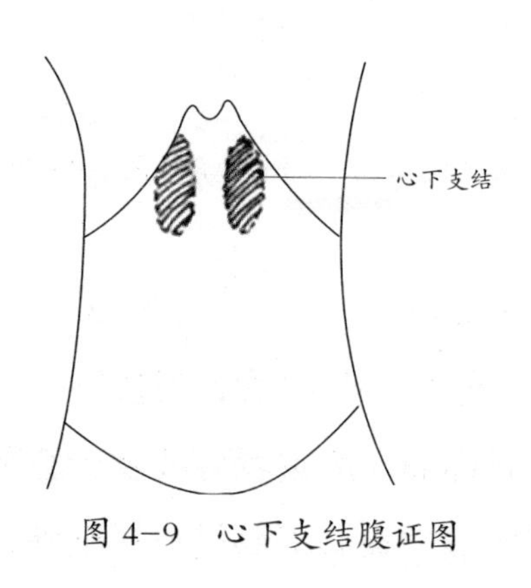

图 4-9　心下支结腹证图

（七）正在心下，按之则痛

“正在心下，按之则痛”主要是指结胸证的腹证，部位在心下胃脘部，患者一般多无自觉症状，临床腹诊时，按之则痛，多为痰、热、水饮互结于心下部位，但也有舌淡、苔薄白等寒实结胸的表现。《中医诊疗要览》曾说："小陷胸汤，心下部有痞塞感，压迫时坚硬而疼痛，或胸中苦闷，呼吸急迫，或咳嗽时胸痛、咯痰难也，脉浮滑等时用之。"

（八）按之心下满痛

部位在心下胃脘部，患者自觉胃胀，按之疼痛。此种腹证，易与"按之心下则痛"相混，区别在于，前者自觉胃胀，按之疼痛，而"心下按之则痛"，则自觉心下无异常。此条文见于《金匮要略·腹满寒疝宿食病》："按之心下满痛者，此为实也，当下之，宜大柴胡汤。"笔者据此腹证，方宗大柴胡汤，多获佳效。

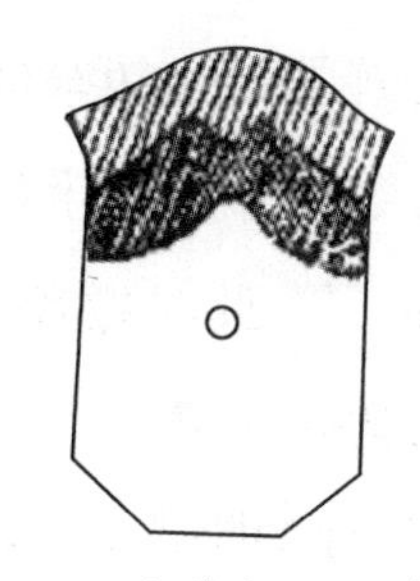

图 4-10　大柴胡汤证腹证图

（九）心动悸

"悸"多指患者对心脏异常跳动的感觉，有时仅表现为心率或心律的异常，或伴有心神不宁、心慌不安等；

“心悸”指源于心脏的悸动，悸动的部位或在胸中，或在心下。“心中悸”指位于胸中，特别是位于胸骨后方的悸动。若单用一个“悸”字，多是心悸的简称。“心下悸”指位于上腹部剑突下的悸动。

第二节　胁部（包括胁下）腹诊及常见腹证

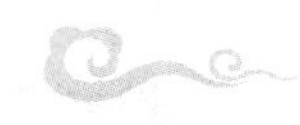

一、胁部（包括胁下）腹诊

问诊：询问患者有无苦闷、痞胀、疼痛的感觉，如果有则须进一步询问其程度、时间、诱发和加重的因素及牵涉部位。对疼痛还须询问其性质如何，是否固定。

切诊：于脐与右侧乳根连线与肋弓缘交点处，右手食指、中指、无名指三指并拢，手指尖指向乳头，向下稍用力按压，并迅速离开，此时患者会出现按压处胀满、疼痛不适，此为右侧胸胁苦满，左侧亦如此。若患者本身自觉有胸闷气短，结合胸胁苦满，此为真性胸胁苦满。最后了解皮温是否正常，有无包块，其大小、形状、质地、移动度怎样，有无压痛，其性质、牵涉部位如何。

腹诊时嘱患者仰卧位平躺于检查床上，双下肢伸展开，双上肢平放于两胁，暴露胸腹部，让患者放松全身肌肉，尤其是胸腹部。医生腹诊时站于患者右侧，手不宜过凉。在乳头、肚脐连线上，与肋弓交点处，诊者用右手食指、中指、无名指三指并拢，朝胸腔内上方方向按压。腹诊的胸胁苦满主要有真性胸胁苦满与假性胸胁苦满之分。真性胸胁苦满是指患者自觉胸胁部满闷不适，且具有胸胁苦满的腹证（即肋弓下的抵抗与压痛），这种一般对于临床腹诊选方用药具有重要意义。假性胸胁苦满主要是指患者仅自觉胸胁部有满闷感，而腹诊是未出现相应的腹证。不论真性胸胁苦满还是假性胸胁苦满，都是使用柴胡剂的重要指征。患者自觉胁下部位有东西充实或自觉饱满，按之可出现满闷或伴有疼痛等不适，多为胁下满。胁下，或左或右或两侧的疼痛连及大腹作痛，有拘急感，或出现压痛拒按，此为胁下痛腹证。

二、常见腹证

（一）胸胁苦满

即胸胁以满为苦，作为自觉症状，患者自觉胸胁季肋部痞塞充满，或有苦痛感。作为他觉症状，医者在季肋下部，特别是乳和脐的连线与季肋部相交部位，用手指从这个部位向乳头方向触压时，有抵抗和压痛，这种腹证叫胸胁苦满。胸胁苦满无论左边、右边都可出现，右侧出现的机会较多，占 80%以上。胸胁苦满不仅在肝肿大、胆囊炎等疾病出现，即使是无这些疾病时也可出现，是使用柴胡剂的主要指标。胸胁苦满和“肝”的关系很密切，是柴胡剂的适应证。若胸胁苦满显著，伴心下痞硬，这是大柴胡汤的腹证；若胸胁苦满为中等度，则是小柴胡汤的腹证；若是中等度以上，而腹力也是中等度以上，同时又能在脐旁触知腹部动脉的搏动，则是柴胡加龙骨牡蛎汤、柴胡桂枝干姜汤的腹证了。柴胡剂的其他腹证，还应加入腹皮拘急这一项。不仅仅是柴胡剂，诸如加味逍遥散、补中益气汤等配伍有柴胡方剂的腹证，也应包括有胸胁苦满。

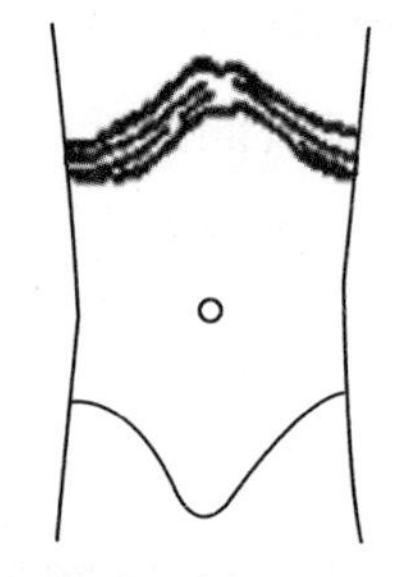
图 4-11 胸胁苦满腹证图

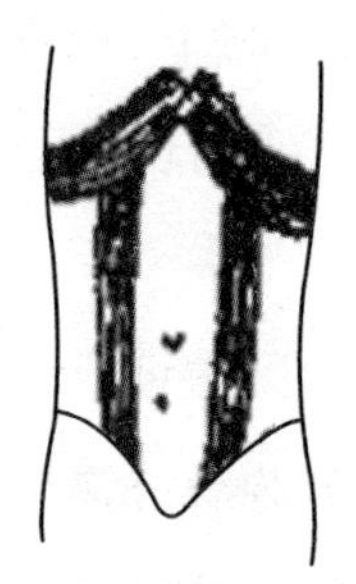
图 4-12 胸胁苦满兼腹皮拘急腹证图

（二）胁痛

胁痛是指患者可自觉胁肋部疼痛不适，或自觉胀满，腹诊时按之有压痛，可喜按，也可出现痛及腹部且疼痛拒按。现代临床上一般多见于肋软骨炎、胸椎退变、胸椎结核、胸椎损伤等疾病。

（三）胸满

胸满是指胸部胀满不适，出自《素问·腹中论》。《医宗金鉴·订正金匮要略注》："表实无汗，胸满而喘者，风寒之胸满也；里实便涩，胸满烦热者，热壅之胸满也；面目浮肿，胸满喘不得卧者，停饮之胸满也；呼吸不快，胸满太息而稍宽者，气滞之胸满也。今病人无寒热他病，惟胸满、唇痿、舌青、口燥、漱水不欲咽，乃瘀血之胸满也。"亦可见于少阳证中。《医学心悟·少阳经证》："胸半以上，乃清阳之分，正在半表半里，邪至此，将入里而未深入于里也，故胸满而腹未满者，乃邪气而非有物也。"治用小柴胡汤加枳实、桔梗。张仲景将痰饮病分为狭义痰饮、溢饮、悬饮、支饮四种，其中支饮是指水饮之邪停聚于胸，《金匮要略》中"支饮胸满者，厚朴大黄汤主之"，但是《医宗金鉴》认为"胸满"当作"腹满"。因为肺合大肠，饮热郁肺，肺气不宣，致大肠气机阻滞，所以正确的应该是"支饮腹满者，厚朴大黄汤主之。"

第三节 少腹腹诊及常见腹证

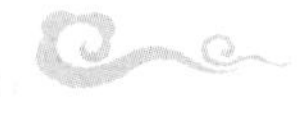

一、少腹腹诊

问诊：询问患者有无胀痛、拘急、疼痛的感觉以及程度、时间和诱发加重的因素，疼痛的性质如何。

切诊：医者右手食指、中指、无名指聚拢，并于少腹左侧（脐与左髂前上棘连线的中外 1/3）向外、向下（髂窝处）快速触击，患者会因突然剧痛而屈膝拒按，痛苦面容，右侧同上。此方法也适用于神志不清的患者。

腹诊时嘱患者仰卧位平躺于检查床上，双下肢伸展开，双上肢平放于两胁，暴露胸腹部，让患者放松全身肌肉，尤其是胸腹部。医生腹诊时站于患者右侧，手不宜过凉，诊者用手指尖轻轻触及皮肤，然后迅速从脐旁擦过移向髂窝，双侧或单侧可触及少腹有抵抗和触痛，深部触之，可见索状柔软物（相当于左下腹部髂骨窝下行结肠部位或其附近触及索状抵抗物），患者突然剧痛而屈膝，即使意识不清的患者，也会皱眉，用手急护，此为少腹急结证，仅用力按压时产生的疼痛并非少腹急结。笔者在临床应用腹诊时总结发现，若触知下腹部（从脐下到耻骨联合）腹直肌呈条状拘挛，但重按里面空虚，此为少腹拘急腹证；若患者少腹部膨满高起，按之胀满，或全腹膨隆绷急、满如敦状，多为少腹如敦腹证；按之下腹壁紧张程度较弱且按之下腹空虚，为少腹不仁腹证；按之石硬且抵抗感明显，为少腹硬满腹证。

二、常见腹证

（一）少腹急结

少腹部的腹诊在仲景著作中记载不多，《伤寒论》中有6处，《金匮要略》中有8处（脐下悸未计在内）。然而内容复杂，14条条文有10种不同提法：少腹满，少腹满痛，少腹坚痛，少腹硬，少腹硬满，少腹急结，少腹里急，少腹弦急，少腹拘急与少腹肿痞。少腹硬满与少腹急结主要属客观体征，故为代表。少腹满、少腹弦急、少腹拘急与少腹里急主要为自觉症状，少腹肿痞为肠痈的特异性体征，少腹坚痛则为妇女瘀血之症，对宫外孕诊断有重要意义。少腹部腹候提示病变主要在下焦，病机以瘀血证最多，14条条文中有10条为瘀血，此外，痰饮、水停、气滞寒凝、淋证、虚劳亦可出现。少腹急结证首见于《伤寒论》106条，“太阳病不解，热结膀胱，其人如狂，血自下，下者愈。其外不解者，尚未可攻，当先解其外。外解已，但少腹急结者，乃可攻之，宜桃核承气汤。”这里的少腹急结，即是指少腹部疼痛，胀满，拘急不舒，甚至硬痛拒按，或痛苦不可名状，是太阳表证不解，邪热入里与血搏结于下，导致气血凝滞不通而形成的太阳蓄血证主证之一。汤本求真说："以指尖沿下行结肠之横径，向腹底擦过而强按压之，触知坚结物，病人诉急痛，是即少腹急结之证也。急结之大小、广狭、长短，种种无定。时或上迫于左季胁上，及心下部，致上半身之疾；又或下降于左肠骨窝及膀胱部，致下半身之疾。诊察之际，必须细意周到也。"《中医诊疗要览》说："触及左髂骨窝表浅性索状物，此处用指迅速擦过之，立即屈脚，眉头紧皱，疼痛难忍。检查此腹证，两脚必伸直，如屈膝则误诊。医者食指、中指、无名指，三指置于左髂骨窝，向髂骨结方向切之，并迅速移动，此时患者主诉跳跃性疼痛。"古人称此种证为"少腹急结，乃瘀血之候也。"藤平健对此证提出，在脐斜下二横指压痛点处，有较强的抵抗及放射性压痛，而其他的脐旁压痛点，

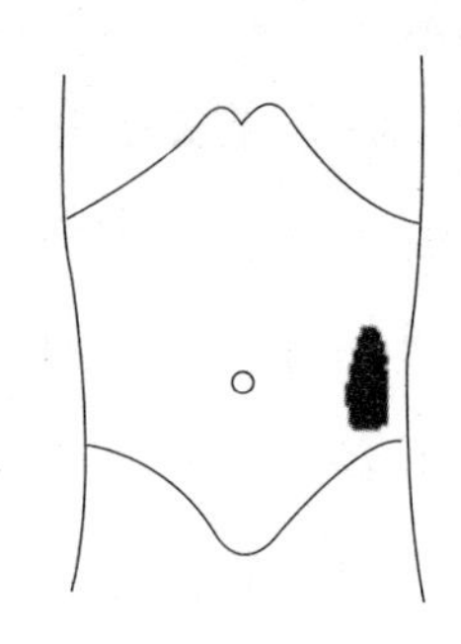

图 4-13　少腹急结腹证图

也会出现相似的压痛和抵抗。少腹有广义和狭义之分，广义的少腹是指脐以下整个小腹而言，伤寒论蓄血证之少腹急结，即是对整个小腹而言；狭义的少腹是指小腹之两侧，而腹诊之少腹急结证，特指左侧少腹之急结，是伤寒论少腹急结证之特例，也是腹诊的主要内容之一。

（二）少腹拘急

少腹非指小腹泛泛而言，仅指耻骨上方处之小腹。《说文》云："拘，止也"，《字汇》言："拥也"。拘急，外现小腹近耻骨部位腹直肌挛急作痛，内现小便不利，膀胱积液充盈。小腹拘急，外为表现，内是病灶，内外呼应。对于少腹拘急的检查，汤本求真又提出："以指撮下腹内部，有紧张状的自觉之谓也。"

这种紧张状态，须与上腹部进行比较对照，方易确定。腹诊时可触知下腹部（从脐下到耻骨联合）腹直肌呈条状拘挛，但重按里面空虚，此为肾虚之腹证，是八味丸

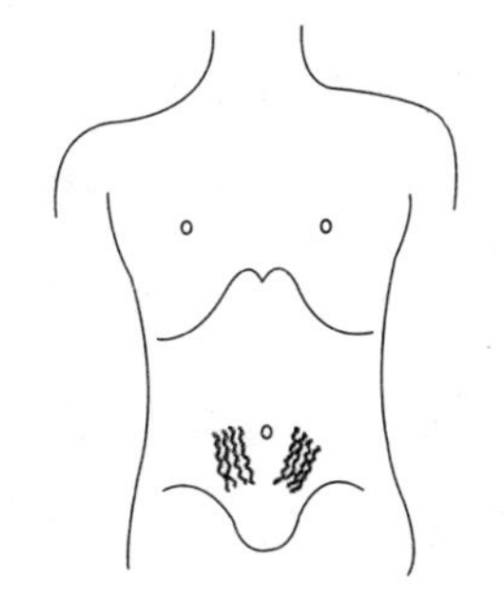

图 4-14　少腹拘急腹证图

适应证之一。严重者少腹部腹直肌拘挛而发硬，如弦状，叫少腹弦急，重按里面也是空虚的，此是桂枝加龙骨牡蛎汤证的腹证。若在小腹部正中线（腹白线）可触知像铅笔芯一样的发硬索状物，也是八味丸证的腹证。

（三）少腹如敦

《金匮要略·妇人杂病脉证并治篇》："敦"是指古代的器皿，形圆而中部凸出，是说妇人少腹膨满高起。小便轻度困难，口不渴，亦是上焦气逆不化，病在产后，可见水血并结在下。用大黄下血，甘遂逐水，阿胶既有安养之功，亦有祛瘀浊之力。三药合用，攻邪而不伤正，故产后所宜。据报道，有用本方治癃闭、癫、狂、肝硬化腹水、产后尿潴留、闭经。

（四）少腹不仁

少腹不仁指下腹壁紧张程度较弱且按之下腹空虚，见于《金匮要略》第五篇崔氏八味丸证，是肾虚之腹证。《说文解字》对仁字的解释是："仁者，亲也。"《新华字典》对不仁的解释是："犹不遂也。"应用在医学，《伤寒明理论》说："仁，柔也；不仁，谓不柔和也。"汤本求真对少腹不仁的解释是："不仁者，本系知觉麻痹之义。然少腹不仁，非为下腹部知觉麻痹之意，寓有该处软弱无力，恰如按棉花之触觉之意也。"龙野一雄亦言："少腹不仁，系指下腹壁紧张程度软弱者而言，有麻痹的含义。麻痹有知觉麻痹和运动麻痹，临床上包括此两方面，皆作不仁理。少腹不仁的他觉腹证，是腹壁的软弱，其软弱的程度有比上腹部软，乃至像棉花般软之间的各种程度，这是八味丸的腹证。”由上诸释可知“不遂”是指知觉和运动麻痹。由于该处的麻痹，才寓有此处的松软之状。“不仁”是知觉麻痹之意，一般多为下腹部软弱无力伴皮肤麻木感，有时需用棉花或羽毛划脐下皮肤方能觉察出来，多为下焦虚寒的四逆汤证。

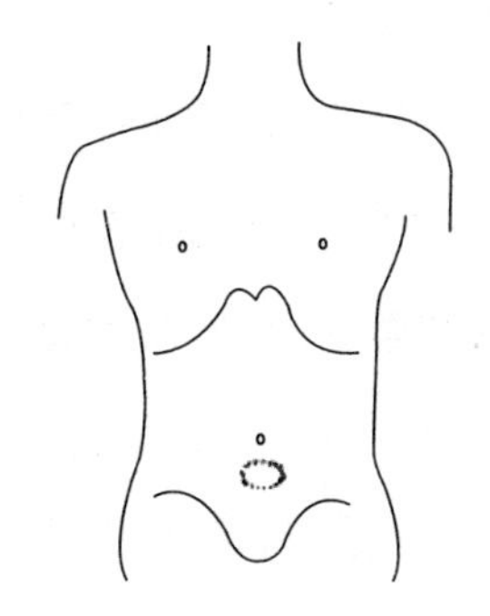

图 4-15　少腹不仁腹证图

（五）少腹硬满

少腹硬满，硬在少腹者，其主病当有水（气分）、血之分，按下腹部膨满，有抵抗感，患者可自觉小腹部膨满感，多为蓄血，为抵当汤证，“少腹硬，小便不利者，为无血也（即有水也）。小便自利，其人如狂者，血证谛也。”水证往往满甚于硬。

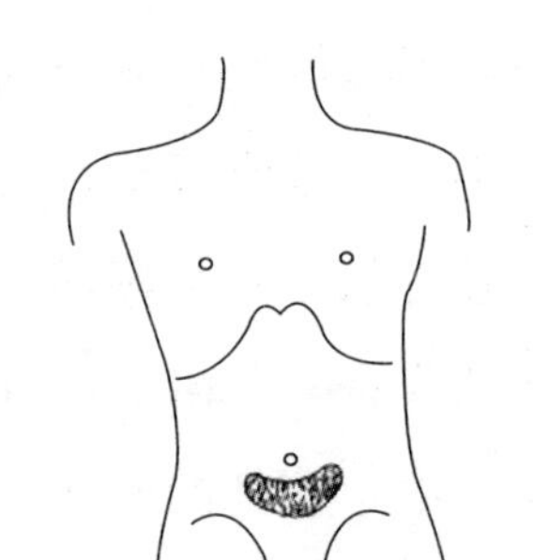

图 4-16 少腹硬满腹证图

（六）少腹肿痞

少腹肿痞之肿，是形显于外；少腹肿痞之痞，是形见于内。肿代表局限性肿胀之形，表现在回盲部，或脐下；痞代表局限性痞感之态。外视之可见，内探之有形。仅医者而言，按之痞硬疼痛，或在脐右，或在脐下，亦有抵抗感又有压痛状，其痛可放射，或向上，或向下。患

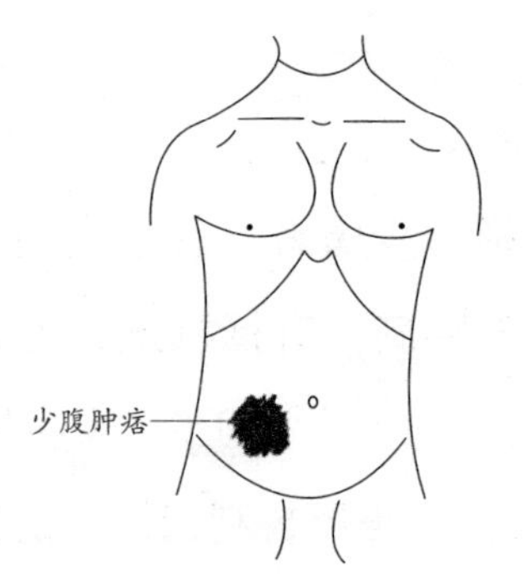

图 4-17 少腹肿痞腹证图

者自觉右小腹膨满疼痛。腹诊可见：诊之小腹，右侧有局限性的肿胀，按之有抵抗、压痛，其痛可向上向下放射，深按可见硬结。

第四节　小腹腹诊及常见腹证

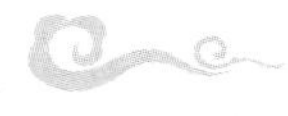

一、小腹腹诊

望诊：观察小腹有无膨隆或凹陷，肌肤是润泽还是干涩。

问诊：除和上述相同的胀满、疼痛、动悸的感觉外，还须注意询问有无气上冲的感觉及上冲部位。

切诊：医者用右手掌或者右手大鱼际或小鱼际按压小腹，注意腹壁的紧张度、胀满、拘急及压痛等情况。

二、常见腹证

（一）小腹不仁

小腹不仁是指与脐上相比较，脐下处瘫软无力，腹力更低下的腹证，且多伴有腹部感觉迟钝、小腹部空虚的感觉。诊察的要点是脐上和脐下比较，脐下的腹力比脐上低下，小腹不仁是肾虚的证据，是八味丸的腹证，前述的小腹拘急也是八味丸的腹证，一个方证中存在有软弱无力和拘急两种相反的腹证，另外，还有下腹正中芯的症状。

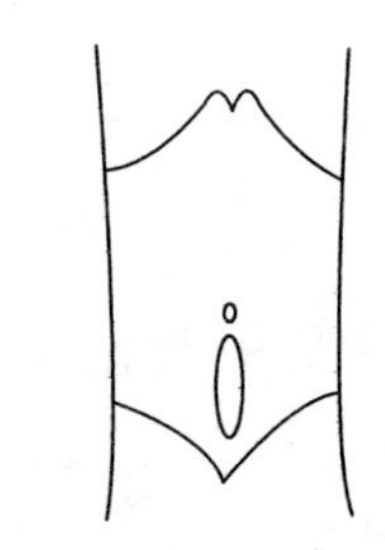

图 4-18　小腹不仁腹证图

（二）小腹硬满

小腹满即自觉下腹部膨满。小腹硬满即下腹部膨满，且可触及抵抗物。小腹硬满有如图 4-19 的情形，也有如图 4-20 可触及 1 个，或 2 个以上的抵抗物，也有只触及到抵抗物而不自觉膨满的情况。小腹满和小腹硬满都是瘀血的腹证，应用方剂主要为大黄牡丹汤、桂枝茯苓丸等。

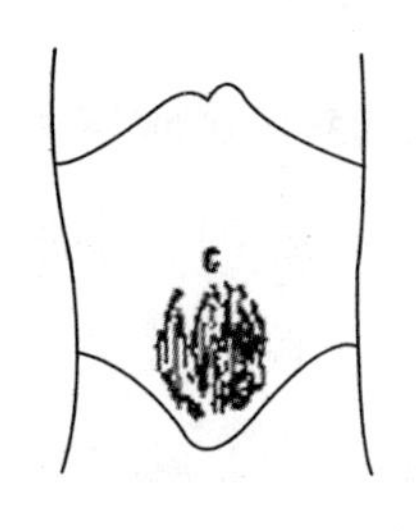

图 4-19　小腹满腹证图

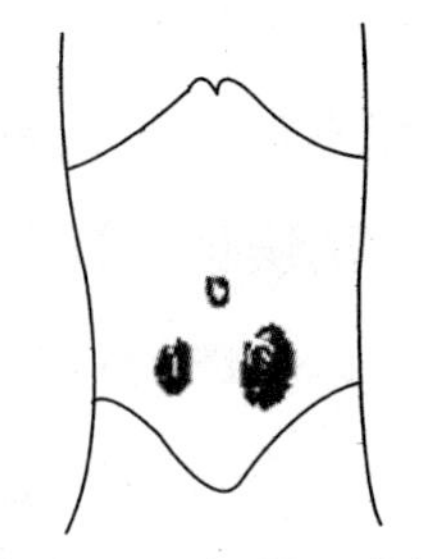

图 4-20　小腹硬满腹证图

第五节　脐部腹诊及常见腹证

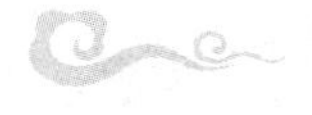

一、脐部腹诊

望诊：观察脐的形态、色泽及脐周的情况。

闻诊：有无肠鸣音的增强或减弱。

问诊：了解胀满、疼痛、动悸的情况。

切诊：医者用右手掌或者右手大鱼际或小鱼际按压脐上或脐下 2cm 或脐中，可触知腹主动脉搏动，此为脐上或脐下、脐中动悸。

腹诊时嘱患者仰卧位平躺于检查床上，双下肢伸展开，双上肢平放于两胁，暴露胸腹部，让患者放松全身肌肉，尤其是胸腹部。医生腹诊时站于患者右侧，手不宜过凉，诊者以右手食指、中指、无名指三指并拢，主要观察脐周有无动悸、压痛及包块等。若掌根部在脐中可感受腹主动脉搏动，此为脐中动悸腹证，也可出现在脐上、脐下、脐左右等；若按之患者疼痛不适，多为脐周压痛腹证。患者可自觉腹部有胀满感，腹诊时可出现腹壁紧张,用力按压可感到有底气,有无压痛一般不确定，若按之疼痛，则多为实证腹满；按住患者感觉较为舒服的多为虚证腹满。把食指、中指、无名指并齐，稍稍斜置于腹直肌之上，从季肋部开始到腹直肌的耻骨附着部，从上到下，分别左右两侧触压，仔细鉴别紧张部分和正常部分。左右两侧腹直肌紧张可能呈现强、较强或中等等不同程度，辨别其虚实主要决定于腹力。若左右两侧腹直肌紧张、腹力强，是瘀血证，多宗桃核承气汤、桂枝茯苓丸、当归芍药散；若腹力弱则多是小建中汤的腹证，或是桂枝加芍药汤、黄芪建中汤的腹证；若腹力是中等度则是芍药甘草汤的腹证；再伴有恶寒、下肢冷则是芍药甘草附子汤的腹证；若右侧腹直肌紧张的为水毒证，可用苓桂术甘汤或苓姜术甘汤。上半部腹直肌紧张，是指腹直肌上半部，即脐以上部分紧张，临床实践中，右侧腹直肌紧张较左侧多见，上半部腹直肌紧张伴心下痞硬和右侧胸胁苦满是大柴胡汤的腹证。若腹力呈中等度或稍弱，同时伴有中等度的胸胁苦满，则为柴胡桂枝汤的腹证；若脐上部腹直肌紧张，而腹力稍弱，右侧也呈现轻度的胸胁苦满，同时伴有可触及的脐上腹部大动脉搏动，这是柴胡桂姜汤的腹证；若脐上部腹直肌紧张，腹力是中等度，有心下痞硬及左右两侧中等度的胸胁苦满，则是四逆散的腹证；若脐上部腹直肌紧张以左侧显著，腹力中等度，且能触知左上腹部大动脉搏动，则是抑肝散的腹证。下半部腹直肌紧张，指双侧腹直肌紧张只见于脐下部至耻骨附着部，若腹直肌紧张呈反八字状，按之硬而有冷感者，称为小腹拘急，是八味丸的腹证。一般情况下，八味丸的腹证多为软弱的脐下不仁，也可在腹诊时观察患者正中芯（腹白线）情况。

二、常见腹证

（一）脐动悸

脐上悸（或脐下悸），是指检查者用手指按压离脐部 1~2 横指远的左上部（或左下部），可以触知到大动脉搏动。脐下部悸动叫脐下悸，脐上部悸动叫水气动，脐间动悸叫肾间动悸，作为他觉体征可以望见，或者很容易地通过触诊而知道。健康的人，这种动悸在腹底而平静，由于搏动程度轻微，似有似无，将手轻轻地按上，几乎感觉不到。患者若有脐上悸，多具有神经兴奋、不安等各种精神症状，因此，具有安定作用的方剂，如柴胡龙骨牡蛎汤、柴胡桂枝干姜汤等证，一定具有脐上悸这个腹证。前者多为实证的腹证，伴有心下痞硬，胸胁苦满，后者为虚证的腹证，可伴有轻度的胸胁苦满和心下痞硬。若腹力稍弱，伴潮热及各种精神症状，脐上悸则是桂枝加龙骨牡蛎汤的腹证。若从脐旁左侧到心下部，能触到如棒状弦劲的搏动，为肝木虚、痰火旺，是抑肝散加陈皮、半夏的腹证，多见于痫证频发的患者。若脐下悸，其动轻按之即陷下，为肾虚；其动按之陷痛者，为真水不足。笔者观察到临床以胸胁苦满与脐上动悸并见最为常见。此外，脐动悸者，大多是苓桂甘枣汤的腹证。脐动悸，现代翻译为可触及腹主动脉搏动，此类体征在体质较差的病人中易于见到，多属虚证，正常人很少触及。

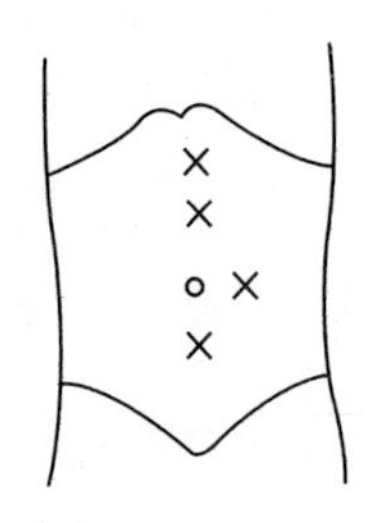

图 4-21 心下悸、脐下悸腹证图

（二）腹满

腹满是指腹部胀满膨隆，是为不管自觉或他觉症状，总是腹部出现膨满状。腹满有虚实，实者里有实导致腹部胀，故腹壁紧张，重按深层有力。虚者不管表面硬或软，重按时深层无力，即重按腹部深层有无力为辨虚实的关键。即全腹膨满，有虚实之分。按之充实有力且痛者为实满；按之软弱无物，不痛而适者为虚满；腹满伴有便秘者多为实证；下痢又腹胀满者为虚证；有腹水而胀者多为虚证；腹满底有力伴便秘而脉有力者为实证；腹满而皮硬，底无力而脉微弱者为虚证。实证为大承气汤证、小承气汤证、防风通圣散证等；虚证常见于肠系膜炎、腹水时，多属桂枝加芍药汤证、小建中汤证、四逆汤证、分消汤证等。另外，腹诊不能确认腹满但患者有腹满或腹胀，此为瘀血的证候。

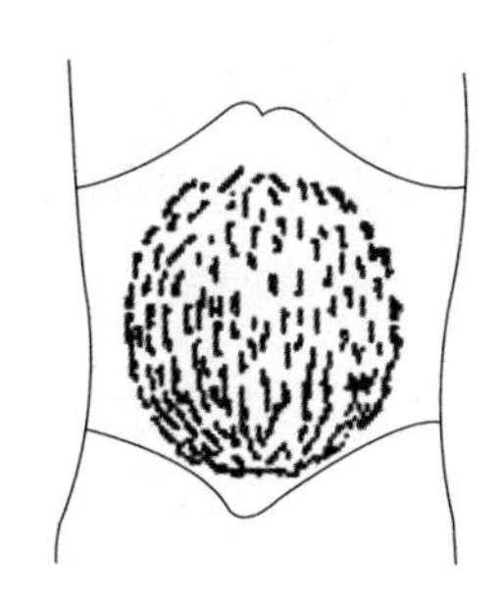

图 4-22 腹满腹证图

（三）腹皮拘急

腹皮拘急是指腹直肌紧张。藤平健在《汉方概论》中曾对腹直肌进行过阐述："腹肌，尤其是腹直肌，是构成前腹壁的唯一的一条肌肉，……它的形态恰如细在乐器琴弦上一样。提琴家在演奏会遇到雨天时，会因此悲叹他的不运气，可见弦这个东西对湿气等也是十分敏感的。然而，贴在人体腹部这根叫做腹直肌的弦，也不亚于此琴弦的敏感，对人体的各种变化它都能极敏感地反应出来。"

腹皮拘急是指两侧腹直肌上下均紧张而言。单纯上腹部或下腹部的腹直肌紧张，另有专名称之。对于腹直肌上下紧张，在祖国医学中有以拘急命名者，有以里急命名者。二者之间同中有别。浅表拘急的称为腹皮拘急，腹里（腹壁皮下）拘急的名之里急。但是，在里急之中尚有无腹直肌拘挛的两种，如腹膜炎等，腹部膨满亦属里急范畴；又如腹部软弱无力，不能触知腹直肌，唯见肠管蠕动亢进，也属里急。这样看来，里急不可单以腹直肌紧张来解释。但是，腹直肌的上下紧张确属里急之一。在中医学中，此腹状是小建中汤的主要腹证指标。

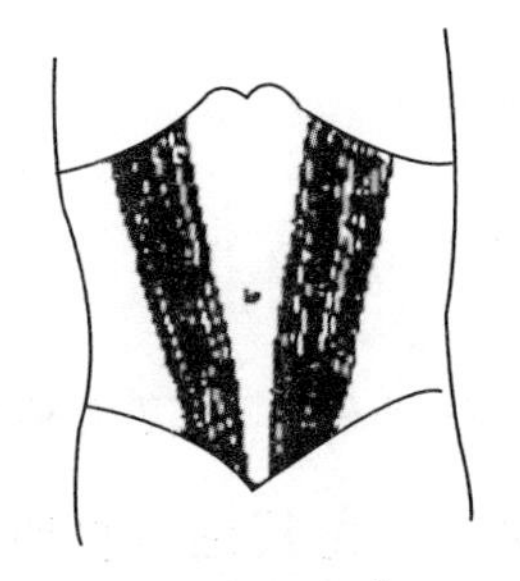

图 4-23 腹皮拘急腹证图

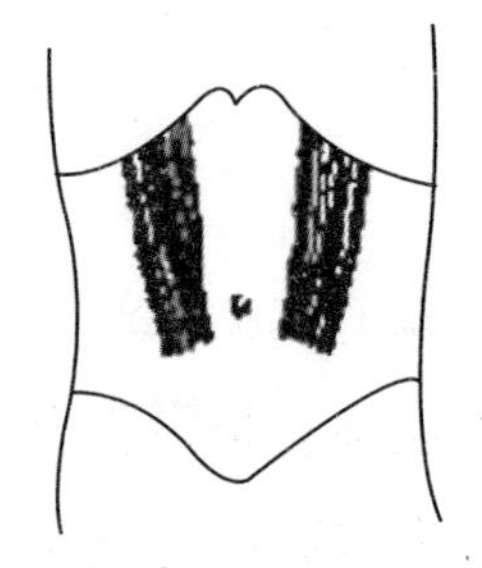

图 4-24 上腹皮拘急腹证图

（四）腹痛

腹痛是临床上常见症状，主要表现为胃脘以下耻骨以上部位发生疼痛。《内经》有许多腹痛记载，如《素问·平人气象论篇》云："寸口脉沉而弱，曰寒热及疝瘕、少腹痛。寸口脉沉而横，曰胁下有积，腹中有横积痛"，显示脉象与腹痛的关系。《素问·玉机真藏论篇》云："脾传之肾，病名曰疝瘕，少腹冤热而痛，出白"，提出疾病在五脏间传变，由脾传肾产生腹痛。《素问·脏气法时论篇》云："肝病者，两胁下痛引少腹，令人善怒"，记载肝病引起胁肋到少腹疼痛。《内经》对腹痛病因、病机有相当多的记载，风、寒、湿等外因，由皮毛入侵人体，随经络循行，外邪客于身体不同部位，导致脏腑病变与相互传变而腹痛，或因食积、瘀血等内因导致腹痛。在治疗方法上，内经提供针灸、按摩等方式去除病因，减缓疼痛。相较于《内经》，仲景在《伤寒杂病论》中对于腹痛的描述更为多样化，如腹痛有满痛、满微痛、满而硬痛、硬满而痛、胀痛、坚痛、诸疾痛、急痛、拘急而痛、偏痛、绞痛、刺痛、血气刺痛、疠痛、毒痛等。

（五）脐周疼痛

健康之脐深而紧，病人之脐浅而松。先贤诊脐论病早有记述。《难经》云："脐上痛，心证也；脐下痛，肾证也；脐右痛，肺证也；脐左痛，肝证也。"又说："病患脐肿反出者，此为脾先死。"张仲景说："脐筑湫痛，命将难全。"又言："瘦人绕脐痛，必有风冷。谷气不行而反下之，其气必冲。"朱丹溪说："水肿，脐突出者死。"李东垣说："肠痈为病，绕脐生疮，或脓从脐出。"诊病视脐，因"脾之筋脉结于脐，胃之筋脉亦挟于脐"，任脉贯脐，肾脉挟脐，五脏病变，亦可反映于脐。如脐动自如，多系中气虚弱，证属虚寒，药用温补。腹诊时轻触脐部四周，当即出现疼痛。

（六）正中芯疼痛

正中芯是指人体腹部正中线（即腹白线），皮下可触到似铅笔芯状线。平素未病时，此线不产生疼痛。如在已病时探摸，患者有疼痛之感。这种痛感，有从脐上到脐下相贯者，有在脐下者，有在脐上者。腹诊时医者用食指或食指与中指，与正中线成直角，向皮下检查，用力以不引起疼痛为度。如诊察时，患者述说该处疼痛，便可确诊。

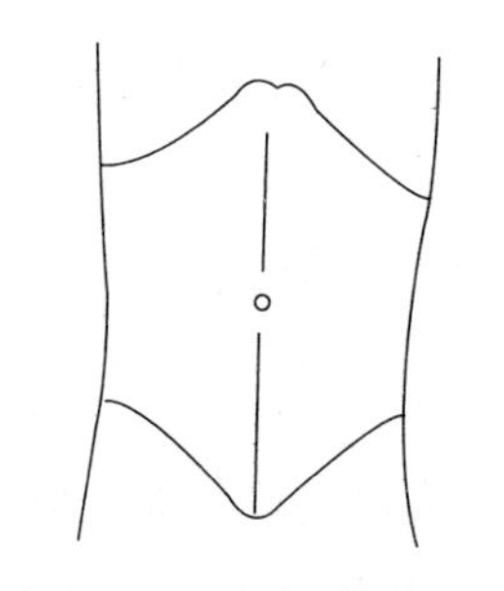

图 4-25 正中芯腹证图

（七）瘀血性腹征

瘀血是汉方医特有的病理概念。若出现瘀血，在下腹部会产生特定的腹征。最常出现的瘀血性腹征是脐旁压痛点。压痛点大多可在脐的斜下方大约二横指附近查知，且左侧多见。压痛点在腹直肌上，压之，手指有抵抗感，如向腹后部压去，会产生放散性疼，见图 4–26。如有压痛点，腹力呈中等度，伴有月经异常，则是桂枝茯苓丸的腹证（1）；若腹力和脉搏较弱，是虚证，而同时伴有眩晕、易激动、头重等则是当归芍药散的腹证。脐和左髂前上棘的连线中点有压痛和抵抗感也被认为是瘀血性腹征。若腹力强、便秘潮热，月经异常亦同时存在，或腹诊时有屈膝动作，并诉有疼痛、触之常有索状物者，多为桃核承气汤的腹证（2）。与此相对应的右侧部位，也就是回盲部，如有压痛点和抵抗感，腹力强且伴有便秘，脉紧或沉，则是实证的腹证，宜大黄牡丹汤（3），急性阑尾炎、卵巢炎多现此证；若脉弱，腹力软，没有便秘，这是居于虚实之间，宜肠痈汤；如脉、腹较前者更弱，是虚证，宜薏苡附子败酱散。

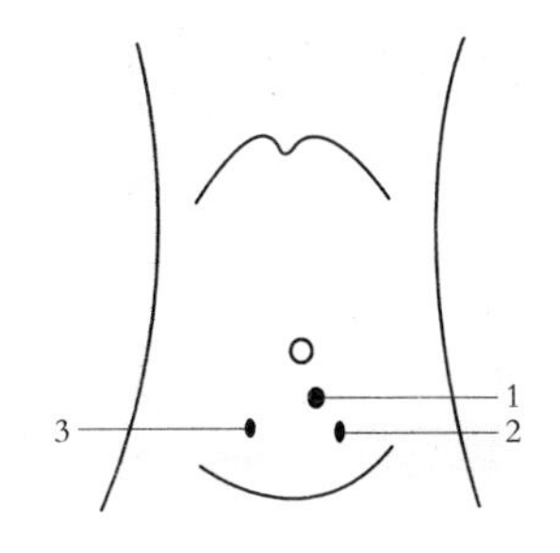

图 4–26　瘀血性腹征腹证图

（八）腹部寒热

正常人腹部的温度，指掌触之是温而暖。如指掌触腹，感之或凉而欠温，或热而灼手者，都属病态。腹诊时指掌触腹，感觉有凉热之分。不温或凉，多为虚证；热而灼手，为热证实证。若肌肤有热感、触之潮湿有汗者为“石膏腹”，为白虎汤证腹证。

（九）腹皮枯燥

腹皮枯燥是指腹皮质地虽有粗细之分，但以润泽为常。腹皮润泽，说明津液气血荣养正常。若腹皮枯燥，即是病态，《金匮要略·疮痈肠痈浸淫病脉证并治第十八》：“肠痈之为病，其身甲错……”《金匮要略·血痹虚劳病脉证并治第六》：“内有干血，肌肤甲错”，是指慢性疾患，营血郁结，日久成毒，影响全身营养，血液循环阻滞，日久必然使皮干粗糙，或状如蛇皮，或状如鱼鳞。矢数道明用薏苡附子败酱散治疗指掌角皮症、癣、蛇皮症，亦可说明。故临床上便干者，往往出现腹皮枯燥。腹诊所见手掌扪腹，皮肤不润，枯燥而涩，甚至状如鱼鳞。患者亦自觉皮肤干燥、起屑、粗糙，状如蛇皮。

如抚按肌肤有枯燥感者为“附子腹”；全身润泽者为“黄芪腹”。

第五章

腹诊与经方

第一节 心下痞

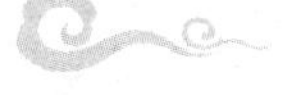

一、相关条文

心下痞，按之濡，其脉关上浮者，大黄黄连泻心汤主之。（《伤寒论》第154条）

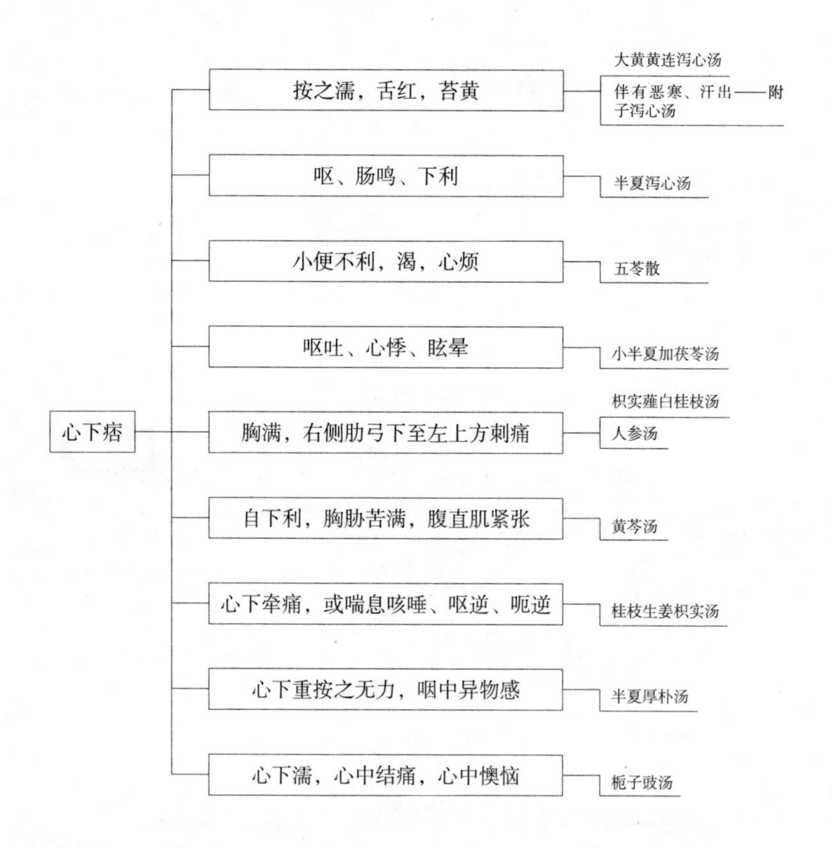

心下痞，而复恶寒汗出者，附子泻心汤主之。（《伤寒论》第155条）

本以下之，故心下痞，与泻心汤；痞不解，其人渴而口燥，烦，小便不利者，五苓散主之。一方云，忍之一日乃愈。（《伤寒论》第156条）

伤寒大下后，复发汗，心下痞，恶寒者，表未解也，不可攻痞，当先解表，表解乃可攻痞。解表宜桂枝汤；攻痞宜大黄黄连泻心汤。（《伤寒论》第164条）

太阳病，寸缓、关浮、尺弱，其人发热汗出，复恶寒，不呕，但心下痞者，此以医下之也。如其不下者，病人不恶寒而渴者，此转属阳明也。小便数者，大便必硬，不更衣十日，无所苦也。渴欲饮水，少少与之，但以法救之。渴者，宜五苓散。（《伤寒论》第244条）

卒呕吐，心下痞，膈间有水，眩悸者，小半夏加茯苓汤主之。（《金匮要略·痰饮咳嗽病脉证并治第十二》第30条）

呕而肠鸣，心下痞者，半夏泻心汤主之。（《金匮要略·呕吐哕下利病脉证治第十七》第10条）

太阳与少阳合病，自下利者，与黄芩汤；若呕者，黄芩加半夏生姜汤主之。（《伤寒论》第172条）

心中痞，诸逆心悬痛，桂枝生姜枳实汤主之。（《金匮要略·胸痹心痛短气病脉证治第九》第8条）

二、医案举隅

（一）宫颈癌术后放化疗后，牙龈出血·大黄黄连泻心汤案

患者乔某，女，68岁，工人，于2019年3月2日以“宫颈癌术后放化疗后6年，牙龈出血2周余”为主诉，门诊以“宫颈癌”收住入院。患者于2011年12月确诊宫颈癌，并于2011年12月13日在我院妇科行DC方案化疗1周期，予多西紫杉醇100mg，ivgtt，D1+顺铂40mg，ivgtt，D2–3化疗1疗程，过程顺利，于2011年12月24日行“残余宫颈广泛切除+盆腔淋巴清扫术”，术后病理：（宫颈）隆起型鳞状细胞癌Ⅲ级侵及肌壁1/2。2012年1月31日行术后放疗，共放疗12次，累积剂量24Gy。2012年5月24日起在我科采用FP方案化疗8周期，药用：替加氟1000mg，ivgtt，D1–5+顺铂20mg，ivgtt，D1–5，过程顺利。中医治以和解少阳、活血化瘀，方宗小柴胡汤合桃核承气汤，并随病情变化调整。2013年6月在我院行原方案第6周期化疗，过程顺利。近3年定期于我院复查，未见明显异常。2周前患者出现牙龈出血，于社区医院就诊后未见明显改善，为进一步诊治，遂今日就诊于我院，门诊以“宫颈癌”收住。现症：牙龈出血，色鲜红，口干、口苦，食欲尚可，夜休可，二便正常。舌淡红，苔薄黄，脉弦。腹诊：心下痞，按之濡。《伤寒论》：“心下痞，

按之濡，其脉关上浮者，大黄黄连泻心汤主之。”《金匮要略》：“心气不足，吐血、衄血，泻心汤主之。”“亦治霍乱。”中医治以泄热消痞为法，方选大黄黄连泻心汤（1/3 量）。具体方药如下：

大黄 10g　黄连 5g　黄芩 5g

配方颗粒 6 剂，每天 3 剂，沸水冲开后顿服。

2019 年 3 月 5 日二诊：患者诉服药后腹泻 4~5 次 / 日，牙龈出血较前稍减轻，偶有口干、口苦。腹诊：心下痞，按之濡。中医效不更方，继续上方服用 3 剂后仍有少量牙龈出血，未再腹泻，食欲较前有所增加。后以益气升白汤合大黄黄连泻心汤调理善后。

按语：本案据腹诊，方用泻心汤本源剂量，昔唐容川有言：“泻心即泻火，泻火即止血”“止血而不留瘀”，是方选用配方颗粒，每天 3 剂，沸水冲开后顿服，实为病情急危重，倘若此时用麻沸水渍之须臾，似有扬汤止沸之嫌，获效罔闻亦未可知。

（二）腹腔恶性肿瘤伴胸腹水·附子泻心汤案

患者杨某，女，78 岁，于 2019 年 7 月 2 日以“发现腹部包块 8 月余，间断胸闷、气短 2 月”为主诉，门诊以“腹腔恶性肿瘤”收住入院。患者 8 月前因活动后出现胸闷、气短就诊于我院心血管三科，行床头 B 超示：

右侧胸腔大量积液。上腹部CT（2018-10-19，本院）示：小网膜囊、腹腔内及腹膜后多发肿大淋巴结，部分融合，部分病灶钙化，建议进一步增强或MRI检查；腹、盆腔积液，上腹部局部腹壁低密度影，腹水局部疝出，结合临床；肠系膜水肿、增厚；腹、盆壁皮下水肿；肝脏及双肾囊肿；左肾稍高密度，考虑复杂囊肿；脾脏术后改变；左侧肾上腺显示不清；双侧胸腔积液，以左侧为著，继发左肺下叶膨胀不全。腹部MRI（2018-10-23）：腹腔内、腹膜后及腹主动脉周围多发肿大淋巴结，部分融合并包绕血管，淋巴瘤？请结合临床；肝脏及双肾多发囊肿；胆囊结石，胆囊炎性改变；脾脏术后缺如；腹盆腔及双侧胸腔积液；腹盆部皮下水肿。西医诊断：①充血性心力衰竭Ⅲ级；②冠状动脉粥样硬化性心脏病，缺血性心肌病型，心功能Ⅳ级。西医给予胸腔穿刺术引流、抗血小板聚集、利尿、平喘、抑制心肌重塑、营养心肌等对症治疗，症状好转后出院。期间患者间断性胸闷、气短发作，在我科住院治疗，经抽放胸水等对症治疗后症状缓解出院。2月前无明显诱因胸闷、气短再次发作，于当地医院治疗后，缓解不明显，遂今日就诊于我科，门诊以“腹腔恶性肿瘤”收住入院。现症：神志清，精神差，消瘦状，间断性胸闷、气短，心下痞闷不适，被动侧卧位，默默不欲饮食，心烦，恶寒，全身广泛凹陷性水肿，偶有咳嗽、咳痰，小便频，量少，约10次/日，便秘，夜不能寐。舌质红，苔腻边有齿痕，舌底静脉有瘀斑，脉沉弱无力。西医查体：双侧胸腔引流管在位通畅，右侧背部第6肋下叩诊浊音，呼吸音消失，左侧背部7肋以下叩诊浊音，呼吸音消失；腹部可触及多个包块，表面光滑，活动度尚可；腹部无压痛、反跳痛及肌紧张；腹部移动性浊音阳性，肠鸣音正常。腹诊：心下痞，胸胁苦满，腹胀满。《伤寒论》："心下痞，而复恶寒、汗出者，附子泻心汤主之"。中医辨证为太阳虚寒证，以泻热消痞、扶阳固表为法，方宗附子泻心汤。具体用药如下：

大黄30g　黄连15g　黄芩15g　炮附子15g（另包）

中药1剂，先以沸水400ml渍3味药须臾，去渣备用，再以水500ml煎煮附子至150ml，两者混合，分温2服。

2019年7月3日二诊：患者精神稍差，诉服药后恶寒较前减轻。腹诊：轻度心下痞，胸胁苦满，腹胀满。左侧胸腔置管引流通畅，引流150ml淡黄色液体，仍未行大便。患者目前全身水肿明显，胸闷、气短经胸腔引流后稍缓解，综合考虑，中医辨证为心肾阳衰证，以温阳利水、和解少阳、通腑泻热为法，方宗真武汤合小柴胡汤合大承气汤合附子泻心汤。具体用药如下：

炮附子10g　茯苓30g　人参15g　生白术20g

生白芍 15g　桂枝 15g　生姜 15g　炙甘草 10g

柴胡 40g　清半夏 20g　大枣 15g　芒硝 10g

大黄 20g　厚朴 40g　枳实 25g

配方颗粒 3 剂，大黄黄连泻心汤继续上述煎服法，冲服上方。每次 2 格，日 3 次。

2019 年 7 月 4 日三诊：患者诉服药后诸症悉减，复查床旁 B 超提示双侧中量胸腔积液。腹诊基本同前。中医效不更方，西医间断抽放胸水，中西医结合治疗，后根据患者病情变化调理临床用药。

按语：患者病情较重，胸腹水明显，中医据腹诊予真武汤合小柴胡汤合大承气汤合附子泻心汤，西医行胸腔穿刺引流，亦属祛邪之法，中西协同治疗，获效较显著。

（三）胃癌术后第 3 周期化疗后，恶心、呕吐·半夏泻心汤案

患者李某，男，64 岁，农民，住院号 22993**，于 2017 年 2 月 13 日以“胃癌术后第 3 周期化疗后 7 天，恶心、呕吐 2 天”为主诉就诊。患者于 2016 年 10 月 24 日在全麻下行“根治性远端胃大部切除术”，手术顺利。术后病理诊断：（肿物大小：2.5cm × 2cm × 1.2cm）胃体、胃窦交界处小弯侧溃疡性低分化腺癌（WHO 分型：低黏附型癌；Lauren 分型：弥漫型），侵及胃壁全层达浆膜层

下纤维脂肪组织，伴黏膜下、肌壁间、浆膜下脉管内多数癌栓形成及肌间小神经浸润；胃大弯侧淋巴结（1/3个）、幽门下（1/5个）及十二指肠周淋巴结（3/4个）有癌转移；胃小弯侧淋巴结（6个）、幽门上淋巴结（3个）未见癌转移；胃及十二指肠切缘，另送胃及小肠切缘均未见癌组织；大网膜脂肪组织。特检诊断：胃癌切除标本做免疫组化染色：Her2（-）。在我科行2周期SOX方案，具体用药：奥沙利铂：100mg，D1，2h避光＋替吉奥40mg，D1-14，Bid。过程顺利，无严重副反应。患者现阶段第3周期化疗第7天，现症：恶心，呕吐，呕吐物多为胃内容物，稍感乏力，食欲稍差，自觉胃脘部胀满，偶有黑便，量少，小便正常。腹诊：心下按之痞满。《伤寒论》："伤寒五六日，呕而发热者，柴胡汤证具，而以他药下之，柴胡证仍在者，复与柴胡汤。此虽已下之，不为逆，必蒸蒸而振，却发热汗出而解。若心下满而硬痛者，此为结胸也，大陷胸汤主之；但满而不痛者，此为痞，柴胡不中与之，宜半夏泻心汤。"《金匮要略》："呕而肠鸣，心下痞者，半夏泻心汤主之。"中医辨证属脾虚热结证，以和胃降逆，开结除痞为法，方遵半夏泻心汤。具体用药如下：

生半夏65g　黄芩45g　干姜45g　人参45g
炙甘草45g　黄连15g　大枣12枚

3剂，上药以水2000ml，煮取1200ml，去滓，再煎取600ml，分温3服。

2017年2月17日二诊：患者诉服药后，未再恶心、呕吐，胃脘部胀满减轻。腹诊：无明显心下痞满。中医以益气升白汤健脾利湿，扶正抗癌，为下一疗程化疗做准备。

（四）慢性轻度萎缩性胃炎伴灶性肠上皮化生1级·半夏泻心汤案

患者陈某，女，52岁，住院号2725**，2013年10月12日以“胃脘䐜胀半年，加重1周”为主诉就诊。自述半年前出现胃脘䐜胀，电子胃镜示：萎缩性胃炎伴隆起糜烂。病理诊断示：（胃角、胃窦）慢性轻度萎缩性胃炎伴灶性肠上皮化生1级。B超示：结石性胆囊炎。心电图示：窦性心动过缓，49次/分。曾先后求治于多家医院，或中医或西医或中西医并治，但获效不显。为进一步诊治，遂今日来我院就诊。现症：胃脘䐜胀，食饮寒凉辛辣则加剧，气从胃脘上冲胸，胸闷，偶尔心慌、心痛。舌淡红，苔白微黄，脉沉细。腹诊：心下痞，按之濡。辨证当属脾虚热结，方宗半夏泻心汤。组成如下：

生半夏65g　黄芩45g　干姜45g　人参45g

炙甘草45g　黄连15g　大枣12枚

3剂，上药以水2000ml，煎煮至1200ml，去滓，再煎至600ml，日3服，200ml/次。

2013年10月15日二诊：上药3剂服完，患者自诉胃中甚感温暖，胃脘䐜胀、气上冲胸症状大有减轻，未再出现心慌、心痛等不适。中医腹诊：心下痞、按之濡。上药再进15剂以观进退。

（五）右肺癌放化疗后·半夏泻心汤案

姜某某，男，70岁，退休，住院号1284**，于2012年8月23日以“右肺癌放化疗后半月”为主诉入院。自述4月前无明显原因出现颜面眼睑浮肿，于当地医院查尿常规异常（具体数据不详），诊断为尿路感染，给予静滴氨苄青霉素等抗炎治疗，颜面水肿消失，此后水肿反复发作，4月前来我院就诊。门诊查尿常规：隐血2+，以“慢性肾小球肾炎”收住我院肾内科。4月19日行胸部CT：右肺上叶中央型肺癌伴纵膈淋巴结转移、右肺上叶转移；右侧胸膜增厚。遂转入我院肿瘤科治疗。入院后给予对症及支持治疗，并于4月21日行纵膈淋巴结肿大及右肺癌病灶区三维适行放疗，经CT定位，病灶区为GTV，外放10mm为PTV，拟剂量：60Gy，进展过程顺利。5月26日行EP方案化疗，具体用药如下：顺铂40mg，ivgtt，D1–5，+足叶乙甙100mg，ivgtt D1–5。现为EP方案化疗后第2周期第6天，现症：呕吐肠鸣，大便3日未行。舌淡红，苔薄白，脉沉细弱。腹诊：心下痞硬。《金匮要略·呕吐哕下利病脉证治第十七》云："呕而肠鸣，心下痞者，半夏泻心汤主之。"遂宗本方3剂。组成如下：

生半夏65g　黄芩45g　干姜45g　人参45g

炙甘草45g　黄连15g　大枣12g

上药以水2000ml，煮取1200ml，去滓，再煎取600ml，温服200ml，日3服。

服上药3剂，症状消失，第3次化疗后，上症又现，继用本方3剂，病告痊愈。

（六）胃脘嘈杂伴腹痛即泻·半夏泻心汤合桃核承气汤案

患者张某某，女性，67岁，2013年6月14日以"胃脘嘈杂10年，腹痛即泻7年，加重1周"为主诉就诊。自述10年前出现胃脘嘈杂，胃镜示：慢性浅表性胃炎。7年前出现腹痛即泻，大便不成形，每日3~4次。曾先后求治于多家医院，或中医或西医或中西医并治，但获效不显。现症：胃脘嘈杂，晨起稍有恶心，呕而肠鸣，大便1日3~4次，腹痛即泻，泻后则安，伴烦躁易怒。舌淡红，苔黄腻，舌下静脉曲张，脉沉细。腹诊：心下痞硬，左侧少腹急结。辨证为脾虚瘀热互结，予以半夏泻心汤合桃核承气汤。具体组成如下：

生半夏 65g　干姜 45g　黄连 15g　黄芩 45g

炙甘草 30g　大枣 12 枚　人参 45g　大黄 60g

芒硝 30g（后下）　桃仁 20g　桂枝 30g

2 剂，上方以水 3000ml，纳诸药，煎煮至 500ml，去滓，纳芒硝，更上火微沸，下火，先食温 100ml，3 次 / 日。

上药 2 剂 3 天服完，自述服药当天，稍有腹泻，胃脘嘈杂及烦躁易怒锐减，第 2 天则腹泻 2~4 次，胃脘嘈杂及烦躁易怒情况已无，第 3 天服药后泄泻 10 余次，停药后腹泻即停，稍有乏力。舌淡红，边有齿痕，苔薄白，脉沉细。方宗六君子汤善后。

（七）午时腋汗症·半夏泻心汤案

患者王某，男，55 岁，干部，1988 年 7 月 24 日诊。诉每天午时（11~13 点）定时两腋下汗出水流滴，过时自止，已半月余。伴有口苦口干，但不欲饮，脘腹痞满不适，食欲不振，头昏体倦，失眠多梦，清晨恶心欲吐，微咳而吐沫，小便微黄，大便不爽。现症：精神萎靡，面色无华，形体消瘦，唇舌淡白，苔黄白腻，脉濡数乏力。腹诊：心下痞硬。证属脾胃气虚，湿热内蕴，阴阳不和。治拟益气健脾、清热除湿、平调阴阳法，用半夏泻心汤。组成如下：

半夏 15g　黄芩 15g　党参 15g　厚朴 15g

茯苓 15g　前胡 15g　黄连 6g　扁豆 30g

酸枣仁 10g　干姜 3g　甘草 3g

2 剂，腋汗顿止，而他症亦减。继服 3 剂，诸症愈。随访至今腋汗未再发。

按语：午时为阴阳交替之时，腋下乃阴阳经交互处。《类证治裁·汗症论治》谓：“腋汗、胁汗，须知从阴阳交互时，及阴阳交互处发泄者，皆阴阳不和半表半里证”。但本案非少阳半表半里，而是因脾胃气虚，湿浊内生，遏而化热，湿热内蕴，熏蒸肝胆，阴阳经不和所致。此即《杂病源流犀烛·诸汗源流》所云：“两腋汗……久不愈者，此湿热流注也。”据此，笔者用半夏泻心汤辛甘以益气健脾，苦寒以清热除湿，寒热以调其阴阳，辛苦以复其升降，加厚朴、茯苓、扁豆健脾除湿，酸枣仁安神止汗，前胡宣通肺气，使气行则湿化，由是配伍，方证合拍，故获速效也。

（八）左肺小细胞癌化疗后·小半夏加茯苓汤案

患者查某，男，63 岁，住院号 1679**，患者于 2015 年 10 月 6 日以“小细胞肺癌末次化疗后 1 月余”为主诉，门诊以“左肺小细胞肺癌化疗后”收住入院。患者 2015 年 4 月初因饮食不慎出现上腹部疼痛不适，烧心感，嗳气，无反酸，无呕血、黑便，食纳欠佳，自服胃药（具体不详）治疗后，效果不佳，遂前往咸阳市中心医院门诊就诊，查胃镜示：复合多发溃疡。遂以“复合多发溃疡”就诊于该医院消化内科，住院期间行进一步检查，经胸部CT检查及支气管镜检查考虑肺癌可能性大，故行支气管病检，提示：左上叶固有段小细胞癌；免疫组化：Syn（+），CD56（+），TTF-1（+），P63（-），CgA（-），LCA（-）。于2015年4月23日至2015年9月1日行6个周期的EP全身化疗方案，具体用药：顺铂40mg，D1-3+依托泊苷100mg，D1-5，化疗期间同时给予预防性止吐、保护胃黏膜等治疗，化疗结束后骨髓抑制反应较轻。现症：动则头晕、恶心，呕吐白色泡沫痰涎，食后感胃脘嘈杂不适，夜休可，二便正常。舌淡苔白腻，脉细。腹诊：心下痞，脐旁压痛，瘀血性腹征。《金匮要略》曰：“卒呕吐，心下痞，膈间有水，眩悸者，小半夏加茯苓汤主之。”中医辨证当属饮停心下兼瘀血，中医治以和胃止呕，引水下行，方宗小半夏加茯苓汤合当归芍药散。具体用药如下：

生半夏130g　茯苓45g　当归15g　炒白芍80g
炒白术20g　泽泻40g　川芎15g　生姜125g

1剂，上药以水2600ml，煎煮至600ml，分温3服。

2015年10月7日二诊：患者诉昨日服药后未再恶心、呕吐，偶有头晕，食后仍有胃脘部嘈杂感，舌脉诊及腹诊同前，故效不更方，继续上药1剂。

2015年10月9日三诊：昨日服药后未出现头晕，今晨起患者诉头重如裹，头重脚轻，偶感恶心，未呕吐，不思饮食。腹诊：心下痞。中医辨证为风痰上扰，治以化痰通窍，方宗半夏白术天麻汤合小半夏加茯苓汤。方药如下：

生半夏 130g　天麻 20g　茯苓 45g　橘红 20g
炒白术 40g　甘草 15g　大枣 2 枚　生姜 125g

3 剂，上药以水 2800ml，煎煮至 600ml，分温 3 服。

2015 年 10 月 15 日四诊：患者诉服中药 3 剂后诸症悉减，为进一步诊治，复查头颅 MR：原系“小细胞肺癌放疗后”复查，现片示：①脑内多发异常信号，结合病史转移瘤不除外，建议进一步增强检查。双侧半卵圆中心、侧脑室旁及基底节区多发腔隙性脑梗死；②脑萎缩；③双侧侧脑室前角旁脱髓鞘改变。综合患者目前情况，考虑颅内多发转移，拟给予患者行预防性全脑照射，治疗期间及时中药干预。

按语：纵观本案，据腹诊用小半夏加茯苓汤合当归芍药散，诸症悉减，然复查头颅 MR 考虑颅内多发转移，可对其行预防性全脑照射，究其根本仍属中医祛邪之法，中药继续干预，亦是中西医协同诊治，以期取得更好疗效。

（九）前列腺癌药物去势治疗·五苓散案

患者刘某，男性，86 岁，住院号 24443**，于 2019 年 6 月 29 日 9 时 23 分因“确诊前列腺癌 2 年，药物去势3月”为主诉，门诊以“前列腺癌”收住入院。2017年7月患者无明显诱因出现咳嗽、咳痰、小便不利等症状，就诊于某院呼吸科，行CT提示：①双肺下叶间质性改变；②右肺中上叶高密度，考虑慢性炎性病变，右肺上叶病变，建议随诊；③双侧斜裂区结节，建议随诊；④双侧胸膜增厚；⑤肝脏多发囊肿。给予抗炎等对症治疗后症状好转，后CT发现前列腺占位，遂行前列腺病理穿刺，病理提示：前列腺（左叶2、3、4针）腺癌，Gleason评分3+3=6/10。前列腺（右叶1、2、5针）腺癌，（右叶3、4、6针）未见癌组织，Gleason评分3+3=6/10。后转肿瘤科给予醋酸戈舍瑞林、比卡鲁胺片等及营养支持等对症治疗后症状好转出院。2018年5月患者出现咳嗽，发热，小便不利等症状，就诊于我院。入院后复查CT提示：临床提示前列腺癌，盆腔CT平扫：未见明确异常，建议结合MRI检查。胸部CT：双肺多发斑片状密度增高影，考虑炎症，右肺上叶机化性炎症可能，建议治疗后复查；右肺上叶支气管轻度扩张；双肺间质性改变，两侧胸膜增厚；冠状动脉壁钙化；心影增大；甲状腺右侧叶低密度灶，建议结合超声检查。腹部CT：肝实质多发低密度灶，多考虑囊肿、胆囊炎性改变。双侧肾上腺增粗，考虑增生性改变；右肾下极囊肿。给予“醋酸戈舍瑞林10.8mg，ih，Q12w，比卡鲁胺片50mg，Po，Qd”，后定期来院复查并行药物去势治疗，病情平稳。现患者为求药物去势治疗遂来我院，门诊以“前列腺癌”收住入院。现症见：神志清，精神欠佳，表情淡漠，反应稍迟钝，右侧肢体活动受限，口干、口渴、汗出，口中异味较明显，二便失禁，默默不欲饮食，夜不能寐。舌质淡，苔厚腻，脉沉弱弦。腹诊：心下痞。近期体重无明显下降。既往 20 年前患“脑梗死”，曾在外院住院治疗，现右侧肢体活动受限。患“高血压病”20 余年，收缩压最高 176mmHg，口服“施慧达”治疗，血压控制尚可，维持在 120/60mmHg 左右。综合舌苔脉象，中医辨证：水饮内停证，方宗五苓散以发汗解表，化气利水。具体用药：

茯苓 15g　猪苓 15g　泽泻 25g　桂枝 15g

生白术 15g

3 剂，上药以水 1500ml 煎至 500ml，分温 3 服。

2019 年 7 月 2 日二诊：患者诉服药后口干、口渴症状稍减轻，汗出减少，食欲较前有所增加，可少量排尿，舌脉诊及腹诊基本同前。效不更方，继续上方 3 剂。后诸症悉减出院，后随访出现上述症状，间断服药本方。

按语：患者病情较复杂，要善用腹诊，临床诊治时多一技。该患者目前前列腺癌接受药物去势治疗，出现上述胃肠道症状，虑为比卡鲁胺片的不良反应，及时用中药干预，效果较明显。

第二节 心下满

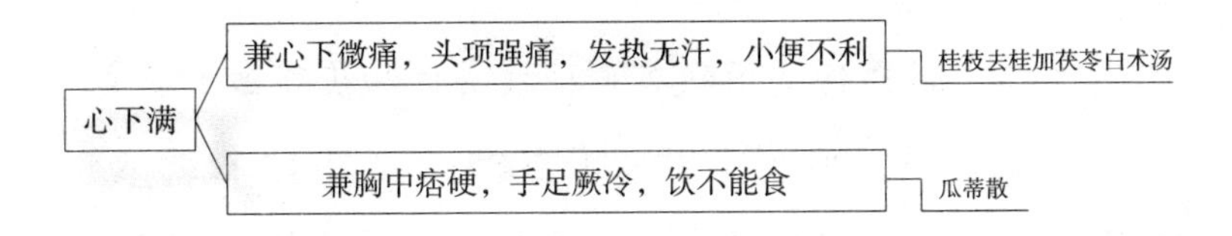

一、相关条文

服桂枝汤，或下之，仍头项强痛、翕翕发热，无汗，心下满微痛，小便不利者，桂枝去桂加茯苓白术汤主之。（《伤寒论》第28条）

病如桂枝证，头不痛，项不强，寸脉微浮，胸中痞硬，气上冲喉咽不得息者，此为胸有寒也。当吐之，宜瓜蒂散。（《伤寒论》第166条）

病人手足厥冷，脉乍紧者，邪结在胸中；心下满而烦，饥不能食者，病在胸中；当须吐之，宜瓜蒂散。（《伤寒论》第355条）

二、病案举隅

（一）低热兼胃脘胀满·桂枝去桂加茯苓白术汤案

刘某，女，53岁。患低热不退已2月余。兼见胃脘胀满，颈部拘急不适，切其脉弦，视其舌肥大，苔则水滑，小便短涩不利。余结合《伤寒论》第28条，辨为水郁阳抑之证，于是不治热而利其水，用桂枝去桂加茯苓白术汤。共服3剂，小便畅通，低热等症随之而解。

（二）低热伴头项强直·桂枝去桂加茯苓白术汤案

张某，男，29岁，患者于2005年7月13日就诊。自诉1周前感冒样症状，以感冒治疗，输先锋V号并服维C银翘片治疗未效。来诊时，患者周身酸困乏力，低热（37.6℃）并有头项强直感，恶心口苦，厌油腻，小便不利。舌质淡胖，舌苔白腻，脉弦。辨证为水湿之邪困脾，予桂枝去桂加茯苓白术汤。处方如下：

白术20g　茯苓25g　生薏苡仁30g　炒白芍12g
砂仁10g（后下）　葛根10g　炙甘草6g　生姜3片
大枣4枚

服药3剂后各种症状明显缓解，小便不利症状缓解最显著。后其化验结果显示为病毒性乙肝，后以本方加减（白术、茯苓、白芍为必不可少）连服2个月，症状全无。实质上，病毒性肝炎患者初期病机多为水湿困脾，健脾能够截断病情发展，利水可以减轻肝脏负担，即中医所谓利水健脾。

第三节　心下痞硬

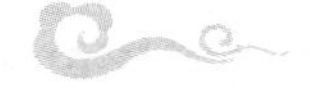

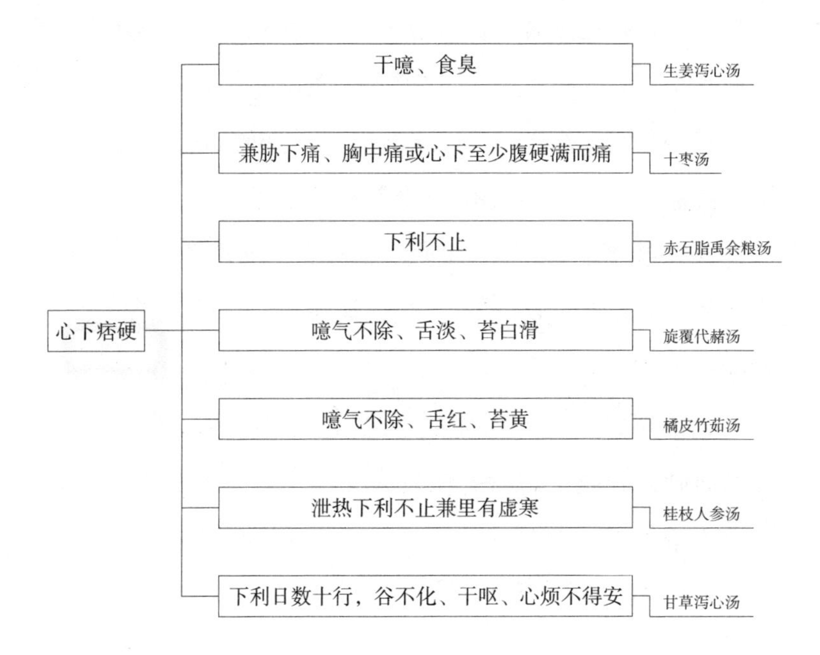

一、相关条文

太阳与少阳并病，头项强痛，或眩冒，时如结胸，心下痞硬者，当刺大椎第一间、肺俞、肝俞，慎不可发汗；发汗则谵语；脉弦，五日谵语不止，当刺期门。（《伤寒论》第 142 条）

伤寒汗出，解之后，胃中不和，心下痞硬，干噫食臭，

胁下有水气，腹中雷鸣，下利者，生姜泻心汤主之。（《伤寒论》第157条）

伤寒，服汤药，下利不止，心下痞硬。服泻心汤已，复以他药下之，利不止。医以理中与之，利益甚。理中者，理中焦，此利在下焦，赤石脂禹余粮汤主之。复不止者，当利其小便。（《伤寒论》第159条）

伤寒发汗，若吐，若下，解后，心下痞硬，噫气不除者，旋覆代赭汤主之。（《伤寒论》第161条）

伤寒吐下后，发汗，虚烦，脉甚微；八九日心下痞硬，胁下痛，气上冲咽喉，眩冒，经脉动惕者，久而成痿。（《伤寒论》第160条）

太阳病，外证未除，而数下之，遂协热而利，利下不止，心下痞硬，表里不解者，桂枝人参汤主之。（《伤寒论》第163条）

胃反呕吐者，大半夏汤主之。《千金》云："治胃反不受，食入即吐。"（《金匮要略·呕吐哕下利病脉证治第十七》第16条）

太阳中风，下利呕逆，表解者，乃可攻之。其人汗出絷絷，发作有时，头痛，心下痞硬满，引胁下痛，干呕短气，汗出不恶寒者，此表解里未和也，十枣汤主之。（《伤寒论》第152条）

伤寒中风，医反下之，其人下利日数十行，谷不化，腹中雷鸣，心下痞硬而满，干呕，心烦不得安。医见心下痞，谓病不尽，复下之，其痞益甚。此非结热，但以胃中虚，客气上逆，故使硬也。甘草泻心汤主之。（《伤寒论》第158条）

二、医案举隅

（一）慢性结肠炎、十二指肠溃疡·生姜泻心汤案

患者全某，男，38岁，上海某机械厂工人，于1967年7月31日初诊。有结核病史多年，近经透视，为浸润型。病干噫食臭泄泻近2个月，在厂服中西药无效。西医诊断：胃下垂14cm，肝下垂，慢性结肠炎，十二指肠溃疡可疑，右肺肺结核浸润。现症见：头晕，口苦，咽干，胸闷，据称每逢进食后，噫气特多，食欲较差，下利日3~4次，夹杂有未消化物之水样便，间有咳嗽，微感往来寒热。舌苔薄白，脉弦。腹诊：心下痞硬，肠鸣辘辘，心下、右胁、脐周围均压痛。诊其病原属生姜泻心汤证，近染外感，乃兼有小柴胡汤证。当先解外，再治其痞，先予小柴胡汤1剂。具体组成如下：

柴胡15g　黄芩9g　党参9g　法半夏9g
炙甘草9g　生姜9g　大枣6枚

1剂，上药以水2400ml，煎至1200ml，去滓，再煎取600ml，分温3服。

8月1日二诊：服小柴胡汤1剂，往来寒热止，头晕、口苦、咽干、胸闷、肢倦等症除，胃口较好，但不敢多食，多食则上腹部感不舒，余症如旧，舌苔根黄腻、中白、尖红。乃予生姜泻心汤。具体组成如下：

生姜 12g　干姜 3g　黄连 3g　黄芩 9g

法半夏 9g　党参 15g　炙甘草 6g　大枣 12 枚

2剂，上药以水2000ml，煮取1200ml，去滓，再煎至600ml，温服200ml，日3服。

8月12日三诊：服药后，各症递减，连服9剂。干噫除，胸腹部压痛大减，腹中雷鸣日仅1~2次，大便成条，胃口更好，每餐吃饭两碗（近两月每餐仅啜薄粥大半碗）。入夜舌燥，喜热汤嗽口而不喜饮，咳嗽如旧。昨经医院检查：胃下垂大见好转，十二指肠溃疡可能性未除。西医嘱注射链霉素，口服异烟肼片1个月，续服中药调理。患者舌质湿润，舌苔根淡黄，中褐色，尖淡红。小便清长，口内多唾液，此乃肠虚挟水，予真武汤加五味子、细辛、淮山药、党参。

8月14日四诊：服真武汤加味2剂，夜间舌燥好转，咳亦减少，精神与胃纳续趋好转。此后续予真武汤、甘草泻心汤等方调理近月而安。

（二）急性盆腔炎·甘草泻心汤案

患者邵某，女，35岁，2002年4月1日以“小腹痛，发热3天”为主诉就诊。患者3天前因过度劳累出现小腹痛伴白带量多，为进一步诊治，遂于今日就诊于门诊。现症：小腹疼痛拒按，白带量多，色黄气秽，伴畏寒、发热，测体温39.2℃，恶心欲吐，默默不欲饮食，肠鸣便泄，呈水样便日行10余次，神倦乏力，语音低弱，舌淡红质胖，苔黄腻，脉弦滑数，重按无力。腹诊：心下痞硬，小腹痛。辅助检查：血白细胞总数 19.32×10^9/L，中性85.7%。B超示子宫后方混合性包块116mm×97mm×90mm。宫颈分泌物查沙眼衣原体、解脲支原体均阴性。诊断：急性盆腔炎、盆腔炎性肿物。辨证为湿热壅盛，热毒内结，中虚失运。给予抗生素和中药治疗，克林霉素0.3~0.45g，5% GS 250ml，ivgtt，Bid；丁胺卡那霉素0.4g，5%GS 500ml，ivgtt，Qd。连用10天。《伤寒论》：“伤寒中风，医反下之，其人下利日数十行，谷不化，腹中雷鸣，心下痞硬而满，干呕，心烦不得安。医见心下痞，谓病不尽，复下之，其痞益甚。此非结热，但以胃中虚，客气上逆，故使硬也。甘草泻心汤主之。”中医以益气和胃，消痞止呕为法，予以甘草泻心汤。具体方药如下：

炙甘草 12g　黄芩 9g　干姜 9g　制半夏 10g

党参 10g　黄连 6g　大枣 7 枚

10剂，以水2000ml，煮取1200ml，去滓，再煎取600ml，温服200ml，日3服。

下午3时30分，患者诉服中药后10分钟即恶心除、胃中舒、欲饮食；30分钟后肠鸣止，不再腹泻，体温降至38℃；第6天体温正常，饮食如常，下腹压痛明显减轻，复查血白细胞4.37×10^9/L，中性69%；住院第10天，复查B超示子宫后方混合性包块51mm×48mm×37mm，建议出院。继续中药辨证治疗2周，复查B超，子宫后方混合性包块消失。嗣后每月于月经干净后2~3天来院查白带常规及B超查盆腔、子宫、附件，连续3月，均正常。

（三）过敏性皮疹·甘草泻心汤案

患者王某，男，36岁，1989年9月20日诊。患者因咽痛服用抗菌优1天（4片），于当日晚出现全身胀痒不适，口唇、肛门、阴囊等部位瘙痒微痛，次晨上唇、左手拇、食指间出现药疹，阴囊龟头肿张瘙痒，经服用扑尔敏、强的松等药，瘙痒减轻，唇手部皮疹消退，但阴茎龟头与会阴部出现溃烂，并有水样渗出液，色微黄，胸微闷，心中愦愦然烦杂无奈，进食不香，因而就诊于中医门诊。诊见：痛苦面容，阴茎龟头有如小米粒大溃疡面5个，会阴部有如豌豆粒大溃疡面1个。舌红，苔薄黄，六脉虚大稍数。中药予以甘草泻心汤。具体用药如下：

生甘草 30g　干姜 6g　黄连 6g　半夏 6g

黄芩 15g　党参 10g　苦参 20g　大枣 3 枚

头二煎煮取 200ml，分 3 次 1 日服尽，第三煎煮取 1000ml，熏洗阴部，用药 2 天，诸症悉除，溃疡面愈合。

（四）胃虚便秘·甘草泻心汤案

患者郭某，女，21 岁，1983 年 4 月 18 日初诊。主症：便坚难解，4~5 日 1 行，已 5~6 年，每次均需服用通便药，大便仍燥结如羊粪。心下痞塞不通，不知饥，不欲食，夜寐欠安，口不渴，小便正常。舌淡红，苔薄白根微黄，脉滑。投予甘草泻心汤：

炙甘草 12g　半夏 10g　干姜 5g　川连面 3g（冲服）

黄芩 10g　党参 12g　大枣 10 枚

5 剂，水煎，去滓再煎，日 2 服。服后大便稍畅，肠鸣增多。再予 5 剂后大便通畅，纳增，心下痞塞除。

（五）复发性口腔溃疡·甘草泻心汤案

患者陈某某，女，60 岁，2011 年 4 月 5 日以“反复发作的舌下及舌尖溃疡 3 年，疼痛加重 3 天”为主诉就诊。自述 3 年前出现上症，曾先后应用维生素 B_2、内服中药及外部涂药等治疗，效果均不理想，3 天前疼痛加重，严重影响进食，说话含糊不清。刻诊：舌下系带右侧溃疡面约 1.0cm×0.7cm，边缘黏膜红且隆起，溃疡基底部有一层白色脓苔，触痛明显，舌尖部有米粒及绿豆大小溃疡 2 个。腹中雷鸣，下利，一日 4~5 次。舌淡红，苔白腻，脉沉细弱。腹诊：心下痞满。诊断：复发性口腔溃疡。近年来多有甘草泻心汤治疗复发性口腔溃疡的报道，而病人又有心下痞满，腹中雷鸣下利，有是证用是方，故投甘草泻心汤 3 剂。组成如下：

炙甘草 60g　黄芩 45g　干姜 45g　清半夏 65g
红参 45g　黄连 15g　大枣 12 枚（擘）

3 剂，上方以水 2000ml，煮取 1200ml，去滓，再煎取 600ml，温服 200ml，日 3 服。

2011 年 4 月 8 日复诊：自述进药 1 剂后疼痛即明显减轻，可进食，心下痞满，腹中雷鸣下利锐减。进 2 剂后溃疡面已渐变平，伴发症状已无，3 剂后已无自觉症状。诊见舌下黏膜、舌表面平复如常，继用上方，易炙甘草 60g 为生甘草、炙甘草各 30g，再进 5 剂，随访半年未再复发。

按语：甘草，止泻作用甚为显著，此从甘草泻心汤在用量上的变化即可看出。甘草泻心汤治疗的病证，患者泻利日数十行，谷不化，泻利可谓重也。对此病证的治疗，仲景并不是增添黄连的用量，而是增添甘草的用量。

笔者在临床上用甘草泻心汤治愈过许多严重的慢性腹泻病例，深知甘草的止泻之功。如果遇到下利较重的病例，其病属于脾胃气虚者，一定重用甘草，而不是重用黄连。以口腔溃疡为主，可选用生甘草，以下利为主证时选用炙甘草，若两者均有，则生、炙甘草同用。

（六）右肺癌化疗后口腔溃疡·甘草泻心汤案

患者张某，女，75 岁，住院号 22100**，于 2013 年 12 月 16 日以“右肺癌化疗后 10 天，口腔溃疡 3 天”为主诉，门诊以“右肺癌化疗后”收住。自述既往罹患“高血压病”“冠心病”“糖尿病”，2012 年 5 月因胸部憋闷不适 1 月，于西京医院胸行 PET–CT 发现右肺占位性病变，考虑肺癌，因年纪大未行支气管镜，后自行服用民间抗癌中药方（具体用药不详）。2013 年 7 月于唐都医院给予替吉奥口服化疗药，第 4 个疗程服用 10 天后病人出现口腔溃疡、纳呆，故停药。3 天前无明显诱因出现腹泻、恶心、呕吐、低热、乏力。现症：面色萎黄，口腔黏膜满布白色泡状溃疡，疼痛难忍，咽喉轻度充血伴肿痛，恶心呕吐，低热伴乏力纳差，腹中雷鸣切痛，下利，日 15 行，心烦不得安。舌质暗红，苔白腻，脉弦涩。血常规示：WBC 4.48×10^9/L，Neu% 89.4% ↑，RBC 1.91×10^{12}/L ↓，HGB 70g/L ↓；肾功：

BUN 10.8mmol/L ↑；空腹血糖 18mmol/L ↑。现患者血糖飙升，心烦不得安。腹诊：腹部平软，腹力偏强，腹部肌肤甲错，心下痞硬，脐周压痛，故甘草泻心汤重用黄连。组成如下：

炙甘草 60g　黄连 45g　黄芩 15g　人参 45g

生半夏 65g　干姜 45g　大枣 12 枚

2 剂，上药以水 2000ml，煮取 1200ml，去滓，再煎至 600ml，日 3 服，每次 200ml。

2013 年 12 月 19 日二诊，上药服后，精神较前好转，口腔溃疡疼痛锐减，腹泻 2~3 行 / 日，心烦不安症状大减，恶心呕吐症状稍有减轻，夜间已无发热。舌苔、脉象、腹诊同上。血糖：9.9mmol/L。上方继进 3 剂。

2013 年 12 月 23 日三诊：上药 3 剂服完，自述口腔白色泡状溃疡减少大半，疼痛大减，偶尔肠鸣腹痛，乏力，大便稀溏，2~3 行 / 日，双下肢稍有水肿。腹诊：腹皮肌肤甲错，脐周压痛。舌淡暗边有齿痕，苔薄白，脉沉细弱。空腹血糖示：6.7mmol/L。辨证当属脾虚湿热，易上方为六君子汤。具体用药如下：

党参 30g　白术 30g　茯苓 125g　炙甘草 15g

陈皮 15g　生半夏 65g

3 剂，上药以水 2000ml，煮取 300ml，去滓，日 3 服，每次 100ml。

2013年12月26日四诊：服上药后，诸症减轻，现症见：时有心悸，足背稍有水肿，舌淡边有齿痕，苔薄白，脉沉细弱。腹诊：心下悸。辨证当属脾胃阳虚，治以健脾利水，温补肾阳，方选真武汤加减。组成如下：

炮附子 15g　茯苓 45g　生姜 45g　白芍 45g

白术 30g

4剂，上5味以水1600ml，煮取600ml，去滓，温服200ml，日3服。

2013年12月30日五诊：心悸、足背水肿之症已无。舌淡，苔薄白，脉沉细。血压：120/70mmHg；血常规示：Neu% 75.1% ↑，RBC 2.29×10^{12}/L ↓，HGB 81g/L ↓；肝功：TP 47.7g/L ↓，ALB 28.9g/L ↓，GLO 18.8g/L ↓；空腹血糖正常；电解质：UA 434μmol/L ↑。因经济情况要求出院，后电话随访，病情稳定。生存3年半，后因呼吸衰竭而亡。

按语：患者肺癌化疗后，既往高血压、糖尿病病史，口腔黏膜满布白色泡状溃疡，疼痛难忍，咽喉轻度充血伴肿痛，恶心呕吐，低热伴乏力纳差，腹中雷鸣切痛，下利，心烦不得安。是病方选甘草泻心汤，一者治其腹中雷鸣切痛，下利，日15行；一者治其口腔溃疡，机理重在脾虚热结。重用黄连，其意有四，一者清热除烦；二者坚阴止泻；三者降低血糖；四者通过竞争性阻断血管平滑肌上的 α_1 受体，使血管扩张，外周阻力降低，而使血压下降，特别是降低舒张压。一药四用，实乃匠心独具，后学自愧不如。

（七）外阴营养不良瘙痒·甘草泻心汤案

患者姚某，女，48岁，住院号22108**，2013年8月10日以“外阴瘙痒1月余，加重1周”为主诉就诊。现症：外阴部瘙痒难忍，入夜尤甚，伴烦躁易怒，口干苦，头晕，偶有心慌，小便黄赤，腹中雷鸣，腰部困重。平素月经提前1周，量色正常，无血块，经期乳房胀痛。腹诊：腹部平软，脐上压痛，脐上有动悸，左侧少腹急结。舌淡苔白边有齿痕，脉沉细。妇科检查：外阴色素沉着减退，皮肤增厚角化。西医诊断：外阴白斑。《金匮要略·百合狐蟚阴阳毒病脉证治第三》第10条：“狐蟚之为病，状如伤寒，默默欲眠，目不得闭，卧起不安，蚀于喉为蟚，蚀于阴为狐，不欲饮食，恶闻食臭，其面目乍赤、乍黑、乍白。蚀于上部者则声喝，甘草泻心汤主之”。现病人外阴部瘙痒难忍，入夜尤甚，伴烦躁易怒，正是其“目不得闭，卧起不安”的最好诠释。经四诊合参，中医辨证为脾虚热结证，方宗甘草泻心汤重用黄连。组成如下：

炙甘草60g　黄芩15g　黄连45g　干姜45g

党参30g　生半夏65g　大枣12枚

2剂，上药以水2000ml，煮取1200ml，去滓，再煎至600ml，温服200ml，日3服。另用马应龙痔疮膏涂抹外阴。

2013年8月12日二诊：自述服上药2剂后，外阴瘙痒锐减，余症顿消，上方再进15剂。述昼日瘙痒已无，唯夜间微有瘙痒。现症：月经愆期半月，今正值月经来临，乳房胀痛轻微，腹泻，2~3次/日，头痛头重如裹。舌淡边有齿痕，脉沉细。妇检：外阴色素沉着减退改善，皮肤增厚角化，故易上方为半夏白术天麻汤加党参善后，病告痊愈。

按语：患者外阴瘙痒1月余，入夜尤甚，结合舌脉诊、中医腹诊，辨证为脾虚热结证，方宗甘草泻心汤，重用黄连45g意在清热除烦；二诊时外阴瘙痒锐减，余症顿消，继服15剂后患者经期头痛明显，四诊合参后予以半夏白术天麻汤加党参善后。

（八）右侧乳腺癌术后化放疗后·甘草泻心汤案

患者安某某，女，44岁，住院号：23742**，于2018年4月9日以“右侧乳腺癌术后化放疗后1年”为主诉就诊。患者2017年1月无明显诱因发现右乳可触及一包块，大小约鸽子蛋大小，未予重视，未出现发热，疼痛等症状，此后1周，患者发现包块逐渐增大，遂来我院就诊。门诊B超示：右侧乳腺包块，BI-RADS分级4C，双侧腋窝多发淋巴结。于2017年1月23日在肝胆外科全麻下行“右侧乳腺癌根治术”。术后病理回报示：右侧乳腺非特殊性浸润性癌Ⅲ级；残腔壁查见癌组织，乳头、基底未见癌组织，癌旁，右侧腋窝淋巴结查见癌组织转移（1/16）。于2017年2月6日由肝胆外科转入我科进一步治疗，行免疫组化学检查示：EGFR+，E-Cadherin（+），ER（-），PR（-），CK5/6（灶+），Her-2（++），Ki-67约30%（+），Pgp（-），GST-n（-），TOPO Ⅱ约30%（+）。根据患者组化结果分析患者Her-2（++），建议患者行FISH检测，明确Her-2表达情况，采用曲妥珠单抗治疗，患者及其家属因经济原因，拒绝行此项检查及治疗。于2017年2月11日开始采用FEC-T静脉化疗方案5周期，第6周期化疗患者拒绝治疗，并以右侧胸部为靶区行放射治疗1疗程。现症：患者诉昨日食寒凉后出现腹泻4行，心下痞，腹中雷鸣，右胸手术瘢痕处麻木隐痛，口渴，月经量稍多。食欲可，夜休稍差，二便正常。舌暗淡苔白，脉细弱。腹诊：心下痞。《伤寒论》云：“伤寒中风，医反下之，其人下利日数十行，谷不化，腹中雷鸣，心下痞硬而满，干呕，心烦不得安。医见心下痞，谓病不尽，复下之，其痞益甚，此非结热，但以胃中虚，客气上逆，故使硬也。甘草泻心汤主之。”故结合患者症状，辨证当属胃中虚寒，肠中加热，方宗甘草泻心汤1/3量。具体组成如下：

炙甘草20g　清半夏20g　黄芩15g　干姜15g

人参15g　黄连5g　大枣10g

配方颗粒3剂，每次2格，沸水冲服，日3服。

2018年4月10日二诊：患者诉服用中药后胃脘隐痛明显好转，心下痞，腹中雷鸣症状消失，未再下利，口渴，无困乏，舌暗淡苔白，脉细弱。腹诊：无心下痞等腹证。遂以理气化痰、化瘀散结为法治疗，方选经验方消结止痛汤加减，出院后随访，患者未再出现下利等不适。

按语：患者术后化放疗后，伤及正气，食寒凉后下利乃胃中虚寒所致，甘草泻心，非泻结热，因胃虚不能调剂上下，致水寒上逆，火热不得下降，结为痞。该方为1/3量方，看似3剂，实为1剂，遵本源剂量服法，日3服，获效较显。

（九）结肠癌术后化疗后伴腹痛腹泻·甘草泻心汤案

患者侯某，男，55岁，2013年5月30日以“结肠癌术后化疗后伴腹痛腹泻1天”为主诉就诊。自述2013年1月30日确诊为“结肠癌”，遂后行“右半结肠癌根治性切除术”，术后病理示：（右半）结肠溃疡型黏液腺癌侵及全层伴大片坏死；下切缘及吻合口缘未查及癌组织侵及；肠系膜淋巴结未查见癌（0/16）；阑尾慢性炎。其后行化疗，药用：氟尿嘧啶 2.25g，ivgtt，D1-2+ 亚叶酸钙 0.44g，ivgtt，D1-2+ 奥沙利铂 200mg，ivgtt，D1。今为第 3 次化疗后第 1 天，现症：纳呆，干呕，心烦，腹中雷鸣，腹泻，1 日 4~5 行。舌淡暗，边有齿痕苔黄腻，脉沉细。腹诊：心下痞硬。《伤寒论》第 158 条："伤寒中风，医反下之，其人下利日数十行，谷不化，腹中雷鸣，心下痞硬而满，干呕，心烦不得安。医见心下痞，谓病不尽，复下之，其痞亦甚。此非热结，但以胃中虚，客气上逆，故使硬也。甘草泻心汤主之。"当辨证属脾虚热结证，方宗甘草泻心汤。组成如下：

炙甘草 60g　人参 45g　黄芩 45g　干姜 45g
生半夏 65g　黄连 15g　大枣 12 枚

上药以水 2000ml，煎煮至 1200ml，去滓，再煎至 600ml，日 3 服，200ml/ 次。服上药 3 剂，诸症锐减，上方又进 7 剂，病告痊愈。

按语：本病之治，世人多喜用半夏泻心汤，而笔者在此用本方，则更符合仲景用方之旨。纵观《伤寒论》《金匮要略》甘草之用，若下利、心悸、奔豚、肺痿、挛急、各种汗出、口渴等伤津病症的方剂，大都应用甘草，而且津液耗损愈多，剂量愈重。现代药理学研究表明，甘草有似肾上腺皮质激素样作用——盐皮质激素作用，通过其活性成分 GI，GA 抑制肾脏 11-OHSD 活性，使肾脏局部皮质醇或皮质醇水平明显增多而超过局部醛固酮水平，继而作用于醛固酮受体而保钠保水排钾，起到了西医之补充血容量的目的，因此其症锐减当是必然。

（十）左肺周围型肺癌伴多发转移·旋覆代赭汤案

患者刘某某，男性，65 岁，住院号 24423**，于 2019 年 6 月 16 日以“右肺癌 3 月余，乏力呃逆 1 周”为主诉就诊，门诊以“确诊肺癌”收住入院。患者于 2017 年无明显诱因出现咳嗽，无咳痰，偶有痰中带血，未作系统诊治。4 月前无明显诱因出现左胸部疼痛，部位不固定，右侧侧身躺、翻身及弯腰后疼痛明显，伴腹胀，唾液多，无心慌、气短，自行口服“舒肝丸、乳酶生”（具体不详）治疗，效果不显。3 月前于彩虹医院查胸部 CT 示: 左肺门旁及左肺上叶占位性病变。遂来我科住院治疗，期间行胸部增强 CT 示：左肺上叶软组织结节，考虑周围型肺癌。纵隔多发淋巴结转移，最大病灶与左上肺动脉分界不清，考虑血管受侵；T4、T5 椎体异常改变，转移可能性大，建议骨扫描检查。支气管镜检查：右侧支气管黏膜光整，各管腔通畅，未见肿物及狭窄，左肺固有上叶黏膜充血水肿，稍有狭窄。结合影像学检查可见大血管侵犯、骨转移、肝脏转移，系肺癌终末期，病情危重，告知患者家属，患者及家属表示知情并拒绝进一步穿刺及全身化疗、放疗，给予口服曲马多、养正消积胶囊后出院，门诊随诊。2019 年 5 月因咳嗽胸痛于我院呼吸一科住院治疗，复查胸部 CT：左肺上叶肺癌，较前病灶缩小。纵隔多发淋巴结转移，较前部分病灶增多。考虑肝脏多发转移瘤，建议增强扫描。考虑胸 1 椎体病理性骨折；左侧第 1 肋骨及多发椎体、附件骨转移瘤，建议骨扫描检查。西医给予安罗替尼抗肿瘤治疗，余以抗感染、止咳化痰、提高免疫、护胃及支持对症治疗；唑来磷酸静滴以抑制骨破坏；中医以清热化痰、消积化瘀为法。经治疗咳嗽缓解后出院。今为进一步系统诊疗，就诊于我科。现症见：乏力，呃逆立位时减轻，卧位时加重，胸痛，背部疼痛，活动时加剧，影响夜休，咳嗽、咳吐白色泡沫样稀痰，自觉无明显胸闷、气短症状，夜休差，饮食差，尿少，大便色黑。舌淡，苔薄白。腹诊：心下痞硬。中医治以降逆化痰、益气和胃为法，方宗旋覆代赭汤。具体方药如下：

蜜旋覆花 15g　代赭石 5g　清半夏 15g　人参 10g
炙甘草 15g　干姜 20g　大枣 15g

配方 3 剂，每次 1 格，沸水冲服，日 2 次。

2019 年 6 月 18 日二诊：服药后，患者自诉乏力较前稍有减轻，仍间断性呃逆，胸痛，背部疼痛，活动时加剧，影响夜休，咳嗽、咳吐白色泡沫样稀痰，自觉无明显胸闷、气短症状，夜休差，饮食差，尿少，大便色黑。中医腹诊：仍有心下痞硬。继续上方3剂。

2019年6月21日三诊：诸症悉减。现症：咳嗽、自汗出。腹诊：心下痞硬减轻。中医辨证当属营卫不和，治以调和营卫，通阳散湿，易上方为桂枝加黄芪汤，3剂后患者咳嗽、自汗出等症基本消失，继服3剂已固疗效。

按语：该患者就诊前曾服清热化痰药物，苦寒伤阳，与《伤寒论》旋覆代赭汤之“伤寒发汗、若吐、若下，解后”，病机相符，加之心下痞硬，噫气不除，故予本方降逆化痰、益气和胃。后患者咳嗽、自汗出，方宗桂枝加黄芪汤调和营卫，充分体现了“观其脉症，知犯何逆，随证治之”之理，值得玩味。

（十一）胰腺癌术后·旋覆代赭汤合苓桂草枣汤案

闫某某，女性，68岁，住院号23814**，于2018年5月22日8时59分因“胰腺癌术后2月”为主诉，门诊以“胰腺癌术后”入院。2月前患者就诊于当地医院，为求行胆囊结石手术，入院行腹部CT示：胰腺体部结节，多考虑胰腺癌可能性大，肿块局部侵犯脾动脉可能，胆囊结石，右肾囊肿。后患者就诊于唐都医院，于2018年3月27日行“达芬奇机器人下胰体尾+脾脏切除、胆囊切除术”。术后患者恢复良好，伤口愈合良好。2018年4月12日患者因进食过多，出现腹胀腹痛等症状，就诊于唐都医院，诊断为“肠梗阻”，给予灌肠等保守治疗后症状好转出院。现患者拟行术后辅助化疗治疗，遂来我院。现症见：呃逆，偶有头晕，乏力，无口干、口苦，食欲一般，睡眠尚可，小便正常，大便干结，3次/日，质干燥。腹诊：全腹平软，腹力偏弱，心下痞，脐上动悸，脐周压痛。舌淡，苔白，边有齿痕，脉沉。中医辨证为胃气上逆，方用旋覆代赭汤合苓桂草枣汤。具体用药：

蜜旋覆花45g　代赭石15g　生半夏65g　红参30g
甘草45g　大枣15枚　茯苓125g　桂枝60g

3剂，上药以水3000ml，煎煮至1200ml，去滓，再煎至600ml，分温3服。

2018年5月22日二诊：服药后患者诉精神较前好转，呃逆较前次数减轻，乏力减轻，肠鸣音亢进，无口干、口苦，食欲好转，小便正常，大便干结。中医腹诊：全腹平软，腹力偏弱，脐上动悸，脐周压痛。舌淡，苔白，边有齿痕，脉沉。继续予以旋覆代赭汤合苓桂草枣汤6剂，诸症减轻后出院。

按语：患者以“胰腺癌术后2月”为主诉入院，自觉呃逆，头晕，乏力等不适，肠鸣音亢进，结合舌脉诊及中医腹诊予以旋覆代赭汤合苓桂草枣汤，二诊时患者诸症明显减轻，腹诊主要以脐上动悸为主，结合患者舌苔脉象，仍可予以苓桂草枣汤，仍有呃逆症状，遂继续上方6剂。

（十二）乳腺癌术后化疗后·旋覆代赭汤合半夏厚朴汤案

患者任某某，女，57岁，于2021年4月9日以“乳腺癌术后化疗后3年”为主诉就诊。门诊以“乳腺癌”收住入院。患者2018年3月无意间发现左侧乳腺近乳头处有一黄豆大小肿物，表面无红肿及破溃，稍有压痛，无明显异味，2018年3月12日在我院肿瘤外科门诊行乳腺B超示：左乳不规则低回声，BI-RADS分类4b类，建议穿刺活检；颈部/腋窝淋巴结可探及。14日于我院肿瘤外科在全麻下行“左乳癌改良根治术”，过程顺利。术后病理示：左侧乳腺非特殊性浸润癌II级，残腔未见癌组织；乳头基底未查见癌组织；左腋窝淋巴结未查见转移癌（0/12）；另送胸大小肌间组织示纤维脂肪组织，未查见癌组织。免疫组化：ER90%（++），PR60%（++），Cerb-2（+++），CK5/6（+），E-cad膜（+），P120膜（+），EGFR（-），Pgp（-），GST（-），TOPO II约

60%（+），Ki–67 约 70%（+）。分别于 2018 年 3 月 30 日、4 月 24 日、5 月 15 日、6 月 15 日行 EC 方案全身化疗 4 周期，过程中出现消化道反应，7 月 1 日开始序贯 EC–T 方案第 1 周期化疗，转氨酶升高，后拒绝继续化疗，规律口服来曲唑片至今。现患者为求进一步治疗，遂来我院。症见：乏力，食纳可，二便调。舌质淡，苔薄白、边有齿痕，脉弱。腹诊：脐周动悸。西医予以脾多肽提高免疫力、康艾抗肿瘤等对症支持治疗；患者眼睛瘙痒，流泪，结膜发红，给盐酸左氧氟沙星以对症治疗。辨证：脾虚肝郁证，中医以疏肝解郁，健脾和胃为法，方选道遥散 2 号方，服上方 9 剂后，诸症悉减。2021 年 4 月 15 日就诊，现症：咽喉异物感，咳之不出，呃逆，食欲尚可，二便调。舌质淡，苔薄白、边有齿痕，脉弱。腹诊：心下痞硬。辨证：肝郁气滞，治以疏肝解郁，行气化痰，降逆和胃，方选半夏厚朴汤合旋覆代赭汤。具体方药如下：

生半夏 40g　厚朴 15g　茯苓 20g　生姜 25g
紫苏叶 10g　蜜旋覆花 15g　人参 10g　代赭石 5g
炙甘草 15g　大枣 4 枚

中药 3 剂，以水 2000ml，煮取 1200ml，去滓，再煎取 600ml，温服 200ml，日 3 服。

2021 年 4 月 16 日二诊：服药后患者诉咽中异物感、呃逆减轻。现症：稍感乏力，舌脉基本同前。腹诊：脐周动悸。辨证：脾虚肝郁证，继续方选逍遥散2号方，加牡丹皮、栀子、急性子，为防止补益药物过于温热，故佐以牡丹皮、栀子清热，加用急性子取其可使卵巢萎缩之用，相当于卵巢去势治疗。出院带服上方14剂，持续随访。

（十三）右肺鳞癌术后·橘皮竹茹汤案

吴某某，男性，76岁，农民，住院号23263**，于2017年6月5日7时54分因“右肺鳞癌术后18年，非霍奇金淋巴瘤化疗后半月”为主诉，门诊以“非霍奇金淋巴瘤化疗后”入院。1999年6月25日患者因咳嗽，咳痰，痰黏不易咳出，就诊于我院，确诊为右下肺低分化鳞癌，遂于全麻下行“右下肺叶切除术”，过程顺利。1月前患者无明显原因出现腰部疼痛不适，于当地医院查CT（2017-5-4，富平县医院）：L4~5、L5~S1椎间盘后缘可见局限性软组织影，硬膜囊及神经根受压，L5~S1椎间盘内见低密度影，L3~4椎间盘未见明显异常，椎小关节面增生、肥大，部分关节腔积气，腰椎边缘骨质毛糙。扫描范围内腹膜后见不规则低密度影。提示：①L4~5椎间盘突出，L5~S1椎间盘突出、退变。腰椎骨质增生及椎小关节退变。②扫描范围内腹膜后占位性病变，建议进一步检查。2017年5月9日患者于我院B超室行“B超引导下腹膜占位病变穿刺术”，术后病理（2017-5-12，本院）：（右腹股沟淋巴结）穿刺标本：小条组织未查见转移癌；形态及免疫组化染色结果支持弥漫性大B细胞淋巴瘤（Non-GCB）癌；免疫组化学检查：CD21（+），CD20（+），Bcl-2（+），CD10（-），MUM1（+），C-myc部分（+），CyclinD1（-），CD3（-），CD5（-），P40（-），P63（+），CK5/6（-），SYN（-），CgA（-），CD56（-），NapsinA（-），CK7（-），34βE12（-），Ki-67约70%（+）。后于2017年5月17日行1周期CHOP方案化疗（具体方案：环磷酰胺1000mg，D1+长春瑞滨50mg，D1+表柔比星80mg，D1+泼尼松90mg，D1-5），过程顺利，术后未见明显副反应，现患者为求进一步治疗，特来我院门诊就诊，门诊以“腹膜后占位性病变”收住入院。入院症见：腰部疼痛不适，呃逆，默默不欲饮食，夜休差，体重未见明显减轻。舌红，苔黄，脉滑数。腹诊：全腹平软，心下痞硬，脐上动悸。综合脉证合参，辨证属胃虚有热证，治以橘皮竹茹汤以降逆止呃，益气清热。具体方药如下：

陈皮80g　竹茹48g　大枣11枚　甘草75g

人参15g　生姜125g

3剂，上药以水2000ml，煎至600ml，分温3服。

2017年6月7日二诊：患者诉服药后呃逆较前减轻，腰部仍疼痛，食欲稍好转，舌脉诊及腹诊基本同前，遂继续予以上方3剂。

2017年6月10日三诊：患者复查血常规：WBC 2.57×10^9/L ↑。凝血：APTT21.9秒，DD3.5mg/L，FDP5.6mg/L。肿瘤系列：NSE27.28ng/ml。细胞免疫：CD3+T细胞/淋巴细胞43.63%；CD3+CD8+T细胞/淋巴细胞13%；CD3+CD4+T/CD3+CD8+T0.55；B细胞/淋巴细胞3.04%。余血检未见明显异常。查体基本同前，患者系非霍奇金淋巴瘤第1周期CHOP方案化疗后21天，化疗后出现Ⅲ度骨髓抑制，积极予以皮下注射瑞血新300μg升白细胞治疗，西医继续予以对症支持治疗，明日安排患者行第2周期CHOP方案化疗，具体方案：环磷酰胺1000mg，D1+长春瑞滨50mg，D1+表柔比星80mg，D1+泼尼松90mg，D1–5，化疗期间心电监护。中医效不更方，继宗橘皮竹茹汤，降逆止呃，益气清热。后患者化疗期间未再出现明显不适。

按语：笔者在临床工作中多遇肺癌化疗后呃逆较明显的患者，究其因大可分为热约及寒约两种。若患者化疗后呃逆伴舌红、苔黄多属热约证，此时选用橘皮竹茹汤愈佳；若呃逆伴舌淡、苔白有齿痕多为寒约证，选用旋覆代赭汤效果更佳。笔者每每据此用于临床，获效甚佳。

（十四）十二指肠球部溃疡·桂枝人参汤

患者谭某，男，36岁，素患胃痛，反复发作，经胃肠钡餐检查，诊为十二指肠球部溃疡。近月来胃脘隐隐作痛，经常发作，以饭后二三小时及夜间尤甚。右上腹部有明显压痛及痞闷感，口淡无味，时泛清水，胃纳欠佳，神疲乏力，腹泻，3~4次/日，小便正常。脉迟弱，舌质淡白，苔薄白。腹诊：心下痞硬，按之压痛及痞闷感。此为胃虚气寒，拟温中散寒。方用桂枝人参汤：

党参15g　白术15g　干姜9g　炙甘草9g

桂枝12g（后下）

3剂，每日1剂。

二诊：服上药后，胃痛减轻，纳食稍增，时觉脘闷欲吐，脉舌如前。照上方加法半夏9g以温胃止吐。又服3剂，胃痛已止，饮食如常。但停药后胃痛又复发，痞闷喜按，小便较多，脉迟细，舌淡，苔薄白。第一方减桂枝3g，服药3剂后痛止，继服至胃痛消失，不再复发。

第四节　心下痞坚

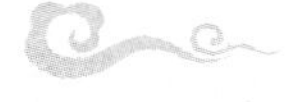

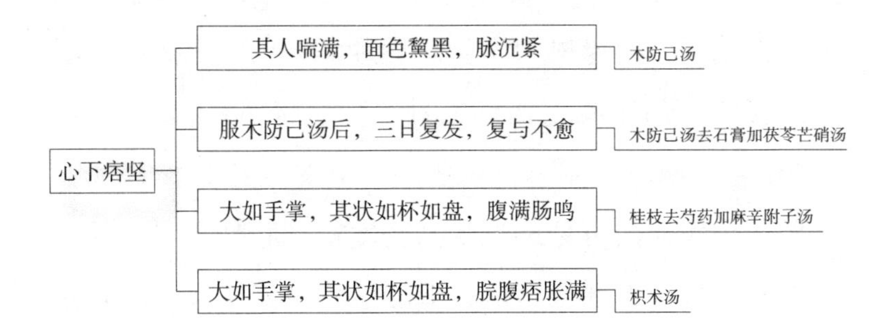

一、相关条文

膈间支饮，其人喘满，心下痞坚，面色黧黑，其脉沉紧，得之数十日，医吐下之不愈，木防己汤主之。虚者，即愈，实者三日复发，复与不愈者，宜木防己汤去石膏加茯苓芒硝汤主之。《金匮要略·痰饮咳嗽病脉证并治第十二）第24条》

心下坚，大如盘，边如旋盘，水饮所作，枳术汤主之。《金匮要略·水气病脉证并治第十四）第33条》

气分，心下坚，大如盘，边如旋杯，水饮所作，桂枝去芍药加麻辛附子汤主之。《金匮要略·水气病脉证并治第十四）第32条》

二、医案举隅

（一）腹腔恶性肿瘤，间断腹痛·桂枝去芍药加麻黄附子细辛汤案

患者张某某，男，62岁，住院号24453**，于2019年7月5日以“确诊腹腔恶性肿瘤1年，间断腹痛3天”为主诉，门诊以“腹腔恶性肿瘤”入院。患者1年前因腹痛就诊于我院普外二科。行上腹部CT检查提示（2017-11-20）：肝胃间隙肿块，范围约17cm×11cm，边界清，病灶内可见斑点状高密度影，肝脏及胃以受压为主考虑来源于胰腺可能，低度恶性可能性大。肝脏左叶小类圆形病灶，不除外转移瘤可能。左侧肾上腺小结节，不除外转移。腹主动脉粥样硬化。给予对症治疗，症状缓解后出院。为求进一步明确诊断，转往西京医院行上腹部增强CT（2017-11-27）：肝胃间占位，考虑恶性病变，外生型肝癌待排，胆囊及细线体尾部显示不清，双肾多发囊肿，腹膜后见小淋巴结。超声引导穿刺活检提示（2017-12-27）：（腹腔）结合形态学及免疫组化结果，支持实性假乳头状肿瘤。免疫组化示：AE1/AE3（-），Calretinin（-），CD31（-），CD34（-），CK8/18（-），D2-40（-），ERG（-），MOC31（-），WT-1（-），Ki-67（+1%），补充免疫组化：β-catenin（核+），CD10（+），Vim（+），CD56（+），Syn（+），LCA（-），

Inhibina（-），S-100（-），CD173（-），Desmin（-），DOG1（-），SMA（-）。因瘤体巨大，手术难度极大，给予保守治疗。近1年来，时有上腹部胀痛不适，口服中药治疗后可稍缓解。半月前，腹痛再次发作，并伴有胀痛，口服药物未见明显缓解，于我院普外二科住院治疗。复查CT示（2018-11-19）：肝胃间隙肿块，结合病史，考虑胰腺实性假乳头状瘤，病灶包绕腹腔干及其分支，腹主动脉分支局部稍变细，较前（2018-10-15）变化不显著。左侧肾上腺小结节，较前。脾大，多发侧支循环形成。左肾下极囊肿。给予止痛、口服中药等对症治疗后疼痛缓解。3天前，腹痛再次出现，呈间断性，遂来我科就诊，门诊以“腹腔恶性肿瘤”收住入院。现症见：腹部胀痛不适，尤以食生冷为著，食欲不振，大小便正常。舌淡，苔薄白，脉沉。西医查体：腹部平坦，上腹部可触及一大小约15cm×12cm×10cm的肿块，表面光滑，活动度差。上腹部压痛（+），无反跳痛。腹诊：心下坚，大如盘，边如旋杯，脐上有压痛。中医以温通阳气，散寒化饮为法，方选桂枝去芍药加麻黄附子细辛汤原量。具体用药如下：

桂枝45g　炙甘草30g　生姜45g　大枣12枚

麻黄30g（先煎）　细辛30g　炮附子15g

1剂，上药以水1500ml，先煮麻黄，去上沫，纳诸药，煮取400ml，分温3服。

2019年7月6日二诊：患者诉服药后自觉周身发热，腹部胀痛减轻，刻诊：口苦，咳嗽，无痰。腹诊：胸胁苦满，心下坚，大如盘。根据舌脉，给予小柴胡汤去人参、大枣，加干姜、五味子1/3量。具体方药如下：

北柴胡40g　黄芩15g　清半夏15g　炙甘草15g
干姜10g　五味子15g

3剂，免煎颗粒，每次2格，沸水冲服，每天3次。

2019年7月7日三诊：患者诉服药后未再咳嗽，诸症悉减。刻诊：喉中异物感，吞咽不下，给予半夏厚朴汤3剂，症状缓解，后间断服药12剂，告痊愈。

按语：二诊时患者腹诊胸胁苦满，在多种腹证并存时，根据患者舌脉诊及病机综合分析，阶段性选方治疗，加之咳嗽，遂使用小柴胡汤去人参、大枣，加干姜、五味子。

（二）舌根癌术后心悸、心慌·枳术丸案

患者杜某某，女，70岁，教师，住院号1562**，于2015年1月12日以“舌根癌术后2年，心悸、心慌1周”为主诉，门诊以“舌根癌术后，冠心病？”收住入院。患者于2012年9月无意间发现右舌根部肿物，小枣大小，无明显压痛等不适。后自觉舌根部肿物逐渐增大，于2012年11月28日到第四军医大学口腔医院就诊，行病理活检示：腺样囊性癌。2013年1月于本院在全麻下行“右舌体恶性肿瘤扩大切除+临近组织瓣转移修复术”，过程顺利。术中切除组织大小4.5cm×4.5cm，质地中等偏硬，切取深面软组织送冰冻，未见肿瘤组织。患者术后多次在我院住院复查及术后辅助治疗，病情稳定，期间未见明显不适。近1周来患者无明显诱因活动后心悸、心慌。今为求进一步治疗于我院就诊，门诊以“舌根癌术后，冠心病？”收住我科。现症：精神尚可，舌根右侧不适，言语不清，偶有心悸、心慌，食欲不佳，偶有胸膈满闷，入睡困难，大便3日未行，小便正常。舌质淡，苔白腻，脉濡缓。腹诊：心下痞坚。中医治以健脾行气为法，方宗枳术丸加味。组成如下：

枳实30g　生白术60g　荷叶15g　黄芩15g

鸡内金15g　桃仁20g　黄芪40g　半枝莲10g

藤梨根20g　白花蛇舌草20g

上药3剂，以水1500ml，煎煮至300ml，日3服，100ml/次。

2015年1月15日二诊：患者诉服药后食欲较前好转，胸闷减轻，舌根不适有所减轻，张口顺畅，颈项部头痛，转动不灵，心慌、心悸仍较明显。腹诊：心动悸。结合舌质脉象，辨为心悸（心阳虚证），以温补心阳为法，予桂枝甘草汤。具体方药如下：

桂枝 60g　甘草 30g

1 剂，水 600ml，煎煮至 200ml，分 3 次温服。

2015 年 1 月 16 日三诊：服药后患者诉未再发心悸。大便干结，2 日未行，小便未见异常，食纳一般，夜休尚可。患者服用桂枝甘草汤后，心悸症状未再发作，遂更换为原方，以健脾行气为法，方宗枳术丸加味。具体方药如下：

枳实 30g　生白术 60g　荷叶 15g　黄芩 15g

鸡内金 15g　桃仁 20g　黄芪 40g　半枝莲 15g

藤梨根 20g　白花蛇舌草 15g　山豆根 10g

7 剂，上药以水 2000ml，煎至 600ml，分温 3 服。患者出院后随访，服药后大便较前易排出，质较软，继服上方 3 剂后诸症均有所减轻，随访。

按语：该案选用枳术丸加味，较原方白术、枳实 2 倍用量，重在健脾；加用黄芩意在治疗其心慌、心悸；黄芪、鸡内金与上方加用，取六君子汤之意，以期达到健脾之意；桃仁在此有润肠之意；加用半枝莲、藤梨根、白花蛇舌草抗肿瘤，究其本方，总以健脾扶正抗癌为主。

（三）肺癌骨转移口服阿片类药物引发的便秘·枳术丸案

患者许某，男，65 岁，2015 年 3 月 23 日就诊。患者1年多前在第四军医大学唐都医院确诊肺癌骨转移，后在我院采用EP方案化疗2周期，胸椎局部放射治疗及提高免疫抗肿瘤等对症治疗，住院期间及院外长期口服盐酸羟考酮止痛。现症见：间断性咳嗽伴白色黏痰，气短，乏力明显，大便秘结，欲便不得出，腹中胀满，嗳气频作，纳食减少。腹诊：腹力偏弱，脘腹痞满不适。舌淡苔白，脉沉细弱。证属脾胃虚弱，运化无力。治以健脾益气，行气化湿，方宗枳术汤化裁。处方：

炒白术100g　枳实30g　荷叶15g

3剂，上药以水1200ml，煎煮至300m1，顿服。

2015年3月26日二诊：患者咳嗽气短有所缓解，大便依然如故，但患者自感矢气频频，脘腹痞满不适有所减轻，舌淡苔白腻，脉沉细。原方有效，守方再进。

2015年4月4日三诊：患者已服枳术丸化裁10剂，自诉咳嗽气喘明显缓解，腹气已通，大便已解，2日1次，胃脘痞满不适症状亦有所好转。患者病情稳定，仍定期巩固治疗。

按语：阿片类药性辛香苦涩，燥热有毒，长期使用则暗耗元气，致人气虚。枳术汤乃医圣张仲景首创，在《金匮要略》中治疗“心下坚，大如盘，边如盘旋，水饮所作”之证，其病机当属脾虚不能散精，气滞水停。本例患者长期服用阿片类药物止痛，耗伤元气，导致脾胃虚弱，运化无力，大肠传导功能失常，其病机与枳术汤吻合，遂用枳术汤化裁，重用白术健脾强胃、补脾益气，枳实消痞逐饮，再佐以荷叶健脾升阳、益气通便。纵观全方，具有健脾益气、消痞逐水、行气通便之效。

第五节　心下石硬

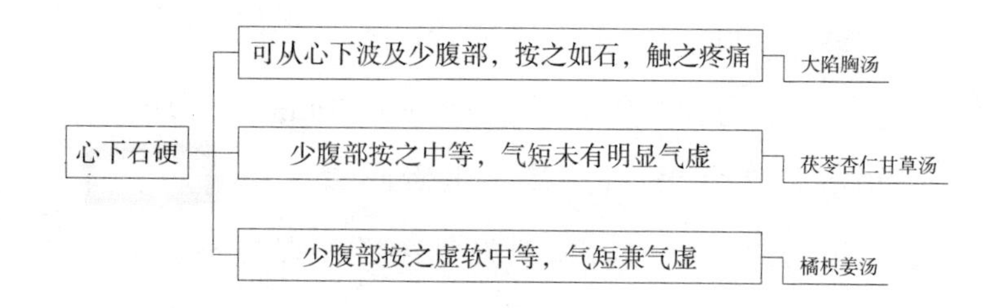

一、相关条文

太阳病，重发汗而复下之，不大便五六日，舌上燥而渴，日晡所小有潮热。从心下至少腹硬满而痛不可近者，大陷胸汤主之。（《伤寒论》第137条）

胸痹，胸中气塞，短气，茯苓杏仁甘草汤主之；橘枳姜汤亦主之。(《金匮要略·胸痹心痛短气病脉证治第九》第6条)

二、医案举隅

（一）十二指肠壶腹癌术后·大陷胸汤案

患者女性，79岁，2018年4月6日以“十二指肠壶腹癌术后3年，间断上腹部疼痛5天”为主诉入院。患者3年前于本院确诊“十二指肠壶腹癌”，并行“胆肠吻合术”，8月前因“十二指肠不全梗阻”，于本院再行“胃空肠吻合术”。胃镜示：①十二指肠壶腹癌术后。②残胃炎伴胆汁反流。③胃肠吻合口吻合针残留。④十二指肠降部肿瘤（包曼氏2型）。病理：（十二指肠球交界）高级别上皮内肉瘤变，局部中分化腺癌。4月22日，患者如厕后出现胸骨后部疼痛，呈持续性，经硝酸酯类含服缓解不显著，多次查心电图及心肌损伤标志物基本排除心绞痛、心肌梗死可能性。后患者出现上腹部疼痛，急查计算机断层扫描（CT）示：胰管及胆总管汇合处，十二指肠降部区局部呈软组织密度影，密度增高；胆总管及胰管明显扩张，腹水，本次新见。肠道积气，腹膜后多发肿大淋巴结；右侧胸腔积液。腹部平片：不全性梗阻。患者腹痛剧烈，不能缓解，给予杜冷丁肌注止痛，请外科会诊后，考虑无他科手术指征，建议行胃肠减压，营养支持等对症治疗。应家属要求，于4月23日转入本科。转入症见：神志清，精神差，上腹部及胸骨后疼痛剧烈，纳差，不能进食，腹胀，反酸，口干，困乏无力，小便正常，大便困难，6日未行，夜休差。中医腹诊：右上腹可见一纵形长约18cm陈旧手术瘢痕，其右侧可见一约10cm瘢痕，腹部稍膨隆，全腹压痛，剑突至少腹部菱形抵抗压痛带，疼痛明显，脐上无动悸，双侧胸胁苦满，少腹充实有力。舌红，苔黄腻，脉沉弦。西医诊断：①十二指肠壶腹癌。②不全肠梗阻。③胃空肠吻合术后。④胆肠吻合术后。⑤贫血。⑥胸腔积液。⑦腹腔积液。⑧高血压1级（中危组）。⑨冠心病（心肌缺血，心功能2级）。⑩低蛋白血症等。中医辨证：水热结胸，治以逐水泄热，方选大陷胸汤。具体方药：

大黄90g（先煎）　芒硝124g（后下）　甘遂2g（后下）

1剂，上3味，以水1200ml，先煮大黄，取400ml，去滓，纳芒硝，煮一两沸，纳甘遂末，温服200ml，得快利，止后服。16时患者体温37.8℃，心电监护示：心率150次/min，呼吸31次/min，血压154/90mmHg。服药200ml，1h后泄下褐黄色稀粪1次，诉腹胀好转，上腹部压痛（+），少腹压痛（-）。后间断泻下9次，前3次便量多，色质同前，后6次便量少，呈褐色稀水便，泻后腹痛、腹胀均显著缓解。体温36.8℃，心率100次/min，呼吸27次/min，血压140/70mmHg。考虑患者高龄，且已达胃肠减压之效，故暂停服大陷胸汤。查电解质：钾3.05mmol/L，血常规，肝、肾功能、心肌酶等检查较前无明显变化，并及时纠正电解质紊乱。

2018 年 4 月 26 日二诊：患者上腹部及胸骨后疼痛明显缓解，腹部胀满感已基本消除。腹诊见：全腹平坦，腹力偏强，心下按之满痛，右侧胸胁苦满。舌红，苔黄腻，脉沉弦。治以和解少阳，清泻阳明为法，方选大柴胡汤。具体方药：

柴胡 120g　黄芩 45g　白芍 45g　半夏 65g

大黄 30g　枳实 60g　大枣 12 枚

1 剂，上药以水 2400ml，煮取 1200ml，去滓，再煎至 600ml，分温 3 服。服药后患者诸症均减，后间断服用大柴胡汤治疗。

按语：患者高龄，且处于肿瘤晚期合并多种基础疾病，虽出现肠梗阻征象，因其曾多次手术治疗，已无外科手术指征，只可采取保守治疗，然西医胃肠减压等对症支持治疗效果不佳，故来我科求诊。该患者诊断之复杂，病情之危重，然笔者并未受西医诊断所迷惑，而是依据中医腹诊，抓住腹诊之主证：全腹压痛，剑突至少腹部菱形抵抗压痛带，疼痛明显，少腹充实有力；结合四诊：患者上腹部及胸骨后疼痛剧烈，大便 6 日未行，舌红，苔黄腻，脉沉弦；且肿瘤之邪久积，瘀而化热，并伴有腹水、胸水形成，两者相互搏结，居于胸腹，符合大陷胸汤邪热与水互结于心下膈间之病机；综合分析，此患者乃大陷胸汤证。患者年事已高，正虚邪盛，其梗阻位置较高，若剂量减小，则恐其病重药轻，果断投以大陷胸汤原剂量1剂，并谨遵方后注，予以心电监护。服药200ml后，并未尽剂，患者大便得通，矢气频数，腹痛、腹胀明显缓解，体温、心率、血压均下降至正常范围，胃肠压力较前明显缓解，诸症改善，且无明显毒副作用。后患者腹诊见：心下按之满痛，右侧胸胁苦满。笔者运用大柴胡汤腹诊有3个指征，即“心下急”“心中痞硬”“按之心下满痛”，凡符合其一者，即可使用。故后续给予大柴胡汤治疗。此乃仲景所言：“观其脉证，知犯何逆，随证治之。”

（二）胃中低分化腺癌·大陷胸汤案

患者男性，74岁，工人，2018年5月8日以“确诊胃癌5月余”为主诉入院。胃十二指肠镜病检示：中低分化腺癌，部分黏液腺癌。未行手术治疗。入院后行XELOX方案化疗，奥沙利铂200mg，ivgtt，D1；卡培他滨1500mg，Po，Bid，D1–14；患者疼痛影响睡眠，口服盐酸羟考酮缓释片10mg，Q12h，疼痛可控制，期间配合院内制剂大柴胡汤治疗。后于5月21日求治于王教授，患者精神差，自诉上腹胀痛加重，进食后痛甚，偶有恶心，口干，大便干结，5日未行，小便正常。舌质红，苔黄，脉弦。腹诊：腹部凹陷，腹力正常，从剑突下延两肋弓至肚脐菱形压痛，少腹充实有力。复查腹部 B 超示：少量腹水。结合腹诊，四诊合参，此乃邪毒内陷，热与水互结于心下，故中医治以泄热逐水，予大陷胸汤 1 剂。具体用药：

芒硝 42g　大黄 30g（先煎）　醋甘遂 1g

1 剂，上 3 味，以水 1200ml，先煮大黄，取 400ml，去滓，纳芒硝，煮一两沸，纳甘遂末，温服 200ml，得快利，止后服。

2018 年 5 月 24 日二诊：患者诉服大陷胸汤 1 剂后排便 5 次，排出物为干结粪便，臭秽，后为稀水便，排便后腹胀、腹痛大减，食纳较前增多。查肝肾功、电解质较前亦未见明显变化，后因化疗药与止痛药不良反应，以小柴胡汤调息，并行下一次化疗。

按语：患者化疗并配合中药制剂治疗，然效果欠佳，参合腹诊结果，患者病位较高，病势较轻，故大陷胸汤未用原剂量，而予以 1/3 剂量治疗，此即所谓："病势和缓者，短期内无凶险恶变，目的在于治病留人，恐施重剂，有病轻药重之疑，于患者无益，且浪费药材资源。"患者服药 1 剂后，大陷胸汤腹证已无，诸症均减。后患者因药物不良反应，出现右侧胸胁苦满，胃脘胀闷，不欲饮食，恶心，呕吐，小便不利，大便秘结等症。《伤寒论》第 101 条言："伤寒中风，有柴胡证，但见一证便是，不必悉具。"故调方为小柴胡汤，使得下一步化疗得以顺利进行。此处中医中药干预，若使用得当，则可减毒增效，事半功倍。

（三）壶腹周围癌术后胃脘隐痛·大陷胸汤案

患者宫某某，男，59 岁，住院号：1432**，于 2016 年 7 月 21 日 9 时 21 分因"壶腹周围癌术后 5 月余，胃脘隐痛不适 1 月"为主诉，门诊以"壶腹周围 Ca 术后，残胃炎"入院。现症：大便困难，5 日未行，不能进食，两侧中腹部疼痛，胃部疼痛不适，进食痛甚，胀满，反酸，恶心欲呕，夜休差。舌质暗红，苔黄，脉沉迟。中医腹诊：腹部凹陷，从剑突至少腹硬满而痛，不可近，剑突至少腹呈现菱形抵抗压痛带。根据患者症状辨证为水热互结证，以泻热逐水为法，给予大陷胸汤原量。嘱予以心电监护，密切观察病情变化。

大黄 90g（先煎）　芒硝 140g　生甘遂 2g

1 剂，以水 1200ml，先煮大黄至 400ml，去滓，纳芒硝煎一二沸，纳甘遂末，温服 200ml。

2016 年 7 月 22 日二诊：患者诉昨日下午 3 时服大陷胸汤 200ml 后，胃脘烦胀欲呕，口渴明显（之前 1 周不欲饮，饮则胃胀欲呕），之后大便先为条状样便，后腹泻稀水10余次，夹杂未消化食物，胃脘疼痛减轻明显，恶心欲呕减轻，自觉明显轻松，但仍有纳呆。舌暗苔稍黄，脉弦。腹诊：腹部压痛锐减，嘱中药暂停。急查电解质：钾3.35mmol/L，余未见异常。下午16时患者自诉口中泛酸，两胁肋部疼痛，食后胃胀。舌暗苔黄。中医以泻火疏肝，和胃止痛为法，予以左金丸1/3量。具体方药如下：

吴茱萸5g　黄连30g

3剂，每天1剂，免煎颗粒，每次1格，早晚冲服。

2016年7月25日三诊：患者诉服药后口中泛酸已消失，两胁疼痛减轻，仍偶有食后腹胀，查其舌脉基本未变，故继续予以左金丸3剂，后继续随访。

按语：该案用大陷胸汤原量，大便5日未行，故进食不佳，服药后，腹泻10余次，症状缓解明显，但恐多次腹泻致电解质紊乱，予以实验室检查以期及时纠正，并予以心电监护观察病情变化。

第六节　心下支结

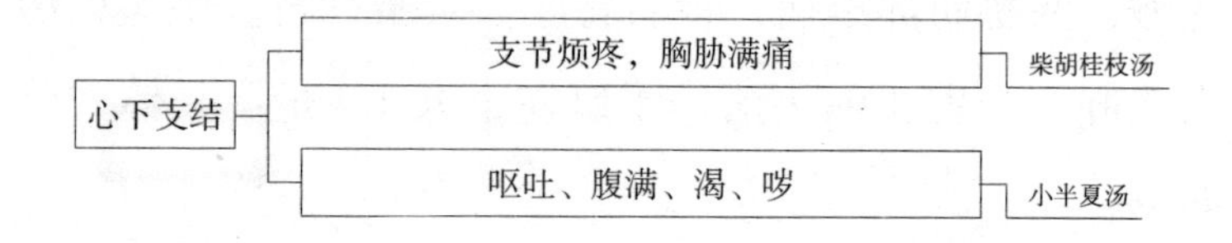

一、相关条文

伤寒六七日，发热，微恶寒，支节烦痛，微呕，心下支结，外证未去者，柴胡桂枝汤主之。（《伤寒论》第 146 条）

呕家本渴，渴者为欲解，今反不渴，心下有支饮故也，小半夏汤主之。（《金匮要略·痰饮咳嗽病脉证并治第十二》第 28 条）

诸呕吐，谷不得下者，小半夏汤主之。（《金匮要略·呕吐哕下利病脉证治第十七》第 12 条）

黄疸病，小便色不变，欲自利，腹满而喘，不可除热，除热必哕。哕者，小半夏汤主之。（《金匮要略·黄疸病脉证并治第十五》第 20 条）

二、医案举隅

（一）感冒·柴胡桂枝汤案

患者高某，近2日下午6点定时发热、汗出，汗出后肢节烦疼症状稍缓解，口苦、口干，恶风，稍感寒凉后自觉头痛，偶有恶心，舌淡苔黄，脉弦。腹诊：右侧胸胁苦满，心下支结。中医辨证：太阳少阳合病。《伤寒论》："伤寒六七日，发热，微恶寒，肢节烦疼，微呕，心下支结，外证未去者，柴胡桂枝汤主之"，方选柴胡桂枝汤原方，嘱其发热前口服。组成如下：

柴胡60g　桂枝23g　去皮黄芩23g　党参23g

炙甘草15g　半夏20g　芍药23g　大枣6枚（擘）

生姜23g（切）

1剂，上9味，以水1400ml，煮取600ml，去滓。温服200ml，分3服。

二诊：昨日午后4时服药后，未再发热，今晨头痛、身痛明显缓解。腹诊：胸胁苦满较前减轻。嘱患者继服2剂，后回访病人后病告痊愈。

按语：该案据腹诊选用柴胡桂枝汤，此方为小柴胡汤与桂枝汤合为一方，桂枝汤疏通营卫，为太阳主方，小柴胡汤和解表里，为少阳主方。因其发热微恶寒，肢节烦疼之太阳证未罢，而微呕，心下支结之少阳证已现，故以柴胡为君，使少阳之邪开达，得以仍从太阳而解也。

少阳证必呕，而心下支结，逼近胃口，故小柴胡汤用党参、生姜、半夏，通胃阳以助气，以防其邪之入腑也。虽曰和解，亦为开达祛邪之法，故可仍从汗解。

（二）感冒·柴胡桂枝汤合皂荚丸案

患者张某，男，28岁，2013年8月2日，以“感冒1周，加重1日”为主诉就诊。自诉易受凉感冒，虽然从事餐饮行业，平素少饮酒却喜食辛辣。现症：口苦，头痛，汗出，恶风，鼻鸣，咳嗽，咳痰不易出。舌淡红，苔薄黄，脉浮。腹诊：心下支结，胸胁苦满，腹部平软。《伤寒论》：“伤寒六七日，发热微恶寒，肢节烦疼，微呕，心下支结，外证未去者，柴胡加桂枝汤主之。”《金匮要略》：“咳逆上气，时时吐浊，但坐不得眠，皂荚丸主之。”辨证当属太阳少阳合病，方宗柴胡桂枝汤合皂荚丸。组成如下，

柴胡60g　生半夏20g　桂枝23g　黄芩23g
人参23g　炙甘草15g　白芍23g　大枣6枚
生姜23g　皂荚15g

3剂，上药以水1500ml，煮至600ml，去滓，日3服，一次200ml。

2013年8月5日二诊：服完上药，感冒痊愈，痰易咳出。现症：右侧胸闷，咳逆上气，时时吐浊，痰黏如丝。舌淡红，苔薄白，脉浮。辨证当属咳逆上气，方宗皂荚丸，

组成如下，

皂荚 25g　大枣 10 枚

5剂，皂荚末之，以枣和汤送服，一次8g，日3夜1服。后病告痊愈。

（三）感冒·柴胡桂枝汤案

患者何某某，男，50岁，2013年9月6日初诊．自述1月前因吹空调不慎着凉，以致头痛发热，汗出恶寒，肢节烦疼，近1周来天气稍有变化则上症加重。现症：头痛发热，汗出恶寒，口苦咽干，肢节烦疼。舌淡暗，苔白腻微黄，脉沉。腹诊：腹部平软，腹力偏弱，心下支结。辨证当属太阳少阳合病，方宗柴胡桂枝汤。组成如下，

柴胡 60g　生半夏 32g　人参 25g　炙甘草 15g

黄芩 25g　生姜 25g　大枣 6 枚　桂枝 25g

白芍 25g

3剂，上药以水1500ml，纳诸药，煎煮至600ml，去滓，日3服，200ml/次。

2013年9月11日二诊：自述服上药3剂，太阳少阳两经之证已无，但增失眠、烦躁易怒。腹诊：腹部平软，腹力偏弱，左侧少腹急结。舌偏红，苔薄黄，脉弦有力。《伤寒论》："太阳病不解，热结膀胱，其人如狂，血自下，

下者愈。其外不解者，尚未可攻，当先解外。外解已，但少腹急结者，乃可攻之，宜桃核承气汤。”遂投本方3剂。组成如下：

桃仁20g　桂枝30g　大黄60g　芒硝30g

炙甘草30g

3剂，上5味，以水1400ml，煮取500ml，去滓，纳芒硝，更上火微沸，下火。先食温服100ml，日3服。后病告痊愈。

按语：由于柴胡桂枝汤证涉及太阳、少阳二经，因此临床表现比较复杂，各个病人的具体症状可能有较大的差别。比如有的病位偏于太阳之表，所以表证较著；有的偏于少阳之半里，因而热象较盛；而有的证候表现与小柴胡汤证几无区别，给本方的使用带来困难。王克穷主任医师通过实践体会到，柴胡桂枝汤证在临床使用有一定规律可循，临床上若有腹诊：心下支结，再兼见头项强痛，肢节烦疼，鼻塞流清涕，口苦咽干，胸胁苦满，不欲饮食，心烦喜呕等症者，则可随机应用，可资参考。

（四）非小细胞肺癌术后化疗后·柴胡桂枝汤合己椒苈黄丸案

患者李某，男，60岁，住院号24209**，于2020年5月19日以“确诊肺癌1年6月余，发热1天”为主诉，门诊以“肺恶性肿瘤”收住入院。2019 年 10 月患者无明显诱因出现刺激性干咳，少量白痰，无胸闷气短，食欲及活动可，未予重视，其后症状间断出现，未及时就诊，于 12 月中旬至二一五医院就诊，行胸部检查发现左肺上叶肿物，行 PET–CT 考虑左肺上叶恶性肿瘤，于 12 月 28 日在我院胸心外科在全麻下行“左肺上叶癌根治术”。术后病检示（2019–12–4）：（左肺上叶）低分化非小细胞肺癌伴大片坏死，符合低分化鳞状细胞癌，肺膜未查见癌组织：另送第 10 组淋巴结查见癌转移（1/1），支气管切缘及肺门淋巴结另送（第 7 组、第 9 组、第 11 组及 12 组淋巴结）未查见癌转移，免疫组化：CK（+），Vim（–），CK7（+），P63（灶 +），P40（灶 +），CK5/6（+），TTF–1（–），NapsinA（–），EGFR（+），Her–2（–）， SYN（–），CGA（–），Ki–67（+）40%。患者于我科已行 3 周期 GP 方案化疗。2 周前无明显诱因出现往来寒热症状，自服感冒药等效果不佳，遂今日就诊于我院门诊。现症：往来寒热，口干，口苦，气短，心烦，腹部胀满，失眠，多梦易醒，二便正常。舌淡紫，脉弦。查体：腹部移动性浊音（+）。腹诊：腹部略膨隆，双侧腹直肌紧张，双侧胸胁苦满。中医辨证：少阳证。《伤寒论》：“伤寒六七日，发热微恶寒，支节烦疼，微呕，心下支结，外证未去者，柴胡桂枝汤主之”；

《金匮要略》：“腹满，口舌干燥，此肠间有水气，己椒苈黄丸主之”。方选柴胡桂枝汤合己椒苈黄丸：

柴胡 60g　桂枝 23g　黄芩 23g　人参 23g

炙甘草 15g　生半夏 20g　生白芍 23g　大枣 6 枚

防己 15g　葶苈子 15g　花椒 15g　大黄 15g

中药 3 剂，以水 1800ml，煮取 600ml，去滓，温服 200ml，分 3 服。

2019 年 2 月 8 日二诊：患者服药后上述症状减轻，腹诊胸胁苦满减轻，仍有腹胀满，故继投上方 6 剂，后告症状基本消失。

第七节　心下按之则痛

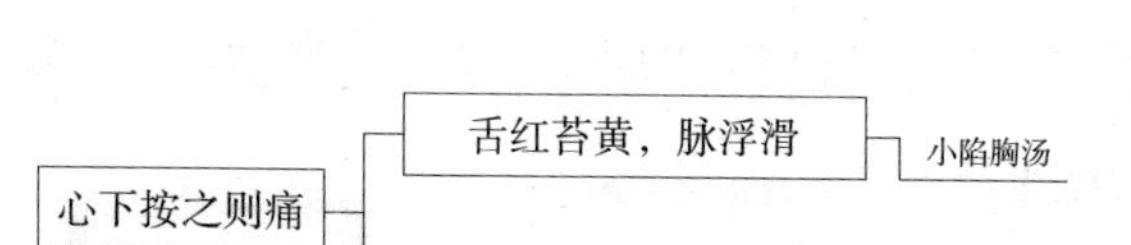

一、相关条文

小结胸病，正在心下，按之则痛，脉浮滑者，小陷胸汤主之。（《伤寒论》第 138 条）

寒实结胸，无热证者，与三物小陷胸汤，白散亦可服。

（《伤寒论》第141条）

二、医案举隅

（一）胃癌伴腹胀满·三物小白散案

患者史某，男，78岁，工人，住院号23595**，于2018年1月5日以“确诊胃癌4月，腹胀满1周”为主诉，门诊以“胃癌”收住入院。2017年2月患者无明显诱因出现胃胀、左侧睾丸肿胀，遂就诊于兴平市人民医院，CT示左侧睾丸增大，其内见多个软组织肿块影，考虑肿瘤性病变，建议进一步检查。遂在局麻下行“睾丸切除术”，手术过程顺利，术后恢复尚可。2017年9月无明显诱因出现黑便，胃胀加重，在胃镜下取活检15块小组织，病理提示胃窦、胃角分化癌，低分化腺癌可能性较大，建议上级医院做免疫组化进一步确诊。1周前出现便秘，腹胀加重，为求进一步治疗遂来我院，门诊以“胃癌”收住我科。现症：腹胀、腹痛，偶有头晕，乏力明显，伴口干，黑便，食纳差，夜休尚可，大便3日未行，小便正常。近期体重无明显下降。舌暗，苔白腻。腹诊：全腹平软，腹力正常，心下按之则痛。中医辨证为寒实结胸，治以散寒化结，方选三物小白散。具体方药如下：

桔梗9g　川贝母9g　巴豆3g

1剂，上3味为散，纳巴豆，更于臼中杵之，以白饮和服，强人半钱匕，羸者减之。

2018年1月6日二诊：服药后患者诉未再出现头晕，乏力较前明显减轻，晨起大便已通，胃脘胀满减轻，小便正常。舌脉诊及腹诊同前。中药予以十全大补汤送服三物小白散3剂。后出院，随访告诸症悉减，继服3剂后基本告痊愈。

按语：犹自序中所言，初并未体会三物小白散临床用药指征，后读及“小结胸病，正在心下，按之则痛，脉浮滑者，小陷胸汤主之”，则茅塞顿开。若寒实结胸，则应舌淡暗、苔薄白，后每遇此证，径用本方，多获佳效。

（二）咽中异物感·小陷胸汤案

患者李某，女，51岁，于1992年5月20日就诊。自诉半年前因情志不畅出现咽中不适，如有物梗阻，咯之不出，咽之不下，胸中窒闷，时有右胁疼痛，恶心，时有黄黏痰，每遇情志不舒时加重，但不妨碍饮食。舌偏红，苔薄黄，脉弦滑。腹诊：心下按之则痛。辨病：梅核气，证属肝郁日久化热，炼液为痰，壅阻于咽喉。治以清热化痰，行气散结。选用小陷胸汤加减。具体用药如下：

瓜蒌45g（先煎）　半夏65g　黄连15g　海藻15g
射干10g　延胡索15g

上6味，以水1500ml，先煮瓜蒌，取900ml，去滓，纳诸药，煮取450ml，去滓，分温3服。上方为主，共服用10剂，病告痊愈。

按语：小陷胸汤的临床用药指征：心下按之则痛，兼见舌偏红，苔薄黄，脉浮滑。加用海藻散结利咽，射干解毒利咽，延胡索行气活血。

（三）右肩胛内侧疼痛·小陷胸汤合桂枝去芍药汤

患者宰某某，女，54岁，四川省建筑工程医院退休职工，2006年2月10日初诊。主诉：右肩胛内侧疼痛1年余，加重半年余。1年前不明原因出现右背疼痛，其后疼痛逐渐加重，半年前开始影响右臂抬举，疼痛往往在深呼吸时尤为明显，偶尔放射右胸疼痛，现在甚至不能右侧卧睡眠，并常伴有胸闷，心悸，怕冷，易感冒，咯黄稠痰，时有潮热、口干，大便欠畅通，右手指尖轻微发麻等症。X光拍片检查，胸部未发现异常。曾用西医消炎以及中医中药活血化瘀、祛风除湿、通络止痛等方法治疗，效果不明显。检查背部，发现右肩胛内侧的肺俞、膏肓、厥阴俞、心俞等有明显的压痛。患者平素习惯食用厚味食物，近日常食用腊肉和香肠。脉象弦滑，并偶有停顿象。舌红暗，右舌边有明显瘀斑，苔薄黄略腻。腹诊：心下按之则痛。辨证为痰热内结，胸阳不振。

处方选用小陷胸汤合桂枝去芍药汤。处方如下：

桂枝 20g　全瓜蒌 36g　法半夏 15g　生姜 3 片

黄连 5g　大枣 12g　炙甘草 15g　茯苓 30g

药用 3 剂，每剂煎药 1~2 次，每次煎药 30 分钟以上。取药汁 500ml 左右，分 3 次饭前服用。令其在治疗期间忌食腊肉、香肠及辛辣厚味。

2 月 14 日二诊：右背疼痛减轻，其余症状也有缓解，脉舌同前，上方有效，加重分量再服。其中桂枝用至 30g，全瓜蒌用至 45g，黄连用至 6g，并去大枣。另加炒枳壳 12g 和桔梗 6g。

2 月 17 日三诊：右背疼痛明显减轻，已能右侧卧睡眠，抬肩时已经没有疼痛感，仅在深呼吸时有较轻微的疼痛，咯痰消失，手指发麻消失，心悸消失，上述穴位压痛感明显减轻。脉象弦滑。舌红暗，右舌边有明显瘀斑，苔薄润，腻象减退。再以上方加重消痰之品 4 剂后，缠绵 1 年之久的右肩胛内侧顽固性疼痛等证候终告痊愈。

（四）心悸、胸闷·小陷胸汤加减案

患者吴某，女，67 岁，本市某工厂退休工人，于 1998 年 2 月 16 日前来就诊。自诉 2 天前突然发热、胁痛、心悸、胸闷，前往某医院西医内科就诊，经过两天输液及服用大量西药治疗，症状未能得到有效控制，于今日来我处就诊。患者慢性病面容，面色萎黄，巩膜轻度黄染。自诉右胁疼痛并掣及后背右肩疼痛。口苦，不思饮食，心悸气短，胸闷，自觉心下痞满，全身乏力，大便稀溏，小便黄赤。舌淡，苔黄厚腻，脉沉细无力。腹诊：心下按之则痛。B超提示胆囊壁厚伴有毛波出现，心电图ST–T改变。诊断为“胆心综合征”。中医辨证：肝胆湿热蕴结，湿热上犯心阳。治则：清利肝胆，宽胸理气，活血化瘀止痛。予以小陷胸汤加减：

茵陈30g 川楝子15g 延胡索30g 柴胡6g
白芍15g 甘草6g 枳实12g 瓜蒌壳15g
黄连6g 法半夏10g 丹参15g 薤白10g
金钱草30g 沙参15g 败酱草30g

2剂，水煎服，日1剂，特嘱病人把药当茶饮，少量频频饮服。2剂药后，病人症状大减，饮食增加，胁痛、胸闷减轻。后继服3剂，病人症状消失，心电图及B超正常。

（五）十二指肠球部溃疡伴胃脘疼痛·小陷胸汤合枳实芍药散案

患者王某，女，43岁，于2011年12月7日以“胃脘疼痛1年余，加重3天”为主诉就诊。自述1年前出现上症，于当地医院查胃镜示：十二指肠球部溃疡。先后行奥美拉唑静滴及口服等治疗，疼痛缓解。3天前上症又现，为进一步诊治，遂就诊于我科。现症：胃脘疼痛，口苦，心烦，夜不能寐。舌淡暗，舌下静脉怒张，苔薄白，脉弦细。腹诊：全腹肥满，腹力偏弱，心下按之则痛，瘀血性腹征。《伤寒论》云："小结胸病，正在心下，按之则痛，脉浮滑者，小陷胸汤主之。"《金匮要略·妇人产后病脉证治第二十一》云："产后腹痛，烦满不得卧，枳实芍药散主之。"该患虽不是产妇，但病机相同，故予小陷胸汤合枳实芍药散。组成如下：

黄连15g　清半夏65g　瓜蒌实45g（先煎）

枳实30g　芍药30g

3剂，上药以水1500ml，先煮瓜蒌取800ml，去滓，再纳余药，煮取400ml，3次/日，每次服100ml。2剂药后，病人症状大减，后继服3剂，症状消失。

（六）转移性恶性黑色素瘤术后·三物白散案

惠某某，女，73岁，2016年6月12日以"转移性恶性黑色素瘤术后"为主诉就诊。患者2009年无明显诱因左手第4指末端指节指腹出现淡褐色斑片，约0.5cm×0.8cm，边界欠清，边缘不规则，表面光滑，未隆起于皮面，无特殊不适，未在意，皮疹缓慢增大，颜色逐渐加深。2012年皮疹扩散至甲床前端、甲周、指背部，指甲出现线状黑斑，颜色加深，皮疹局部变硬，无破溃、出血，无疼痛，未予以治疗。后症状加重，就诊于西京医院，诊断为“黑素瘤”。2015 年 3 月 6 日在门诊行“左手第 4 指中节指截除术”，术后病理：黑素瘤 I 期，T2aN0M0，伤口恢复良好。术后给予“皮下注射重组人干扰素 a1b 注射液 300μg，Qod”，疗程 2 月，恢复较好后出院。9 月前无明显诱因出现左腋下 2cm×3cm 大小肿物，伴疼痛，就诊于西京医院，查 PET-CT 回报（2016-6-8，西京医院）：患者系左无名指黑素瘤术后：①原术区未见明确复发征象。左腋窝多发肿大淋巴结，肝右前叶低密度影，葡萄糖代谢增高，符合转移性病变；双肺多发微小结节，转移可能。②脑萎缩。③胆囊多发结石。建议患者行手术治疗。2016 年 9 月 16 日，在我院普外一科行“转移淋巴结切除”，术后病理提示：（左侧腋窝）转移性恶性黑色素瘤。免疫组化染色：S-100（+），HMB45（+），MElanA（+），Vim（+），EMA（-），SMA（-），Ki-67 约 30%（+）。术后恢复良好，经对症治疗好转后出院。后因乏力明显，善太息等症就诊于我科门诊，辨证为脾虚肝郁，予以逍遥散 2 号方 6 剂。方药如下：柴胡 20g，当归 20g，炒白芍 20g，茯苓 60g，炒白术 60g，香附 15g，郁金 15g，鸡内金 15g。服上药后，情绪改善，乏力缓解明显。今为进一步复查诊治，遂就诊于我科门诊。现症：咳吐白痰，痰黏不易咳出，食欲差，大便干燥，小便自利。舌质淡暗，苔白腻，脉沉滑。腹诊：全腹平软，心下按之则痛。《伤寒论》："寒实结胸，无热证者，与三物小陷胸汤，白散亦可服"。辨证为寒实结胸，水停不化，方宗三物小白散，具体组成如下：

桔梗 9g　巴豆 3g（去皮心，熬黑如紫）　浙贝 9g

上 3 味为散，每次服 0.15g，若下利以冷稀粥服之；若不下利，服热稀粥。

患者自诉 10 时服药，13 时泻下大量黑粪，17 时再次排出黑粪，未诉其他不适。服药后下利，服冷稀粥后即止。服上方 3 剂后，心下按之则痛明显减轻，再无吐痰，纳食增加，夜休可，情绪转佳。后因患者乏力感较重，舌体胖大较甚，齿痕明显，辨证属脾虚肝郁证，方宗逍遥散加减，重用茯苓淡渗利湿安神。服上药 6 剂后，身重乏力症状明显改善，舌边有齿痕较前稍减轻，中医效不更方，守方治疗。电话回访，诸症缓解。

第八节　按之心下满痛

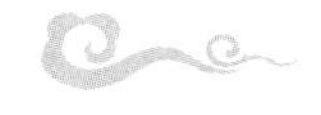

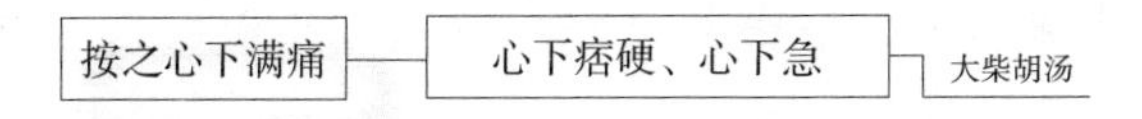

一、相关条文

按之心下满痛者，此为实也，当下之，宜大柴胡汤。（《金匮要略·腹满寒疝宿食病脉证治第十》第11条）

二、医案举隅

（一）胰腺癌肝转移引发黄疸·大柴胡汤案

患者冯某，女，69岁，2015年3月21日初诊。患者于2015年3月月初进食后出现上腹部持续疼痛，伴后背部及肩部放射痛，伴恶心、呕吐、呃逆、反酸，呕吐为胃内容物，3月10日查腹部CT提示，胰头癌并肝多发转移。当时诊断为胰腺癌肝转移。2015年3月15日出现目睛黄染，并进行性加重。2015年3月20日查肝功能：ALT 121.1U/L，AST 96U/L，TBIL 50.9mmol/L，DBIL 47.7mmol/L。现症：目睛黄染，小便黄，肤黄不甚，右胁隐痛，胃脘胀痛，乏力，纳差，反酸，精神较差，大便秘结多日未行，舌淡红苔薄白腻，脉沉细。腹诊：

腹力偏强，心下胃脘处按之则痛，右侧胸胁苦满。证属少阳阳明合病，治以和解少阳、内泻热结。方用大柴胡汤。具体用药如下：

柴胡 125g　大黄 30g　枳实 55g　黄芩 45g

生半夏 65g　炒白芍 250g　大枣 12 枚　炙甘草 60g

生姜 75g

2 剂，上药以水 4500ml，煎煮至 1000ml，去滓再煎至 500ml，分温 3 服。

2015 年 3 月 24 日二诊：复查肝功能提示：ALT 30U/L，AST 30.8U/L，TBIL 121. μmol/L，DBIL 8.2 μmol/L，理化指标基本正常，目睛黄染及小便黄明显改善，心下胃脘处胀痛有所改善，原方有效，守方再进。

2015 年 3 月 28 日三诊：目睛黄染及小便黄显著改善，稍感肝区隐痛不适，易大柴胡汤为小柴胡汤巩固治疗。目前患者病情稳定，定期随访中。

按语：腺癌肝转移引发黄疸乃湿热疫毒、癌瘤继发于肝，而致肝气郁滞，疏泄不利，进而导致胆汁疏泄失常，胆液不循常道，外溢肌表，下注膀胱，而发为目黄、肤黄、小便黄。临证往往病症错杂，有时很难辨阴黄还是阳黄。王克穷主任医师指出：此时就需要观其脉证，知犯何逆，随证治之，有是证用是方，方能发挥中医之优势。《伤寒论》云：“按之心下满痛者，此为实也，当下之，宜大柴胡汤。”从本例看，患者出现右胁隐痛、心下胃脘部满痛、反酸，并有大便秘结之症状，说明少阳未解，并入阳明，有热结成实之象，治以和解少阳、内泻热结。诸药合用，共奏和解少阳、通下阳明里实之功。全方标本兼治，疏解通下共用，可收良效。

（二）宫颈癌术前化疗、术后放化疗后·大柴胡汤合桃核承气汤

患者乔某某，女，63岁，住院号1331**，2013年3月9日以“宫颈癌术后放化疗后2月余”为主诉就诊。自述2011年12月确诊宫颈癌，并于12月13日在我院妇科行DC方案化疗1周期，予多西紫杉醇100mg，ivgtt，D1+顺铂40mg，ivgtt，D2–3；化疗1疗程，过程顺利，于2011年12月24日行“残余宫颈广泛切除+盆腔淋巴清扫术”。术后病理：（宫颈）隆起型鳞状细胞癌Ⅲ级侵及肌壁1/2。于2012年1月31日行术后放疗，共放疗12次，累积剂量24Gy。2012年5月24日起在我科采用FP方案化疗6周期，药用：替加氟1000mg，ivgtt，D1–5+顺铂20mg，ivgtt，D1–5；过程顺利。2013年继续在我科行FP方案周期性化疗，用药同上，过程顺利。今患者为求下一周期化疗故来我科。门诊以“宫颈癌术后放化疗后”收住。现症：面色萎黄，口苦咽干，大便干结，

3日1行，乏力。舌淡，苔黄腻，有齿痕，舌下静脉曲张，脉沉细。腹诊：腹部平软，腹力偏弱，按之心下满痛。西医以予对症支持治疗。中医辨证：邪入少阳，邪热内陷证，治以和解少阳、内攻里热，方宗大柴胡汤本源剂量。组成如下：

柴胡125g　黄芩45g　白芍45g　生半夏65g

生姜75g　大枣12枚　枳实72g　大黄30g

3剂，上药以水2400ml，煮取1200ml，去滓，再煎至500ml，更上火微沸，下火，温服100ml，日3服。

2013年3月12日二诊：上药服2剂，诸症减轻。3剂后大便通畅。腹诊：按之心下满痛已无。病告痊愈。

（三）胰头癌伴淋巴结转移·大柴胡汤案

患者杨某某，男，64岁，工人，住院号24280**，于2019年3月18日以“腹痛2月余，确诊胰腺癌半月”为主诉，门诊以“胰头癌”收住入院。患者2月前无明显诱因出现间歇性腹痛，伴胃胀，时轻时重，未予重视，自行口服药物，效不佳。半月前，上述症状加重，遂就诊于咸阳市第一人民医院，行CT检查（2019-3-8，咸阳市第一人民医院）：考虑胰头癌，胰头外侧淋巴结转移，肠系膜上静脉受侵；肝脏及双肾囊肿。于该院对症治疗1周（具体方案不详）症状稍缓解后出院。现患者为进一步中西医结合治疗，遂就诊于我院。现症：上腹部胀痛，头晕，头痛，默默不欲饮食，夜休差，二便正常。舌红，苔白，脉弦。腹诊：心下按之满痛，脐上动悸。中医以和解少阳，内泻热结为法，方选大柴胡汤原方并配合深部热疗。具体方药如下：

柴胡 120g　黄芩 45g　芍药 45g　半夏 65g

生姜 75g　枳实 60g　大黄 30g　大枣 12 枚

1 剂，上药以水 2400ml，煎至 1200ml，去滓，再煎煮至 600ml，分温日 3 服。

2019 年 3 月 19 日二诊：服药后诸症减轻，腹痛缓解显著。现症：偶有胸闷，舌脉诊基本同前。腹诊：脐上动悸。辨证为少阳证，方选柴胡加龙骨牡蛎汤并配合深部热疗，具体方药如下：

柴胡 60g　生龙骨 25g　黄芩 25g　人参 25g

桂枝 25g　茯苓 25g　生半夏 32g　大黄 30g（后下）

大枣 6 枚　生牡蛎 25g

3 剂，生姜 25g 自备，上药以水 1600ml，煎煮至 800ml，纳大黄，切如棋子，更煮一二沸，去滓，温服 200ml。服上方 1 剂后，腹痛即泻，1 天 4 次，嘱其停药，未再腹泻后继服，3 剂后腹痛基本消失。查腹诊：脐上动悸减轻。故继投上方 3 剂后诸症悉减。电话回访，患者病情稳定。

（四）原发性肝癌伴双下肢水肿、发热·大柴胡汤案

患者武某某，男，70岁，住院号24455**，于2019年7月7日以“确诊肝癌1年半，双下肢水肿1月，发热1周，加重2小时”为主诉，门诊以“原发性肝癌”收住入院。患者2018年因右胁肋疼痛，就诊于咸阳市中心医院。查B超示：肝内略强回声包块，多考虑肝新生物，建议超声造影，肝实质回声密集。胆囊炎伴多发结石。后行上腹部增强MRI示：肝S8段异常信号占位，增强后造影剂快进快出，包膜明显，考虑肝癌。上腹部CT：肝右叶肿块，符合恶性肿瘤，请结合上腹部MR检查。肝门区及腹膜后淋巴结肿大。胆囊结石伴胆囊炎。双肺下叶后基底段条索灶。右侧胸膜腔少量积液；双侧胸膜增厚。冠状动脉管壁钙化。所扫甲状腺右叶结节，建议行超声检查。随后转至西京医院，因患者身体原因，不宜手术，保守治疗后出院。患者既往“肝炎”病史20余年（具体情况不详），30年前因患“出血热病”治疗期间输血1次，具体输血成分不详。既往有“糖尿病”病史18年，目前皮下注射胰岛素（诺和灵30R早20u晚20u），中午口服阿卡波糖50mg，血糖控制情况不详。1月前患者无明显诱因出现双下肢水肿，未予重视，1周前开始发热，自行服用退热药物，未缓解。2小时前上述症状加重，

遂就诊于我院。现症：发热汗出，测体温37.8℃，口苦，口咸，口干欲饮，偶有咳嗽，咳痰、夹杂血丝，持续性右胁部疼痛，不欲饮食，夜尿频多，夜休差，大便干燥，不易排出。舌暗红，苔黄腻，脉滑。腹诊：心下按之满痛。辨证：少阳证。治以和解少阳，内泻热结，方选大柴胡汤原方。具体方药如下：

柴胡125g　黄芩45g　白芍45g　生半夏65g

生姜75g　枳实60g　大黄30g　大枣12枚

3剂，上药以水2400ml，煎煮至1200ml，去滓，再煎至600ml，分温日3服。

2019年7月10日二诊：服药后患者诉未再发热，测体温基本正常，右胁部疼痛减轻。现症：汗出，以头汗及上胸部为甚，肢节烦疼，舌脉诊同前，腹诊：右侧胸胁苦满，中上腹部压痛，心下痞硬。易大柴胡汤为柴胡桂枝汤。后诸症缓解。

（五）右肺鳞状细胞癌化疗后·大柴胡汤案

患者钟某某，女，66岁，住院号2707**，于2016年2月15日以“右肺鳞癌化疗后，胃脘部胀痛1周”为主诉，门诊以“肺鳞癌Ⅳ期”收住入院。患者于2015年10月无明显诱因出现咳嗽，咳少量白色泡沫痰，发热，伴胸闷，气短等不适，于当地县医院就诊，给予抗感染治疗（具体过程不详），体温恢复正常后出院。期间仍间断咳嗽，气短明显。于 2015 年 12 月 13 日就诊于交通大学一附院，行 CT 引导下经皮肺穿刺提示：低分化鳞状细胞癌。2015 年 12 月 18 日行体部 PET-CT（交大一附院）示：左侧腋窝、右肺门、纵膈、右侧膈上及腹膜后淋巴结、肝转移。2015 年 12 月 21 日 PET-CT 回报：右肺上叶后段中心型肺癌，两侧锁骨上、左侧腋窝、右肺门、纵膈、右侧膈上及腹膜后淋巴结转移，肝转移。诊断为“右肺鳞癌 IV 期全身多发淋巴结、肝转移”。2015 年 12 月 30 日至 2016 年 1 月 25 日行 DP 方案（多西他赛 + 奈达铂）全身化疗 2 周期，过程顺利，有消化道反应，给与对症治疗好转后出院。按期复查血常规，无骨髓抑制等不良反应。现准备行第 3 次化疗。现症：胃脘部胀满疼痛，偶有咳嗽，咳白痰，食纳可，大便干燥，2~3 天行 1 次，小便正常。舌淡暗，苔薄白，脉沉细。腹诊：按之心下满。辨证：少阳阳明合病。中医以和解少阳，内泻热结为法，方宗大柴胡汤原方。具体方药如下：

柴胡 125g　黄芩 45g　炒白芍 45g　生半夏 65g
枳实 55g　大枣 12 枚　大黄 30g　生姜 75g

3 剂，上药以水 2400ml，煎煮至 1200ml，去滓，煎煮至 600ml，分温 3 服。

2016年2月18日二诊：服药1剂后行大便，3剂后胃脘部胀痛缓解显著。舌脉诊及腹诊基本同前。后行第三次DP化疗方案，化疗期间又出现上述症状，继续予以大柴胡汤原方，煎服法同上，诸症缓解后出院。

（六）右肺癌化疗后多发转移·大柴胡汤案

患者许某某，女，55岁，住院号22448**，于2015年4月1日以“右肺癌末次化疗后5月，低热2周”为主诉就诊，门诊以“肺癌化疗后”入院。患者2013年无意中发现左颈部包块，约核桃大小，无红肿、疼痛、发热，于2013年9月27日在唐都医院就诊，行颈部包块穿刺活检，术后病检结果示：低分化癌。2013年10月14日行PET-CT示：①左锁骨上窝、腹膜后及左腹股沟肿大淋巴结伴葡萄糖代谢增高，考虑为转移性淋巴结肿大。②食管中段管壁略厚伴葡萄糖代谢增高；宫颈小结节伴葡萄糖代谢增高；肝脏右前叶密度不均匀，未见葡萄糖高代谢。胃镜检查示：慢性浅表性胃炎。阴道镜检查：柱状上皮葡萄状结构，考虑慢性宫颈炎。2014年4月、6月曾在我科行FC方案化疗2个周期，化疗后颈部肿块缩小。化疗过程顺利，化疗中出现轻度骨髓抑制。4月前发现颈部包块增多，服用中药无效（具体用药不详），入住我科，行胸部增强CT：左侧颈部、纵膈、腹盆腔淋巴结肿大。右肺上叶结节影，可见小毛刺，考虑原发灶可能。肺部肿瘤标志物回报：CYFRA21-12.12ng/ml ↑，2014 年 9 月 11 日予 NP 方案化疗：顺铂 120mg，D1+ 长春瑞滨 40mg，D1-8；化疗过程中出现严重骨髓抑制，发热等不良反应。予升白及抗感染治疗后症状好转。2014 年 11 月 5 日行第二次 NP 方案减量化疗，具体用药：顺铂 80mg，D1+ 长春瑞滨 30mg，D1-8，化疗后出现Ⅲ度骨髓抑制，予瑞血新皮下注射对症治疗好转。2 周前无明显诱因出现低热，体温波动于 37.2℃ ~37.8℃之间，在当地医院查血尿常规正常，支原体抗体阴性，经静滴“头孢类”抗生素无效，就诊于我科。既往有“乙型病毒性肝炎”病史数 10 年。现症：全身乏力，低热，默默不欲饮食，口干，中上腹疼痛不适，二便正常。西医查体：颈前瘿肿，双侧颈部触及多个肿块，最大达 4cm × 5cm，质硬，压痛（+）。腹诊：按之心下满痛。中医以和解少阳，通腹止痛为主，予以大柴胡汤原方。方药如下：

柴胡 125g　黄芩 45g　白芍 45g　生半夏 65g
生姜 75g　枳实 55g　大枣 12 枚　大黄 30g

1 剂，以水 2400ml，煎煮至 1200ml，去滓再煎至 600ml，分温 3 服。

2015 年 4 月 2 日二诊：服药后患者诉食欲较前好转，

中上腹疼痛减轻，未再出现低热。现症：乏力，心烦，夜间入睡困难，多梦易醒。舌淡暗，苔薄白，有齿痕，脉细数。腹诊：全腹软，无按之心下满痛。辨证：脾虚痰瘀证，治以健脾化痰，予六君子汤加黄连、鸡内金，重用茯苓安神，加用鸡内金与白术配伍取其健脾化痰之功。黄连在此用45g，一是防止补气药物过于温热；二是清心除烦之意。具体方药如下：

党参 15g　白术 15g　茯苓 125g　甘草 10g

陈皮 15g　生半夏 65g　黄连 45g　鸡内金 15g

3剂，以水2500ml，煎煮至500ml，分温3服。服药后乏力缓解，较前入睡快，睡眠时间长，中医效不更方，继服12剂后诸症悉减，后电话回访，告病情稳定。

第九节　按之心下硬

按之心下硬
心下必痛；腹中绕脐痛；烦躁
大承气汤

一、相关条文

少阴病，自利清水，色纯青，心下必痛，口干燥者，急下之，宜大承气汤。（《伤寒论》第321条）

下利三部脉皆平，按之心下坚者，急下之，宜大承气汤。（《金匮要略·呕吐哕下利病脉证治第十七》第37条）

二、医案举隅

多发性骨髓瘤·大承气汤案

患者廖某，男，71岁，住院号24927**，于2020年6月14日以“胸背、胁肋部疼痛不适3周余”为主诉就诊，急诊以“多发性骨髓瘤待确诊”入院。患者3周前无明显诱因出现咳嗽，少痰，继而引发胸背部疼痛不适，胁肋部疼痛抽痛，随即在附近医院理疗，疼痛未缓解，夜不能寐。2天前疼痛持续并加重，并出现腰部疼痛不止，遂于我院急诊就诊。查血常规：WBC 6.69×10^9/L ↓，RBC 2.50×10^{12}/L ↓，MCV 91g/L ↓，HB 113.2fl ↑，PLT 65×10^9/L ↓，CRP 53.8mg/L ↑，ESR 130mm/h ↑。胸腹部CT：扫描范围内多发椎体、肋骨、胸骨、双侧肩胛骨及肱骨骨质破坏，多发性骨髓瘤可能性大，其他？请结合临床。双侧多发肋骨、胸7椎体骨折，考虑病理性骨折，请结合临床。双肺间质增生，肺气肿，肺大泡。左肺上叶片状密度增高影，考虑炎症，建议随诊复查。双肺散在纤维索条灶。两侧胸膜增厚。主动脉壁钙化。肝实质多发低密度灶，多考虑囊肿，建议进一步检查。急诊遂以“多发性骨髓瘤”转入我科，前期行骨髓穿刺，骨穿结果回报：浆细胞比例明显升高，占44.4%，考虑多发性骨髓瘤，请结合免疫学、影像学等相关检查，进一步明确诊断。前期给予柴胡桂枝汤、前胡汤治疗获效不著。2020年6月30日，现症：身感燥热，袒胸露背，胸胁肋部疼痛不适，心下痛，按之尤甚，口舌干燥，纳食稍有改善，偶感腹胀，夜休差，大便3~5次/天，清水样臭便，小便可。舌暗红，苔黄焦黑而干。腹诊：舟状腹，腹力一般，心下痛，腹痛。患者虽肌肉削脱、舟状腹，然不应被其表象迷惑辨为虚证，此乃燥实在里，热结旁流。《伤寒论》曰：“少阴病，自利清水，色纯青，心下必痛，口干燥者，急下之，宜大承气汤。”治以峻下热结为法，方宗大承气汤原方1/3量免煎颗粒。组成如下：

酒大黄20g　厚朴40g　枳实30g　芒硝12g

配方颗粒3剂，每次2格，得下，余勿服。

2020年6月17日二诊：昨日服药后大便5次，初硬后溏，后渐成形。燥热感全无，情绪较平稳，进食较前增加，小便可。大便得下，故暂停药。患者现仍感全身疼痛不适，乏力明显，舌脉诊基本同前。腹诊：舟状腹，心下痛较前稍减轻。中医给予大承气汤与独活寄生汤交替服用，以防死灰复燃。西医给予唑来膦酸以抑制骨吸收治疗。

第十节　按之心下濡

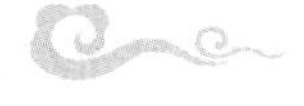

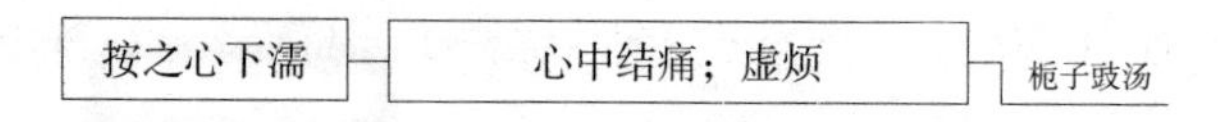

一、相关条文

伤寒五六日，大下之后，身热不去，心中结痛者，未欲解也，栀子豉汤主之。（《伤寒论》第 78 条）

下利后更烦，按之心下濡者，为虚烦也，宜栀子豉汤。（《伤寒论》第 375 条）

第十一节　心悸

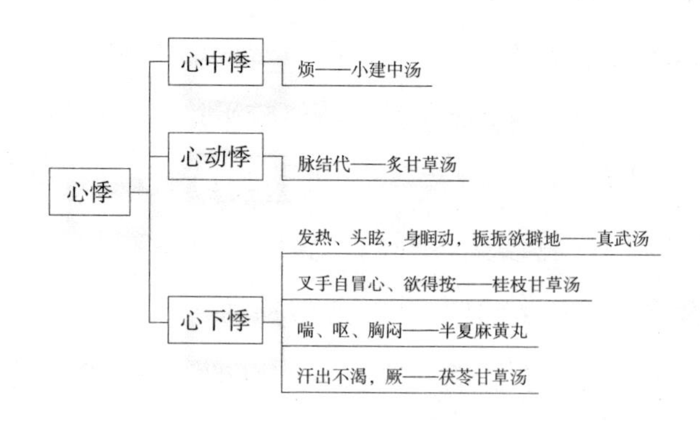

一、相关条文

伤寒，脉结代，心动悸，炙甘草汤主之。（《伤寒论》第177条）

太阳病发汗，汗出不解，其人仍发热，心下悸，头眩，身瞤动，振振欲擗地者，真武汤主之。（《伤寒论》第82条）

伤寒，若吐若下后，心下逆满，气上冲胸，起则头眩，脉沉紧，发汗则动经，身为振振摇者，茯苓桂枝白术甘草汤主之。（《伤寒论》第67条）

伤寒二三日，心中悸而烦者，小建中汤主之。（《伤寒论》第102条）

发汗过多，其人叉手自冒心，心下悸，欲得按者，桂枝甘草汤主之。（《伤寒论》第64条）

心下悸者，半夏麻黄丸主之。（《金匮要略·惊悸吐衄下血胸满瘀血病脉证并治第十六》第13条）

伤寒厥而心下悸，宜先治水，当服茯苓甘草汤，却治其厥。不尔水渍入胃，必作利也。（《伤寒论》第356条）

二、医案举隅

肺腺癌多发转移伴黄疸·桂枝甘草汤案

患者孙某，男，30岁，住院号23043**，于2017年

1月12日以“确诊肺癌2月，黄疸10天”为主诉就诊，门诊以“肺癌多发转移”收住入院。患者5月前无明显诱因出现咳嗽、咳痰，于当地医院就诊考虑“肺结核”，遂就诊于陕西省传染病医院，诊断为肺结核，给予抗结核治疗（利福平等抗结核治疗，具体用药不详）。后发现左颈部包块再次入院，行穿刺活检，病理提示：侧颈部纤维组织及淋巴组织内部恶性肿瘤浸润，提示腺癌可能。西京医院病理会诊提示：（左侧颈部）转移性腺癌，免疫组化染色瘤细胞表达TTF-1，支持肺腺癌，但有些消化道肿瘤也表达TTF-1，且较多印戒细胞，不能排除消化道来源。免疫组化：CK7（+）、TTF-1（+）、CK20（+）、Villin（-），Hep（-）、TG（-），Ki-67（+25%~50%）。经对症治疗病情稍稳定后出院。10天前患者出现全身黄疸，遂就诊于咸阳肿瘤医院，给予退黄、保肝、抗感染（泰能）、营养支持等对症支持治疗，效果不佳。今为求进一步治疗遂来我院。现症：黄疸，消瘦明显，乏力，不欲饮食，眼睑及口甲色淡，呈贫血貌，咳嗽，咳痰，偶有胸闷、气喘，恶寒，测体温39℃，给予物理降温后，体温下降至正常，于19时30分再次测体温38℃，给予吲哚美辛栓剂半粒纳肛，于19时40分患者出现心慌、心悸，恶寒发热，汗出多，立即给予吸氧、心电监护、指脉氧监测，心率：145次/min，血压：107/58mmHg，呼吸：26次/min，结合患者窦性心动过速病史，给予急查床头心电图示：窦性心动过速，T波低平。脉诊：脉结代。腹诊：心悸。《伤寒论》言："发汗过多，其人叉手自冒心，心下悸，欲得按者，桂枝甘草汤主之。"故给予桂枝甘草汤免煎颗粒1剂。具体组方如下：

桂枝30g　炙甘草10g

配方颗粒3剂，一次2格，顿服。

服药后心率降至102次/min，未再发热，汗出减少。现症：情绪低落，发汗后腹胀满，仍有胸闷、气短，动则加重，咳嗽，双下肢重度水肿。腹诊：腹胀满。《伤寒论》云："发汗后，腹胀满者。厚朴生姜半夏甘草人参汤主之。"辨证：脾虚气滞，治以健脾行气为法，方宗厚朴生姜半夏甘草人参汤。具体用药如下：

厚朴125g　生半夏65g　炙甘草30g　人参15g
生姜125g

3剂，上药以水2000ml，煮取600ml，去滓，温服200ml，日3服。

2017年1月14日二诊：服药后未再诉腹胀满，情绪较前好转。患者现阶段病情较重，以头晕、乏力，全身虚弱为主，西医予以抗肿瘤、对症支持治疗。综合舌脉，中医辨证为中气不足，方宗补中益气汤调理善后。

第十二节　胸胁苦满

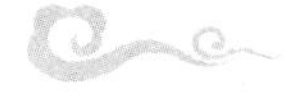

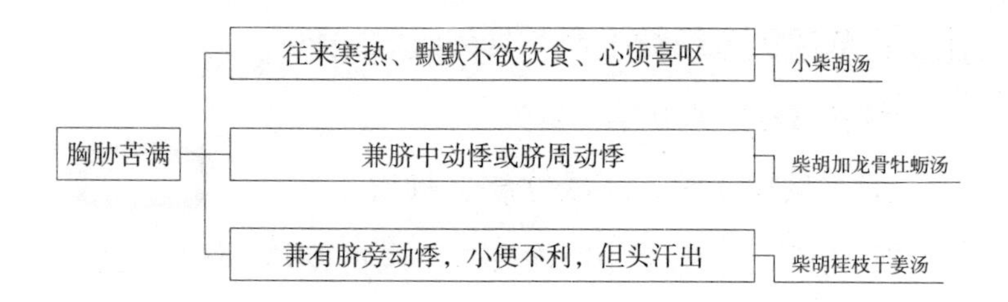

一、相关条文

太阳病，十日已去，脉浮细而嗜卧者，外已解也。设胸满胁痛者，与小柴胡汤。（《伤寒论》第37条）

伤寒五六日，中风，往来寒热，胸胁苦满，嘿嘿不欲饮食，心烦喜呕，或胸中烦而不呕，或渴，或腹中痛，或胁下痞硬，或心下悸、小便不利，或不渴、身有微热，或咳者，小柴胡汤主之。（《伤寒论》第96条）

小柴胡汤临证加减：若胸中烦而不呕者，去半夏、人参，加栝楼实一枚；若渴，去半夏、加人参合前成四两半、栝楼根四两；若腹中痛者，去黄芩，加芍药三两；若胁下痞硬者，去大枣，加牡蛎四两；若心下悸、小便不利者，去黄芩，加茯苓四两；若不渴、外有微热者，去人参，加桂枝三两，温覆微汗愈；若咳者，去人参、大枣、生姜，加五味子半升、干姜二两。

得病六七日，脉迟浮弱，恶风寒，手足温，医二三下之，不能食，而胁下满痛，面目及身黄，颈项强，小便难者，与柴胡汤，后必下重。本渴饮水而呕者，柴胡汤不中与也，食谷者哕。（《伤寒论》第 98 条）

伤寒四五日，身热恶风，颈项强，胁下满，手足温而渴者，小柴胡汤主之。（《伤寒论》第 99 条）

伤寒五六日，头汗出，微恶寒，手足冷，心下满，口不欲食，大便硬，脉细者，此为阳微结，必有表，复有里也。脉沉，亦在里也。汗出，为阳微。假令纯阴结，不得复有外证，悉入在里，此为半在里半在外也。脉虽沉紧，不得为少阴病。所以然者，阴不得有汗，今头汗出，故知非少阴也。可与小柴胡汤。（《伤寒论》第 148 条）

阳明病，发潮热，大便溏，小便自可，胸胁满不去者，与小柴胡汤。（《伤寒论》第 229 条）

阳明病，胁下硬满，不大便而呕，舌上白胎者，可与小柴胡汤。上焦得通，津液得下，胃气因和，身濈然汗出而解。（《伤寒论》第 230 条）

阳明中风，脉弦浮大，而短气，腹都满，胁下及心痛，久按之气不通，鼻干；不得汗，嗜卧，一身及目悉黄，小便难，有潮热，时时哕，耳前后肿。刺之小瘥，外不解。病过十日，脉续浮者，与小柴胡汤。（《伤寒论》第 231 条）

本太阳病不解，转入少阳者，胁下硬满，干呕不能食，往来寒热；尚未吐下，脉沉紧者，与小柴胡汤。（《伤寒论》第266条）

呕而发热者，小柴胡汤主之。（《伤寒论》第379条）

伤寒五六日，已发汗而复下之，胸胁满微结，小便不利，渴而不呕，但头汗出，往来寒热，心烦者，此为未解也，柴胡桂枝干姜汤主之。《伤寒论》（第147条）

伤寒八九日，下之，胸满烦惊，小便不利，谵语，一身尽重，不可转侧者，柴胡加龙骨牡蛎汤主之。（《伤寒论》第107条）

二、医案举隅

（一）左肺小细胞癌放化疗后·小柴胡汤案

患者曹某某，女，70岁，住院号23675**，于2018年2月27日以“左肺小细胞肺癌放化疗后3周”为主诉就诊，门诊以“左肺小细胞肺癌放化疗后”收住入院。患者2017年9月无明显诱因出现双下肢肿胀，就诊于西京医院，查胸部CT示：左肺上叶占位性病变，考虑肺癌。2017年10月10日在该院行B超引导下肺部穿刺活检，病理结果示：（左肺）形态学考虑小细胞癌。后出现咳嗽痰中带血、胸闷气短，给予对症处理，症状缓解后出院。2017年11月上述症状加重，入住我科，采用EP（依托泊苷＋卡铂）方案，化疗期间患者出现Ⅲ度胃肠道反应及高血压症状，急暂停化疗，后以左肺病灶及部分纵膈淋巴结肿大区行X刀放疗，拟剂量：3.5Gy×15f，3f/w，总剂量约为60Gy，未见明显不适，期间查B超示：肝内多发占位性病变；肝门部淋巴结可探及；餐后胆囊，胆囊息肉；子宫直肠陷窝少许积液；少量腹水；双肾、输尿管、膀胱未见明显异常。症状缓解后出院。2018年1月25日复查脑、胸部、上腹部CT平扫：与2017年11月22日片比较：左肺上叶肺癌，邻近纵隔侵犯，周围多发结节及条索灶，考虑转移并癌性淋巴管炎，较前有所吸收；纵膈多发肿大淋巴结，较前有所减轻；双肺间质性改变伴双肺多发局限性炎症，较前有所吸收；左侧少量胸腔积液，本次新发；多发腔隙性脑梗，基本同前；肝脏多发转移瘤。2018年1月30日继续行上述化疗方案1周期，未见明显不适。现拟行下一周期化疗。现症：胸闷气短，咳嗽，口苦咽干，偶有小腹坠痛感，小便频，量少，夜间4~5次，大便正常，默默不欲饮食，夜间多梦易醒。舌淡红，苔薄白，脉弦细。腹诊：右侧胸胁苦满。辨证：邪入少阳证，以和解少阳为法，方宗小柴胡汤去黄芩，加茯苓原方。具体组成如下：

柴胡125g　茯苓60g　人参粉45g　炙甘草45g

生半夏65g　大枣12枚　大黄30g

3剂，上药以水1600ml，煎至600ml，去滓，分温3服。

2018年3月1日二诊：服药1剂后患者腹泻3次，食欲好转，3剂后小腹坠痛感基本消失，小便量较前增多，排出较前通畅，未有明显口苦，夜间睡眠改善。现患者综合评估后拟明日行化疗，化疗期间密切观察有无不良反应，及时中药干预，对症处理。

按语：《伤寒论》言："伤寒中风，有柴胡证，但见一症便是，不必悉具。"故据胸胁苦满腹证予小柴胡汤，临证加减：若小便不利，去黄芩加茯苓。即有是证用是方，随证治之。茯苓在此除淡渗利湿之外，还有安神之功。诚如张伯礼教授所言："论治如军队打仗，切不可围追堵截，堆药成方。用药处方如同排兵布阵，要君臣佐使明确，讲究主辅次序，发挥协同效应。"

（二）右肺癌·小柴胡汤合小陷胸汤案

患者陈某某，男，61岁，住院号23201**。患者于2017年4月24日以"胸痛伴咳嗽、咳痰1月，加重1周"为主诉就诊，门诊以"右肺癌？"收住入院。1月前患者无明显诱因出现左胸部疼痛，咳嗽，咳痰，痰白易咳出，未予重视。近1周上述症状加重，遂今日于我院门诊查胸部CT示：右肺中叶可见大小约4.6cm×4.5cm软组织肿块影，其内可见空洞。双肺支气管血管束增粗、紊乱，边缘模糊。双肺透亮度增强，并可见多发散在大小不等斑片状、囊状透亮影。双侧胸廓对称，胸廓软组织及骨质结构未见异常。胸膜局部增厚，无胸腔积液。心脏大血管无异常。纵膈、肺门未见明显肿大淋巴结影，提示：①右肺中叶肺癌，建议增强扫描；②慢性支气管炎、肺气肿；③双侧胸膜局部增厚。现症：胸部疼痛，咳嗽，咳痰，痰白易咳出，头晕，头痛，偶有胸闷、气短，口苦，默默不欲饮食，入睡困难，多梦易醒，二便正常。近 2 月体重减轻 3kg。舌淡，苔薄黄，脉弦。腹诊：双侧胸胁苦满，心下按之则痛。《伤寒论》言："小结胸病，正在心下，按之则痛，脉浮滑者，小陷胸汤主之。"辨证：邪入少阳。治以和解少阳为法，方选小柴胡汤合小陷胸汤原方。具体方药如下：

柴胡 125g　黄芩 45g　人参 45g　炙甘草 45g
生半夏 65g　大枣 12 枚　黄连 15g　瓜蒌 80g（先煎）
生姜 45g

3 剂，上药以水 3000ml，先煎瓜蒌至 2400ml，纳余药煎至 1200ml，去滓煎至 600ml，分温 3 服。

2017 年 4 月 27 日二诊：服药后诸症悉减，未再诉口苦，食欲明显好转，舌脉诊同前。腹诊：右侧轻度胸胁苦满。遂继续予小柴胡汤原方 6 剂，后病情基本稳定，考虑下一步治疗方案。

（三）胰头癌肝转移伴右上腹疼痛·小柴胡汤案

患者陈某某，女，51岁，住院号24165**，于2019年1月7日以“确诊胰头癌肝转移2年，伴右上腹疼痛不适1周”为主诉就诊，门诊以“胰头癌”收住入院。患者于2017年8月体检时超声发现胰头部异常，为进一步明确诊断遂于岐山县医院行上腹部、腹腔超声，提示：肝右叶异常所见，考虑转移瘤；胰头部异常所见，考虑新生物；胆、脾、腹腔未见异常；2017年8月30日在宝鸡市中心医院行肝脏包块穿刺，病理检查示：（肝脏包块组织）穿刺标本：送检条索状肝组织及纤维组织。纤维组织内见腺癌组织浸润。形态学结合免疫组化结果及病史（胰头占位）首先考虑胰腺、胆道来源。免疫组化结果：CK（+），Vimentin（－），CK7（－），CK19（+），CK20（－），Villin（灶－），Hep（－），Glypican-3（－），TTF-1（－）。特殊染色体结果：网状纤维染（+癌巢周）；行头颅MSCT平扫示：颅脑未见明显异常。胸部MSCT平扫示：①左肺下叶少许索状影；②扫描范围内肝内多发低密度灶。后患者多次就诊于我科，患者家属拒绝化疗，给予替吉奥胶囊口服控制肿瘤：2粒/早、3粒/晚。1周前患者右上腹部疼痛不适，经休息后未见缓解，并有加重趋向，遂今日于我院就诊。现症：右上腹疼痛不适，胸闷，乏力，默默不欲饮食，因疼痛不适致夜休差，大便3天1次，质较干，小便正常。舌质淡，苔白腻，脉沉细。腹诊：右侧胸胁苦满。辨证：邪入少阳。中医以和解少阳为法，方宗小柴胡汤去黄芩加白芍1/3量。具体方药如下：

柴胡40g　白芍15g　人参15g　炙甘草15g

清半夏22g　生姜15g　大枣15g

配方颗粒3剂，每天1剂，每次2格，每天3次，沸水冲服。

2019年1月8日二诊：患者诉服药后右上腹疼痛不适减轻，行大便1次，初硬后溏，夜间睡眠改善。舌脉诊及腹诊基本同前。效不更方，上方继服6剂后诸症悉减。

按语：该案为小柴胡汤去黄芩加白芍，一是小柴胡汤之临证加减，二是取芍药甘草汤之意，其在治疗腹直肌挛缩方面显效明显，笔者将芍药甘草汤广泛应用于平滑肌挛缩所致疼痛，获效良多。

（四）贲门癌术后骨转移放疗后·柴胡加龙骨牡蛎汤合桃核承气汤案

患者刘某某，男，61岁，农民，住院号21949**。2013年3月21日以“贲门癌术后2年，伴右侧肩背疼半年余”为主诉入住肿瘤科。自诉2011年无明显诱因出现频繁呃逆，进食质硬食物则更甚，遂去淳化县人民医院就诊，经胃镜检查示：贲门癌。患者为求进一步诊疗遂去咸阳市中心医院就诊，行“贲门癌根治术”，过程顺利。半年前患者自觉右侧颈部疼痛，声音渐嘶哑，曾自服“氨酚待因”但疼痛难以缓解。为求进一步诊疗，遂来我院求诊，门诊以“贲门癌术后骨转移”收住。CT示：贲门Ca术后：右侧颈根部软组织肿块，增强后多考虑肿大并融合的淋巴结，邻近血管包埋；颈1椎体骨质破坏，考虑骨转移瘤。建议颈托固定，拟行放疗。患者因经济原因拒绝行颈托固定，放疗第7天后自述因翻身时右肩部突然疼痛加重不能平卧。现症：头晕，进食后呃逆，声音嘶哑，口苦，胸胁苦满，默默不欲饮食，心烦难眠，小便短黄，大便干。舌质淡红，苔黄腻，脉弦细。腹诊：舟状腹，腹力偏弱，右胸胁苦满，脐上动悸，左侧少腹急结。《伤寒论》言：“伤寒八九日，下之，胸满烦惊，小便不利，谵语，一身尽重，不可转侧者，柴胡加龙骨牡蛎汤主之。”西医以予止痛对症支持治疗，药用：硫酸吗啡缓释片30mg，Q12h，Po。患者虽形体消瘦，舟状腹，腹力偏弱，但烦躁易怒，左侧少腹急结，乃虚中夹实，故急则治其标，缓则治其本，治以和解少阳、清热化瘀，方宗柴胡加龙骨牡蛎汤合桃核承气汤原方。组成如下：

柴胡 125g 生半夏 65g 人参 45g 炙甘草 45g

黄芩 45g 桂枝 30g 桃仁 20g 大黄 60g

芒硝 30g（后下） 生龙骨 30g 生牡蛎 30g

生姜 45g 大枣 12 枚

中草药 2 剂，日 1 剂，上药以水 2500ml 煎煮至 500ml，去滓，纳芒硝，更上火微沸，下火，日 3 服，每服 100ml。

服上方 2 剂后，呃逆消失，右侧颈根部疼痛感亦减，肿胀消，今稍能平卧，舌脉诊基本同前。腹诊：右胸胁苦满，左侧少腹急结稍减。予小柴胡汤合当归芍药散 6 剂。后电话回访，诸症悉减。

（五）食管胃交界癌术后·柴胡加龙骨牡蛎汤合大柴胡汤案

患者杨某某，男性，66 岁，工人，住院号 1605**，于 2015 年 4 月 20 日以“贲门癌术后 4 年余”为主诉，门诊以“食管胃交界癌”入院。患者 4 年前因上腹部胀痛不适伴呕吐前往咸阳市中心医院就诊，入院后行胃镜检查示：食管癌。遂于 2011 年 1 月 2 日于咸阳市中心医院查胃镜提示：距门齿 40cm 可见环周黏膜不规则隆起，表面凹凸不平，质脆，触之易出血，阻塞管腔，镜身不能通过，齿状线未观察到。X 线上消化道造影：食管下段癌并梗阻。病理诊断：食管胃交界处溃疡型腺鳞癌侵及全层；手术上下切缘未见癌组织残留；食管旁淋巴结（3/6 枚）有癌组织转移。胸部正位：①左肺下野心影重叠区高密度影；左侧膈肌抬高。②左下肺局限性纤维化。2011 年 1 月 4 日在全麻下行“贲门癌根治术”，术后恢复良好，于 2011 年 1 月 17 日好转出院。10 天前因天气变化受凉感冒出现咽痒，稍有咳嗽不适等症状，期间口服感冒药（具体用药不详），服药后症状未见明显改善，遂今日来我院寻求进一步治疗。现症：自觉腹中气上冲胸，胸闷，呃逆，咽痒，痰少，痰中带有少量血丝，脘腹胀痛伴胃部烧灼感，口干，喝水易呛及饮食难以下咽，纳差，二便调，夜休可。舌红，苔黄腻，脉弦数。腹诊：腹平软，脐下动悸，心下按之满痛，左侧胸胁苦满。西医查体：右侧颈部可触及一黄豆大小肿块，边缘光滑，活动度可，无压痛。辨证：热证奔豚。中医治以攻补兼施，协调阴阳，方宗大柴胡汤合柴胡加龙骨牡蛎汤原方，重用桂枝平冲降逆。组成如下：

柴胡 125g　大黄 30g　枳实 55g　黄芩 45g
生半夏 65g　炒白芍 45g　大枣 12 枚　茯苓 25g
桂枝 75g　煅龙骨 25g　煅牡蛎 25g　人参 25g
炙甘草 45g　生姜 75g

上方 3 剂，上药以水 4600ml，煎煮至 1200ml，去滓，再煎煮至600ml，分温3服。

2015年4月24日二诊：服上药后患者自诉心悸、气上冲胸感较前减轻，胸闷、气短好转。现症：口苦，胃部烧灼感。舌红，苔黄，脉弦数。腹诊基本同前。于原方基础上加用沉香止逆降气。患者胃部烧灼感明显，胁痛吞酸，实属肝火犯胃，治宜调理肝脾，清肝降火，降逆止呕。在上方基础上合用左金丸。具体用药如下：

柴胡125g　大黄30g　枳实55g　黄芩45g
生半夏65g　炒白芍45g　大枣12枚　茯苓25g
桂枝75g　煅龙骨25g　煅牡蛎25g　人参25g
炙甘草45g　沉香10g　黄连30g　吴茱萸5g
生姜75g

7剂，上药以水4900ml，煎煮至1200ml，去滓，再煎煮至600ml，分温3服。

2015年4月28日三诊：服上药后患者诉诸症悉减。现症：偶有呃逆，舌红，苔白水滑。腹诊：心下按之满痛。予大柴胡汤原方3剂。后痰中稍带血，在原方中再加入止血之三七粉10g冲服，继服3剂后症状基本消失。

（六）胆囊癌术后·柴胡加龙骨牡蛎汤案

患者孙某某，女，53岁，住院号22538**，于2015年8月11日以“胆囊癌术后3周余”收住入院。自述

10年前因上腹部疼痛于当地医院就诊，腹部B超提示：胆囊结石，胆囊炎。住院予对症治疗，后缓解出院。期间仍反复发作，于2015年7月13日于我院在腹腔镜下行“胆囊切除术”，手术过程顺利，术后恢复良好。今为求进一步治疗，遂来我院就诊。现症：头晕目眩，胸满，心烦，不欲饮食，口中和，胃中嘈杂不适。舌淡暗，苔微黄，脉浮弦。腹诊：腹平，腹力偏强，双侧胸胁苦满，脐上、下动悸。辨证当属少阳不和，邪热扰心，治以和解少阳，清热除烦，重镇安神为法，方宗柴胡加龙骨牡蛎汤原方。组成如下：

柴胡60g　煅龙骨25g　黄芩25g　人参25g

桂枝25g　茯苓25g　生半夏32g　大黄30g（后下）

煅牡蛎25g　大枣6枚　生姜25g

3剂，上药以水1600ml，煮取800ml，纳大黄，更上火微沸，去滓，温服200ml，每天3次。

8月13日二诊：自述服上药1剂后腹痛即泻3次，嘱其稍停服，未再腹泻后继服。3剂后患者诉：心情舒畅，食欲好转，已不觉头晕目眩，胃中不适消失，夜间多梦易醒。舌淡暗，苔薄白，脉浮弦。腹诊：两侧胁苦满消失，脐上，下动悸。《伤寒论》言：“发汗后，其人脐下悸者，欲作奔豚，茯苓桂枝甘草大枣汤主之”。宗此方原方，组成如下：

茯苓125g　炙甘草30g　桂枝60g　大枣15枚

3剂，作甘澜水2000ml，先煮茯苓至1600ml，纳诸药，煮取600ml，去滓，分温3服，200ml/次。

8月15日三诊：服药后患者诉夜间睡眠改善明显，未有其他不适，舌脉诊及腹诊基本同前，效不更方，上方再进3剂，嘱出院返家将息，若不适随诊，定期复查。后经电话随访，病情稳定。

（七）周围型肺腺癌·柴胡加龙骨牡蛎汤案

患者韩某某，女，64岁，住院号24020**，于2018年10月9日以“确诊肺癌半年余，咳嗽、气短1月余”为主诉就诊，门诊以“肺癌”收住入院。患者间断咳嗽10余年，因咳嗽症状较轻，未予重视。半年前，患者于受凉后再次出现咳嗽，无痰，伴胸痛，咽干、咽痒，无发热、恶寒，无潮热盗汗。就诊于我院呼吸二科行胸部增强CT示：①右肺下叶占位，考虑周围型肺Ca，伴右肺、胸膜、淋巴结多发转移，右肺癌性淋巴管炎形成，建议穿刺活检。②右肺中叶炎性病变。③心包积液。经患者家属协商后行“CT引导下肺穿刺活检”，病理结果提示：右肺下叶活检穿刺，肺组织内低分化癌浸润倾向低分化腺癌，片内结构提示排除转移后再考虑肺原发。（心包积液）仅查见极少量异型细胞，细胞学不排除肿瘤性病变，建议复查。经对症处理后好转出院，随后患者就诊于陕西省肿瘤医院行基因检测（具体检测结果未见），根据检测结果推荐使用吉非替尼，患者间断口服上药，用药期间出现明显厌食，腹泻，5~6次/日，未定期复查。1月前患者咳嗽、气短加重，遂就诊于泾阳县医院，查CT（2018-8-22）示：右肺癌并左肺转移，右侧主支气管截断，纵膈多发转移，双肺胸膜腔积液，右侧著，肝顶斑片状低密度影，颅脑未见明显异常。为进一步诊疗，遂今日就诊于我院。现症：头晕，乏力，咳嗽，少痰，胸闷、气短，口苦、口干不欲饮，默默不欲饮食，入睡困难，二便正常。舌红少津，脉沉细。腹诊：全腹软，腹力可，心下按之则痛，右侧胸胁苦满，脐上动悸。西医予以抗肿瘤，提高免疫力等对症支持治疗；中医以和解少阳，通阳泄热为法，方选柴胡加龙骨牡蛎汤合小陷胸汤1/3量。具体方药如下：

柴胡 20g　煅龙骨 9g　黄芩 9g　人参 9g
桂枝 9g　茯苓 9g　清半夏 30g　大黄 10g
煅牡蛎 9g　大枣 6g　黄连 5g　瓜蒌 25g
生姜 9g

配方颗粒9剂，每天3剂，沸水冲服，每次2格，每天3次。

2018年10月10日二诊：服上方3剂后患者腹泻3次，

故嘱暂停服，未再腹泻后继服。服上方9剂后诸症悉减，腹诊：按之心下满痛。给予大柴胡汤制剂6袋，后电话回访，病情较稳定。

（八）左肺癌·柴胡加龙骨牡蛎汤案

患者张某某，女，73岁，住院号596**，2014年9月无明显诱因出现双侧胸部疼痛不适，以左侧为著，伴胸闷、气短，咳嗽，痰少，乏力，进行性消瘦，自服消炎药物后，效果欠佳，先后于我院住院治疗，症状缓解后出院。2015年4月2日上述症状再次加重，遂来我院，门诊以“左肺癌”收入我科治疗。现症：咳嗽，痰少，胸闷气短，口干喜饮，默默不欲饮食，消瘦明显，大便3天1次，质干结，小便正常，夜休差。裂纹舌，舌质暗，苔黄厚腻，脉浮。腹诊：右侧胸胁苦满，脐下动悸，脐旁压痛。辨证：少阳证。治以和解少阳，方用柴胡加龙骨牡蛎汤原方。组成如下；

柴胡60g　煅龙骨25g　黄芩25g　人参25g

桂枝25g　生半夏32g　大黄30g（后下）

煅牡蛎25g　大枣6枚　茯苓25g　生姜25g

5剂，上药以水1600ml，煮取至800ml，去滓，煎煮至600ml，温服200ml，日3服。

2015年4月8日二诊：服药后患者诉诸症悉减，尤以咳嗽减轻显著。现症：偶有左侧胁肋部疼痛，舌脉诊同前。腹诊：左侧胁下满痛。考虑患者胸痹不适，以小柴胡汤临证加减，若胁下痞硬，去大枣加牡蛎，故予柴胡加龙骨牡蛎去大枣，重用牡蛎60g，3剂，煎服法同上。

2015年4月13日三诊：服药后患者诉左胁痛缓解。现感心烦、心下悸动不安，后背发凉，口干，口淡无味。腹诊：脐下动悸伴压痛，心下按之则痛，右侧胸胁苦满。今调整方药，柴胡加龙骨牡蛎汤合小陷胸汤及桂枝甘草汤原方。方药如下；

柴胡60g　煅龙骨25g　黄芩25g　人参25g

桂枝60g　生半夏65g　大黄30g（后下）

煅牡蛎25g　大枣6枚　茯苓60g　黄连15g

瓜蒌50g　甘草45g　生姜25g

1剂，上药以水1600ml，煮取至800ml，去滓，煎煮至600ml，分温3服。

2015年4月15日四诊：患者服中药后，心下悸动不安基本消失，胸闷气短明显减轻，未再诉后背发凉，自感痰中发咸。舌质红，苔薄腻。腹诊：右侧轻度胸胁苦满，心下按之则痛。辨证当属肝肾阴虚，痰湿上泛。可用小陷胸汤合金水六君煎，滋养肺肾，燥湿化痰。服上方3剂后诸症均减，仍偶有口中发咸，间断服用金水六君煎12剂，后电话随访未再出现上述症状。

（九）未明原因发热·柴胡加龙骨牡蛎汤案

患者周某某，男，79岁。2018年5月10日以“间断发热2年，嗜睡2天”为主诉就诊。患者2016年8月间断开始发热，胸部CT示右肺上叶炎症，痰培养查见革兰氏阳性球菌。后予利巴韦林、氟康唑、莫西沙星等药物抗感染治疗，体温控制不佳。骨髓穿刺结果未见异常，结核试验（-）。至2017年间断发热，给予中药治疗。2018年5月3日查胸部CT示：双肺炎症，双侧胸腔积液，纵膈淋巴结肿大。心脏超声示：全心扩大，室间隔及左室壁搏幅普遍减低，提示心肌缺血，左室舒张，收缩功能减低，三尖瓣大量返流，二尖瓣中量返流，肺动脉高压，心动过速，心包积液。脑钠肽（BNP）：3614.2pg/ml；铁蛋白：1778.48ng/ml；CA125：152.30 U/ml。刻下：间断发热，嗜睡，乏力明显，胸闷，偶有恶心呕吐，消瘦纳差，尿少，大便正常。舌红，苔薄白。腹诊：全腹肥满，腹力偏弱，右侧胸胁苦满，脐上动悸。中医辨证：少阳证，热邪内陷。治法：和解少阳，予柴胡加龙骨牡蛎汤原方。处方如下：

柴胡60g　生龙骨25g　黄芩25g　人参5g

桂枝25g　茯苓25g　生半夏32g　大黄30g（后下）

大枣6枚　生牡蛎25g　生姜25g

3剂，除大黄以外，其他药物以水1600ml，煮至800ml，加入大黄，再煎片刻，取汁约600ml，温服

200ml。

5月14日二诊：服药后腹泻，2~3次/日，无诱因出现夜间烦躁，大声呼叫。查电解质：钠127.3 mmol/L，氯93.6 mmol/L。予及时纠正电解质紊乱。继投以柴胡加龙骨牡蛎汤，3剂。

5月17日三诊：服药后腹泻，3~4次/日，烦躁、嗜睡较前明显改善，乏力较前有所好转，偶有胸闷气短，右下腹隐痛，全身水肿，纳食较前明显增加，尿少，大便正常，色暗黄。舌红，苔薄白。腹诊同前，效不更方，继以上方3剂。

5月21日四诊：服药后热退未再发病，颜面水肿较前明显缓解，胸闷气短、夜间烦躁症状减轻，乏力改善，大便质软，尿量增多。舌淡红，苔薄白。腹诊同前。服药后诸症均减，但查腹证并未消失，后间断服此方治疗，持续随访。

按语：患者久病正气虚弱，邪客少阳，弥漫三焦。结合四诊和腹诊综合分析，此乃柴胡加龙骨牡蛎汤证。服药期间患者腹泻，检测电解质情况，将现代医学与传统医学结合，事半功倍。患者服药后诸症均减，腹证并未消失，调整剂量后继续服此方治疗。

（十）肺癌转移伴意识不清·柴胡加龙骨牡蛎汤案

患者田某某，男，79岁，2015年8月31日以“确诊肺癌5年，气短加重2天，意识不清1天”为主诉就诊。患者5年前因“先天性心脏病”查胸片发现肺部肿块，查肿瘤标志物升高，诊断为“肺癌”，未行病理检查及放化疗。2个月前因胸闷气短加重及头晕恶心查CT示肺癌骨转移、脑转移，于当地医院住院治疗，症状缓解后出院。3天前因受凉，出现咳嗽、低热，自服板蓝根冲剂、阿莫西林，效果不著。2天前胸闷气短加重，喉间痰鸣，咯痰不出。1天前出现意识不清，小便失禁，遂家属送至我院急诊。现症：神志不清，烦躁不安，面色如常，眼周发青，便秘，小便不利。舌红苔白，脉弦滑。腹诊：腹部平坦，胸胁苦满，心下压痛，脐上动悸。中医辨证：表邪入里化热，肝风内动。治法：和解少阳，清肝泻热。予柴胡加龙骨牡蛎汤1/3量方。处方如下：

柴胡20g　生龙骨8g　黄芩8g　人参5g
桂枝8g　茯苓8g　生半夏10g　大黄10g（后下）
大枣2枚　生牡蛎8g　生姜8g

3剂，除大黄以外，其他药物以水1600ml，煮至800ml，加入大黄，再煎片刻，取汁约600ml，温服200ml。

9月5日二诊：服药6剂，大便通，小便利，胸胁苦满锐减。后予金匮肾气丸调理善后。

按语：本案患者癌病日久，久病耗气，结合腹诊予柴胡加龙骨牡蛎汤和解少阳，清肝泻热。因患者高龄，处于肿瘤晚期又合并心脏病，恐不胜大剂量药力，故予1/3药量治疗。二诊后，柴胡加龙骨牡蛎汤证已无，诸症锐减，因患者病久，阴阳失调，予金匮肾气丸调理善后。

（十一）精神分裂症·柴胡加龙骨牡蛎汤案

患者邓某某，女，22岁。患“精神分裂症”而不能入睡，曾服冬眠灵5片，能睡3小时左右，邀请中医治疗。观其形体壮实，症见头晕、心悸、失眠、烦躁易怒，甚者打人毁物。腹诊：胸胁苦满，心下有抵抗和胀满感，脐上有动悸。予以柴胡加龙骨牡蛎汤原方（弃铅丹不用）3剂，1剂则睡觉安稳，3剂则病证若失。

（十二）病毒性心肌炎·柴胡加龙骨牡蛎汤案

患者杜某某，女，22岁，学生，2013年5月31日初诊。自述3月前患病毒性心肌炎，经治后诸症减轻。1周前无明显诱因自觉心悸烦躁，夜寐不安，休息后未见好转，今就诊于我科。现症：烦躁，自觉心中悸动不安，手足心汗出。舌淡，苔薄白，脉沉缓。腹诊：右胸胁苦满，脐上、脐下有动悸。证属少阳不和，气火郁结，心神被扰。治宜和解清热，镇惊安神，方宗柴胡加龙骨牡蛎汤原方。组成如下：

柴胡 60g　生龙骨 25g　黄芩 25g　生姜 25g

人参 25g　生半夏 25g　桂枝 25g　茯苓 25g

大黄 30g（后下）　生牡蛎 25g　大枣 12 枚

4 剂。上药以水 1600ml，煎煮至 800ml，去滓，纳大黄切如棋子大，更煮一二沸，温服 200ml，日 3 服。

2013 年 6 月 7 日二诊：自述服上药后，汗出症状明显改善，失眠、心悸等诸症减轻。现症：腹中雷鸣，频得矢气。舌淡苔白，脉沉缓。腹诊：脐下有动悸，属本有里饮，汗出过多而停饮被激。《伤寒论》言："发汗后，其人脐下悸者，欲作奔豚，茯苓桂枝甘草大枣汤主之。"故宜温化降逆，方宗本方原方。组成如下：

茯苓 125g（先煎）　桂枝 60g　大枣 12 枚

炙甘草 30g

2 剂。上药以水 2000ml，先煎茯苓至 1600ml，纳余药再煎至 600ml，日 3 服，200ml/ 次。后病告痊愈。

（十三）不寐・柴胡加龙骨牡蛎汤合茯苓桂枝甘草大枣汤案

患者仝某某，女，46 岁，2018 年 5 月 15 日以"入睡困难 10 年余"为主诉就诊。自述 10 年前出现上症，初起病情较轻，后渐加重，曾间断服用中药、西药之助眠药物，未明显改善。为进一步治疗，遂就诊于我科。现症：入睡困难，醒后难以入睡，睡眠时间3~5小时/天，心烦易怒，胸胁苦满，胃脘饱胀嗳气，受凉后腹泻，曾口服补脾益肠丸，虽受凉后腹泻症状改善，但又增便秘，入睡困难、醒后难以入睡依然。舌淡红边有齿痕，苔薄白水滑，脉沉缓。腹诊：全腹平软，腹力偏弱，脐中压痛、动悸，右侧胸胁苦满。遂投柴胡加龙骨牡蛎汤合茯苓桂枝甘草大枣汤原方。组成如下：

柴胡60g　生龙骨25g　黄芩25g　生姜25g
人参25g　生半夏25g　桂枝60g　茯苓125g
大黄30g（后下）　生牡蛎25g　大枣15枚
炙甘草30g

3剂。上药以水4000ml，煎煮至800ml，去滓，纳大黄切如棋子大，更煮一二沸，温服200ml，日3服。

2018年5月19日二诊：病人服药3剂后欣然来告，其胸胁苦满、便秘、心下痞硬、噫气之症已无，但入睡困难依旧。腹诊：全腹平软，腹力偏弱。脐中压痛有动悸。苔脉同前，易上方为茯苓桂枝甘草大枣汤原方，组成如下：

茯苓125g　桂枝60g　炙甘草30g　大枣15枚

5剂。上药以甘澜水2000ml，先煮茯苓，减400ml，煮取600ml，去滓，温服200ml，日3服。后电话随访，服药后无不良反应，睡眠改善，再进15剂，病告痊愈。

按语：有是证用是方，乃不变之定律，然纵观病史，该患者曾口服补脾益肠丸，病人用药后，受凉后腹泻症状改善，但又增便秘，入睡困难、醒后难以入睡，心烦易怒，胸胁苦满依然。是医能用此方，虑其当有脾虚之证，服药后其受凉后腹泻症状改善便是明证。但入睡困难、醒后难以入睡，心烦易怒，胸胁苦满依然，是不能用脾虚证来解释的。而肝属木，既可乘脾又可犯胃，肝气虚临床见之可见心烦易怒、抑郁寡欢、胸胁苦满，乘脾则表现为受凉后腹泻，犯胃则可见胃脘饱胀嗳气，甚则恶心呕吐。今用柴胡加龙骨牡蛎汤合茯苓桂枝甘草大枣汤，一者有胸胁苦满、脐中动悸，但此方乃为病在少阳，热邪内陷、热盛伤阴而设，而病人其舌边有齿痕，苔薄白水滑、脉沉缓，显然热象不著，且有心阳虚衰、水饮上犯之表现。《伤寒论》云："发汗后，其人脐下悸者，欲作奔豚，茯苓桂枝甘草大枣汤主之。"今合用二方，从寒热药量之比约为1∶1.5，既可以避免过分寒凉，又能顾及肝脏的条达之性，且大黄后下，与桂枝1∶2相伍，平冲降逆，通腑泻下，则便秘、心下痞硬、噫气可除，至于重用茯苓尚有淡渗利湿安神之功。

（十四）抑郁性神经症·柴胡加龙骨牡蛎汤合苓桂草枣汤案

患者陈某某，女，55岁，2021年3月9日以“烦躁，失眠3年余”就诊于我科门诊。患者诉3年来，情绪不佳，潮热自汗，郁郁寡欢，嗳气，烦躁欲死，有轻生倾向。手足冰凉，自诉服桂枝汤后有所减轻，停药后仍可见上述症状。舌淡苔白，水滑，有齿痕。辨证：脾虚肝郁证。予以柴胡加龙骨牡蛎汤合苓桂草枣汤原方。具体方药如下：

柴胡60g　煅龙骨23g　人参23g　桂枝60g
茯苓125g（先煎）　生半夏23g　大黄30g（后下）
煅牡蛎23g　大枣15枚　炙甘草30g　北柴胡5g
当归5g

上药3剂，以水2000ml，煮取1000ml，纳大黄，切如棋子，更煮一二沸，去滓，温服，日3服，200ml/次。

2021年3月12日二诊：服药后患者诉食欲、睡眠好转，腹泻2次。SCL90评分280分，综合分析后诊断为抑郁性神经症。效不更方，再进5剂，给予全身性系统性放松疗法。

2021年3月16日三诊：患者诉服药后烦躁减轻，情绪稳定，腹泻3次/日，睡眠有所改善。继续予以上方。

2021年3月30日四诊：服药后偶有腹泻，3~4次/天，肠鸣音亢进，食欲较前好转。现症：仍性情急躁，但较前减轻，潮热。舌淡，苔薄，有齿痕。因生大黄久服有便秘之嫌，故上方易生大黄为酒大黄。后继续随访。

（十五）肺恶性肿瘤伴咳嗽、气短·柴胡加龙骨牡蛎汤加减

患者程某某，男，76岁，于2021年4月9日以“肺恶性肿瘤伴咳嗽气短半月，加重1周”为主诉就诊。现症：咳嗽、气短明显，偶有胸闷，口苦，往来寒热，平素恶寒，眼睑浮肿，默默不欲饮食，夜休可，二便正常。舌淡暗，苔黄腻，有齿痕。腹诊：脐周动悸。诊断：肺恶性肿瘤。辨证：少阳咳嗽之证。治宜和解少阳，温肺止咳，方宗柴胡加龙骨牡蛎汤。按小柴胡汤临证加减，若咳者，去人参、大枣、生姜，加干姜、五味子，1/3量；虑其柴胡加龙骨牡蛎汤为小柴胡汤半量之方，故加减之法亦当宗半量。组方如下：

柴胡 20g　黄芩 8g　茯苓 8g　生龙骨 8g

生牡蛎 8g　桂枝 8g　清半夏 10g　干姜 5g

五味子 6g　大黄 10g

中药21剂，每天1剂，配方颗粒，每次1格，沸水冲服，日2次。口服。电话随访。

按语：本案着重强调柴胡加龙骨牡蛎汤临床加减，究其为小柴胡汤半量之方，可按小柴胡汤临证加减。患

者咳嗽、气短明显，若咳者，去人参、大枣、生姜，加干姜、五味子。笔者依本源剂量，干姜、五味子也应为半量，以期获得更好的临床效果。

（十六）胃脘胀满半年·柴胡桂枝干姜汤合半夏泻心汤、苓桂术甘汤案

患者张某某，男，70岁，2014年3月28日以“胃脘胀满半年，加重3天”为主诉就诊。自述半年前出现上症，初起病情较轻，不以为意，近3天来上症加重，遂今就诊于我科。现症：口苦咽干，渴而不呕，心烦，默默不欲饮食，胃脘胀满，胃中嘈杂，食难用饱，喜食辛辣，后背发凉如掌大，得热则舒，矢气频作，大便稀溏，不成形，小便不利。舌淡，苔白，胖大有齿痕，脉弦滑。腹诊：轻度胸胁苦满。《伤寒论》言：“伤寒五六日，已发汗而复下之，胸胁满微结，小便不利，渴而不呕，但头汗出，往来寒热，心烦者，此为未解也，柴胡桂枝干姜汤主之。”“伤寒五六日，……，但满而不痛者，此为痞，柴胡不中与之，宜半夏泻心汤。”《金匮要略》有言：“夫心下有留饮，其人背寒冷如掌大。”辨证：痞证（少阳病）。故治以和解少阳，温化水饮，和胃消痞，方宗柴胡桂枝干姜汤合半夏泻心汤、苓桂术甘汤原方。组成如下：

柴胡 125g　桂枝 45g　干姜 30g　天花粉 60g

黄芩 45g　牡蛎 2g　炙甘草 30g　茯苓 60g
白术 30g　生半夏 65g　黄连 15g　大枣 12 枚
人参 45g

2 剂，上药以水 4000ml，煎煮至 1200ml，去滓，煎煮至 600ml，日 3 服，200ml/ 次。后电话随访，其病告愈。

第十三节　胁痛

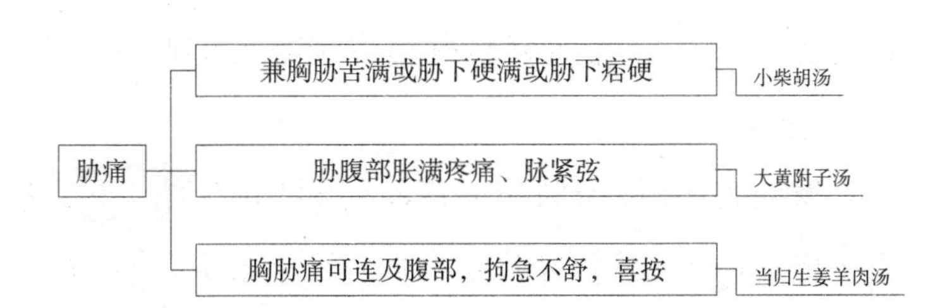

一、相关条文

伤寒五六日，中风，往来寒热，胸胁苦满，嘿嘿不欲饮食，心烦喜呕，或胸中烦而不呕，或渴，或腹中痛，或胁下痞硬，或心下悸、小便不利，或不渴、身有微热，或咳者，小柴胡汤主之。（《伤寒论》第 96 条）

太阳病，十日以去，脉浮细而嗜卧者，外已解也。设胸满胁痛者，与小柴胡汤；脉但浮者，与麻黄汤。（《伤寒论》第 37 条）

血弱气尽，腠理开，邪气因入，与正气相搏，结于胁下。正邪分争，往来寒热，休作有时，嘿嘿不欲饮食，脏腑相连，其痛必下，邪高痛下，故使呕也，小柴胡汤主之。服柴胡汤已，渴者属阳明，以法治之。（《伤寒论》第97条）

伤寒四五日，身热恶风，颈项强，胁下满，手足温而渴者，小柴胡汤主之。（《伤寒论》第99条）

阳明病，发潮热，大便溏，小便自可，胸胁满不去者，与小柴胡汤。（《伤寒论》第229条）

胁下偏痛，发热，其脉紧弦，此寒也，以温药下之，宜大黄附子汤。(《金匮要略·腹满寒疝宿食病脉证治第十》第14条）

寒疝腹中痛，及胁痛里急者，当归生姜羊肉汤主之。（《金匮要略·腹满寒疝宿食病脉证治第十》第17条）

二、医案举隅

（一）腰痛·小柴胡汤案

患者张某，女，96岁，于2017年6月患者无明显诱因出现腹痛、腹泻伴腰痛、双下肢疼痛不适，在武功县人民医院就诊，行胸部CT：①双肺慢支肺气肿改变、左肺上叶前段慢性病变；②左肺上叶支气管开口区肿块影并支气管狭窄，考虑新生物可能；③右肺下叶胸闷结节影；④主动脉及冠状动脉钙化。肿瘤系列：CEA31.1ng/ml，

CA125 110.5ng/ml，CA199 299U/ml。后腰疼加重，在西安医学专修学院武功附属医院就诊，行腰部CT：腰椎骨质疏松、骨质增生，椎间小关节退行性变；腰3~4椎间盘未见膨出及突出改变，给予止痛等对症治疗，效果不明显。2017年8月14日就诊于我院。现症：腰痛伴双下肢疼痛不适，口苦咽干，汗出，默默不欲饮食，夜休可，大便干，小便可，舌暗边有瘀斑，苔薄，脉弦。腹诊：胸胁苦满，腹部有压痛。《伤寒论》言："伤寒五六日，中风，往来寒热，胸胁苦满，嘿嘿不欲饮食，心烦喜呕……或腹中痛……小柴胡汤主之。"中医辨证：少阳证，以和解少阳，方宗小柴胡汤去黄芩加白芍原方，具体用药如下：

柴胡125g　人参45g　甘草45g　生半夏65g

大枣12枚　生白芍45g　生姜45g

3剂，上药以水2400ml，煎煮至1200ml，去滓，再煎至600ml，分温3服。

2017年8月17日二诊：服药后患者诉食欲好转，未再出现口苦,腰部及双下肢疼痛减轻,舌脉及腹诊同前,效不更方，继投上方3剂后，诸症减轻，腰部偶有疼痛，配合康复理疗及热敷散外用，后疼痛减轻出院。

按语：患者腰痛及双下肢疼痛明显，本应着重止痛，却予上方，看似无关，实则取芍药甘草汤缓急止痛之意，既可止痛，又可和解少阳，实乃两全之方。

（二）肺腺鳞癌伴胁痛便秘案

患者杨某某，女，50岁，住院号：21792**。2012年6月12日以“左肺癌化疗后2月余，左胁下疼痛1周”为主诉入院。自述今年1月于本院行胸部CT示：左肺包块，多考虑肺癌可能，建议肺穿刺活检。为进一步诊断，于2012年3月在西京医院穿刺活检，病理示：腺鳞癌。遂于4月2日、4月23日先后行DC、ECF方案化疗各1周期，药用：多西他赛120mg，D1+顺铂120mg，D1；和替加氟4.0g，D1–5+顺铂40mg，D1–3+表阿霉素50mg，D1，过程顺利。现患者疼痛明显，每天靠硫酸吗啡缓释片60mg，Q12h口服度日，副作用明显，故今为进一步治疗就诊于我院。现症：面色萎黄，神疲乏力，咳嗽，气促多汗，左胁下痞硬疼痛，被动体位，往来寒热，口苦咽干，目眩，口渴心烦，默默不欲饮食，大便干结，半月未行。舌暗红少苔，脉弦。腹诊：左侧胁部疼痛拒按。血常规：WBC 11.67 × 10^9/L ↑，NEUT% 81.51% ↑，RBC 3.27 × 10^{12}/L ↓，PLT 328 × 10^9/L ↑；心电图示：窦性心率，窦性心动过速。脉证合参，此属少阳枢机不利，上焦津液不得输转肠道所致。小柴胡汤方后注云：“若渴者，去半夏、加人参合前成四两半、栝楼根四两……若胁下痞硬者，去大枣，加牡蛎四两”，今宗此。组方如下：

柴胡125g　黄芩45g　人参70g　天花粉60g

炙甘草 45g　牡蛎 60g　生姜 45g

上 7 味，以水 2400ml，煮取 1200ml，去滓，再煎，取 600ml，温服 200ml，日 3 服。

服上药 2 剂后，患者脘腹剧痛，随后泻下 8 次，下物为干结的粪块和黑水，腥臭异常，左胁下痞硬消除，疼痛大减，病告痊愈。

按语：硫酸吗啡缓释片的副作用主要是恶心、呕吐等一系列的胃肠道反应，也能抑制呼吸，患者表现为嗜睡、眩晕。最有特点的不良反应，就是会产生便秘的症状，也能够产生排尿困难，偶见瘙痒、荨麻疹等皮肤过敏反应。

综上，该案患者考虑为服用硫酸吗啡缓释片的不良反应，通过对以上不良反应的解读，实则为小柴胡汤症候群。临床可据患者具体症状，对小柴胡汤进行临证加减。笔者每每遇及此类，随证治之，获效显著。

第十四节 胸满

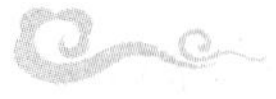

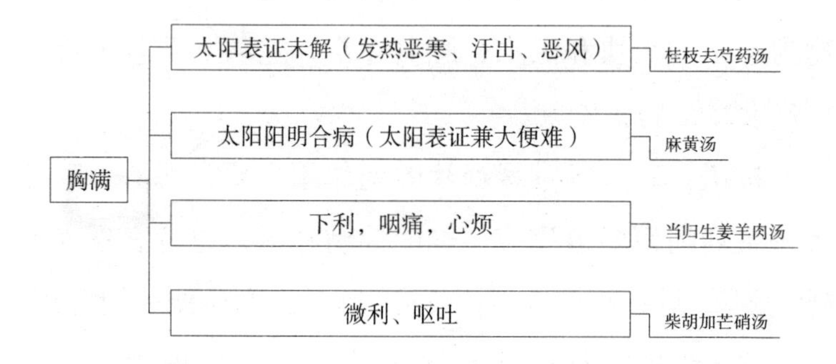

一、相关条文

太阳病，下之后，脉促，胸满者，桂枝去芍药汤主之。（《伤寒论》第21条）

太阳与阳明合病，喘而胸满者，不可下，宜麻黄汤。（《伤寒论》第36条）

少阴病，下利，咽痛，胸满，心烦，猪肤汤主之。（《伤寒论》第310条）

伤寒十三日，不解，胸胁满而呕，日晡所发潮热，已而微利，此本柴胡证，下之以不得利，今反利者，知医以丸药下之，此非其治也。潮热者，实也。先宜服小柴胡汤以解外，后以柴胡加芒硝汤主之。（《伤寒论》第104条）

第十五节　少腹急结

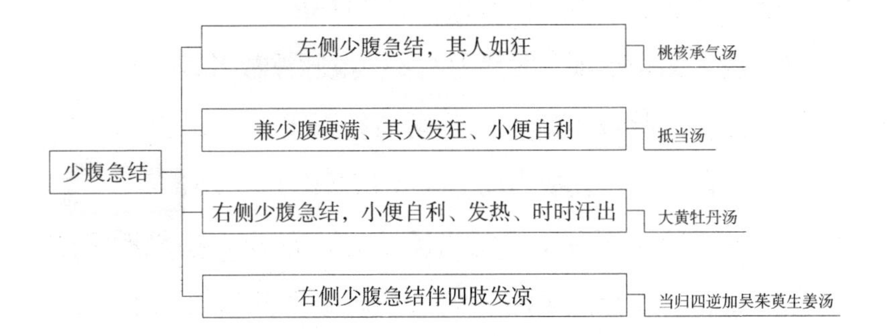

一、相关条文

太阳病不解，热结膀胱，其人如狂，血自下，下者愈。其外不解者，尚未可攻，当先解其外。外解已，但少腹急结者，乃可攻之，宜桃核承气汤。（《伤寒论》第106条）

若其人内有久寒者，宜当归四逆加吴茱萸生姜汤。（《伤寒论》第352条）

太阳病六七日，表证仍在，脉微而沉，反不结胸，其人发狂者，以热在下焦，少腹当硬满；小便自利者，下血乃愈。所以然者，以太阳随经，瘀热在里故也，抵当汤主之。（《伤寒论》第124条）

太阳病，身黄，脉沉结，少腹硬，小便不利者，为

无血也；小便自利，其人如狂者，血证谛也，抵当汤主之。（《伤寒论》第125条）

阳明证，其人喜忘者，必有蓄血。所以然者，本有久瘀血，故令喜忘；屎虽硬，大便反易，其色必黑者，宜抵当汤下之。（《伤寒论》第237条）

病人无表里证，发热七八日，虽脉浮数者，可下之。假令已下，脉数不解，合热则消谷喜饥，至六七日不大便者，有瘀血，宜抵当汤。（《伤寒论》第257条）

妇人经水不利下，抵当汤主之。亦男子膀胱满急治有瘀血者（《金匮要略·妇人杂病脉证并治第二十二》第14条）

二、医案举隅

（一）经前期乳房胀痛·桃核承气汤案

患者杜某，女，44岁，2015年5月10日以“经前期乳房胀痛2年，加重1周”为主诉就诊。患者于10年前无明显诱因出现尿频、尿急、排尿困难，上述症状于月经期间加重，同房后有阴道出血症状。未予系统治疗。4月前自觉上症加重，于我院妇科就诊，取活检病理回报示（2015-1-7，陕中附院）：（膀胱三角区）腺性膀胱炎，部分区域伴尿路上皮增生及间质出血。心脏超声（2015-4-12，陕中附院）示：各心脏大小及大血管内径未见异常；左室舒张功能减退，收缩功能正常；三尖瓣轻度反流。妇科超声（2015-4-12，陕中附院）示：子宫肥大；宫颈息肉；子宫直肠陷窝少许积液。2015 年 4 月 15 日行“全身麻醉下经尿道膀胱黏膜等离子电灼术”，术后恢复良好。现症：手心发热，烦躁喜忘，经前期乳房胀痛，不敢触碰，下腹胀痛不适，月经提前 1 周左右，色深量多夹有血块，白带量稍多，色黄质稠，臭味较重，食纳可，小便黄，大便干结。舌红，脉沉涩。查体未见乳头凹陷及橘皮样变，两侧腋窝未触及肿大淋巴结，两侧乳房外上象限有压痛，可触及包块，约 2cm × 2cm，活动度可。腹诊：腹部平坦，左侧少腹急结。《伤寒论》言：“太阳病不解，热结膀胱，其人如狂，血自下，下者愈。其外不解者，尚未可攻，当先解其外。外解已，但少腹急结者，乃可攻之，宜桃核承气汤。”辨证：下焦蓄血证，治以破血下瘀，方宗桃核承气汤原方。组成如下：

桃仁 20g　桂枝 30g　大黄 60g

芒硝 30g（后下）　炙甘草 30g

3 剂，上药每剂以水 1400ml，煮取 500ml，去滓，纳芒硝，更上火微沸，下火，先食温服 100ml，日 3 服，余分再服。

2015 年 5 月 13 日二诊：自述服上药 3 剂，每天腹泻 3~4 次，停药即无，并无疲劳之感，两手心发热较前稍减轻，乳房胀痛已无，烦躁减轻，白带量减。现症：月经愆期，喜忘依然，二便正常。舌淡红，苔薄白，脉沉细。腹诊：全腹平软，无少腹急结。治以疏肝健脾，方宗逍遥散调理善后。

（二）乳房胀痛胃脘坚胀·半夏泻心汤合桃核承气汤案

患者安某某，女，26岁，已婚，2013年9月25日以“经前期乳房胀痛3年，加重20天”为主诉就诊。自述3年前经B超确诊为“乳腺增生”，痛甚时不能穿高跟鞋，因下楼震动也会使疼痛加重，虽多医广药，但病势日增，近20天来上症加重。现症：乳房胀痛，甚者乳头不敢沾衣，胃脘坚胀，食难用饱，形体消瘦，面色萎黄发青，面颊及额头有少许脓疱，硬结，烦躁易怒，入睡困难，睡则夜梦烦多。查：双侧腋窝未触及肿大淋巴结，双乳外观正常，无乳头凹陷、溢液及橘皮样改变，双乳可触及腺体及包块，有压痛，尤以左乳外上象限为著，痛甚连及后背。腹诊：腹部平软，心下痞硬，腹力偏强，左侧少腹急结。舌暗红，苔薄黄，脉沉弦。问及病因，自述其父半月前因肝癌过世，个人又遭遇婚姻危机，可谓祸不单行。辨证属脾虚瘀热互结，方宗半夏泻心汤合桃核承气汤原方。组成如下：

生半夏 65g　干姜 45g　黄连 15g　黄芩 45g

炙甘草 30g　大枣 12 枚　人参 45g　大黄 60g

芒硝 30g（后下）　桃仁 20g　桂枝 30g

2剂，上方以水3000ml，纳诸药，煎煮至500ml，去滓，纳芒硝，更上火微沸，下火，先食温100ml，日3服。

2013年9月27日二诊：上药2剂3天服完，自述服药后半小时，即频得矢气，当天腹泻2次，胃脘坚胀缓解，胃口已开，乳房胀痛、烦躁易怒减轻，入睡困难已无；第2天则腹泻3~4次，进食腹胀之症大减；第3天服药后泄泻7~8次，胃口大开，食难用饱之症已无，虽仍有乳房胀痛，但包块有所缩小，稍有乏力。腹诊：心下痞硬、左侧少腹急结之症已无。舌淡红，边有齿痕，苔薄白，脉沉细弱。易上方为逍遥散合止痉散。组成如下：

柴胡 20g　当归 20g　白芍 20g　茯苓 40g

白术 40g　炙甘草 10g　煨姜 1 块　薄荷 8g（后下）

全蝎 15g　蜈蚣 3 条

3剂，上药以水1000ml煎煮至300ml，纳薄荷，更上火微沸，下火，去滓，分温3服，每次100ml。

2013年9月30日三诊：服上药3剂后，月经按期而至，乳房胀痛已无、包块大减，面色稍有红润，烦躁易怒已无，心情愉悦，饮食好，夜寐安，周身轻劲有力，为多年来少有之象。现月经已完，易上方止痉散为生半夏、夏枯草各30g，连翘30g，再进12剂。诸恙若失，面颊及额头有少许脓疱，硬结已无，自述体重增加6kg，双乳柔软丰满，与先前判若两人。

（三）乳腺癌术后化放疗后·抵当汤案

患者来某某，女，74岁，住院号24372**，于2019年5月13日以“乳腺癌术后化放疗后20年，乏困1月”为主诉就诊，门诊以“乳腺癌术后化放疗后”收住入院。病检示：“左乳”浸润性导管癌，ER（－），PR（－），C-erbB-2（+++）。肠镜活检回报：（结肠）符合无蒂锯齿状腺瘤改变，建议随诊。CT示：原系L5神经鞘膜瘤：L5椎体及右侧椎弓根部分缺如并软组织肿块形成并延伸至盆腔，对比原片。L4、S1内固定术后改变。双侧骶髂关节及L3/4椎间盘积气。腰椎退行性改变；骨质疏松。左侧乳腺癌术后复查：左侧乳腺缺如，邻近胸壁软组织增厚，左侧腋窝条索影，考虑术后改变，未见明确复发征象，建议必要时增强扫描；双肺间质性改变；双肺多发微结节，建议随诊；右肺中叶、下叶及左肺下叶支气管扩张伴炎症，请结合临床；双侧胸膜局部增厚；纵膈多发稍增大淋巴结。现症：乏力明显，头晕，喜忘，胃脘部疼痛，偶有反酸、恶心，口干，食欲差，夜间偶有心慌，大便黏滞，小便正常。舌淡红，苔薄白，舌底静脉迂曲，脉沉。腹诊：

全腹平坦，腹力一般，左侧少腹急结。《伤寒论》有言：“阳明证，其人喜忘者，必有蓄血。所以然者，本有久瘀血，故令喜忘；屎虽硬，大便反易，其色必黑者，宜抵当汤下之。”中医四诊合参，辨证为下焦蓄血证，方选抵当汤。具体方药如下：

烫水蛭 25g　炒桃仁 6g　大黄 30g　虻虫 8g

2 剂，上药以水 2000ml，煎煮至 1200ml，去滓，再煎至 600ml，分温 3 服。

2019 年 5 月 15 日二诊：患者诉服药后诸症悉减。现症：口苦咽干，往来寒热，腹部疼痛，夜休差。舌脉诊同前。腹诊：胸胁苦满，左侧少腹急结。《伤寒论》：“伤寒五六日，中风，往来寒热，胸胁苦满，嘿嘿不欲饮食，心烦喜呕，或胸中烦而不呕，或渴，或腹中痛，或胁下痞硬，或心下悸、小便不利，或不渴、身有微热，或咳者，小柴胡汤主之。”辨证：少阳三焦不利、下焦蓄血证，治以和解少阳、泻热逐瘀、峻药缓攻为法，方选抵当汤合小柴胡汤去黄芩加芍药原方。具体方药如下：

柴胡 125g　党参 45g　生半夏 65g　炙甘草 45g

炒白芍 45g　大枣 12 枚　烫水蛭 25g　炒桃仁 6g

大黄 30g　虻虫 8g　生姜 45g

3 剂，上药以水 3000ml，煎煮至 1200ml，去滓，再煎至 600ml，分温 3 服。

2019年5月18日三诊：服上方后上述症状缓解，尤以腹痛减轻最为显著，舌脉诊及腹诊基本同前，中医效不更方，继服3剂，经电话回访病情稳定，喜忘症状改善。

（四）股部肉瘤术后放疗后·当归四逆加吴茱萸生姜汤案

患者郭某某，男，71岁，住院号22559**，于2015年8月18日以“股部肉瘤切除术后1月”为主诉就诊，门诊以“股部肉瘤术后放疗后”收住入院。2年前因“股外侧结节”于宝鸡市四零九医院在局麻下行手术切除，根据外院手术记录，手术方式为“肉瘤扩大切除术”，切缘距瘤体边缘4cm。术后病检提示：（右股前外侧）滑膜肉瘤。术后无下肢疼痛、水肿及活动障碍。术后2月复发，于2013年6月21日在宝鸡市中心医院于腰麻硬膜外联合阻滞麻醉下行“右侧股部肿瘤扩大根治术”。术后病检提示：形态学结合病史及免疫组化符合中度恶性肌纤维母细胞肉瘤复发；切缘未见瘤组织。术后于宝鸡市中心医院放疗，给予直线加速器放疗DT：2000cGy。1月前再次复发，2015年7月7日于宝鸡市中心医院住院治疗，入院后于2015年7月10日在硬膜外麻醉下行“右侧股部肿瘤切除术”。术后病检：（右股外侧肿瘤及内、外侧切缘）切除标本：梭形细胞恶性肿瘤，间质黏液变，形态学结合病史符合恶性肌纤维母细胞肉瘤复发；（外侧）及基底切缘净；再另送（内侧切缘）冰冻切片净，经石蜡连续切片后可见肿瘤组织，提示肿瘤临近（内侧切缘）。现患者为右股部肉瘤切除术后，为寻求中西医结合诊治遂来我院，门诊以“右股部肉瘤术后放疗后”收住入院。现症：恶寒怕冷，左下肢尤甚，口干，烦躁，喜热饮，纳可，大便稀，夜休可。舌淡红，苔黄腻，脉弦。腹诊：腹部平软，脐旁抵抗，双侧少腹急结。《伤寒论》云：“若其人内有久寒者，宜当归四逆加吴茱萸生姜汤。”《伤寒论》云：“伤寒，医以丸药大下之，身热不去，微烦者，栀子干姜汤主之”。患者当前上热下寒，中医治以温肾助阳、温阳利水，予当归四逆加吴茱萸生姜汤合栀子干姜汤原方。具体方药如下：

当归 45g　炒白芍 45g　炙甘草 30g　小通草 30g
桂枝 45g　细辛 45g　大枣 25 枚　吴茱萸 100g
栀子 20g　干姜 30g　生姜 125g

3 剂，上药以水 1500ml，黄酒 1500ml，煎煮至 1000ml，去滓，分温 5 服。

2015 年 8 月 21 日二诊：服药后患者诉诸症悉减。现症：腹泻 3~4 次 / 天，不成形。舌淡红，苔白腻，胖大边有齿痕，脉弦。腹诊基本同前。辨证：脾虚痰湿兼瘀证，治以健脾化湿祛瘀，方宗当归四逆加吴茱萸生姜汤合六君子汤。具体组成如下：

当归 45g　炒白芍 45g　炙甘草 30g　小通草 30g
桂枝 45g　细辛 45g　大枣 25 枚　吴茱萸 100g
茯苓 125g　炒白术 30g　生半夏 30g　陈皮 30g
党参 30g　生姜 125g

5 剂，上药以水 3800ml，黄酒 1200ml，煎煮至 1000ml，去滓，分温 5 服。

2015 年 8 月 27 日三诊：患者服药后未再腹泻，舌脉及腹诊同前，故继服六君子汤 12 剂，后病情稳定。

第十六节　少腹拘急

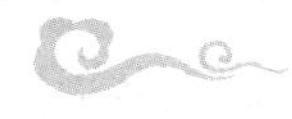

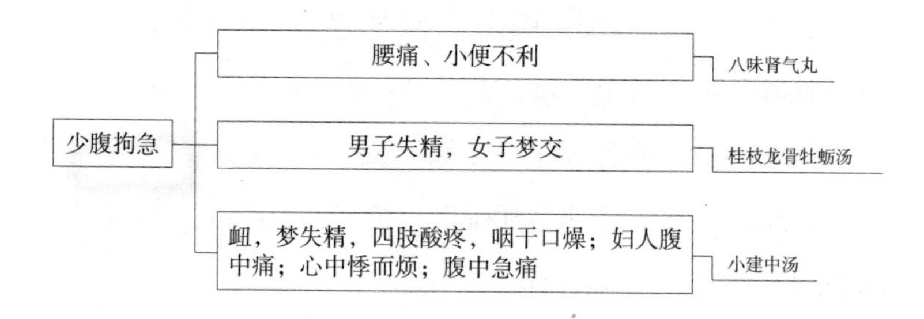

一、相关条文

虚劳腰痛，少腹拘急，小便不利者，八味肾气丸主之。

（《金匮要略·血痹虚劳病脉证并治第六》第15条）

夫失精家少腹弦急，阴头寒，目眩，发落，脉极虚芤迟，为清谷，亡血，失精。脉得诸芤动微紧，男子失精，女子梦交，桂枝龙骨牡蛎汤主之。（《金匮要略·血痹虚劳病脉证并治第六》第8条）

虚劳里急，悸，衄，腹中痛，梦失精，四肢酸疼，手足烦热，咽干口燥，小建中汤主之。（《金匮要略·血痹虚劳病脉证并治第六》第13条）

第十七节　少腹如敦

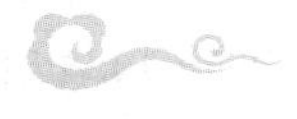

少腹如敦 — 或全腹膨隆绷急、满如敦状、小便微难、口不渴 — 大黄甘遂汤

一、相关条文

妇人少腹满如敦状，小便微难而不渴，生后者，此为水与血俱结在血室，大黄甘遂汤主之。（《金匮要略·妇人杂病脉证并治二十二》第13条）

二、医案举隅

（一）胰腺癌放化疗后伴消化道出血·大黄甘遂汤案

患者杜某，女，66岁，于2014年1月6日以“胰

腺癌放化疗后6月余，便血2天”为主诉就诊，门诊以“消化道出血，胰腺癌晚期”收住入院。现症：腹胀，乏力，不欲饮食，口苦，口干不欲饮，间断解柏油样便，量不多，小便量少，夜休差。查体：神志清，精神差，重度贫血貌，面色少华，形体消瘦，皮肤黏膜苍白，腹部微隆，液波震颤（+），腹部移动性浊音（+），肠鸣音活跃。舌质稍红，苔润，脉弦细。腹诊：腹部膨隆，满如敦状，瘀血性腹征，少腹急结。中医辨证为气血两虚，水血互结。治以气血双补、逐水化瘀，方宗十全大补汤合大黄甘遂汤原方。组成如下：

人参30g　肉桂15g　川芎30g　熟地黄60g
茯苓45g　白术45g　炙甘草15g　黄芪60g
当归45g　炒白芍45g　大黄60g　阿胶30g（烊化）
醋甘遂30g

1剂，上药以水3500ml，煎煮至300ml，去滓，分温3服。

2014年1月7日二诊：患者自诉腹部胀满，心中温温欲吐，纳差，大便正常，小便量少，脚部水肿，按之凹陷。腹证仍在，继进3剂观其疗效。

2014年1月10日三诊：患者自诉胃脘仍胀满不适，乏力改善，纳差，大小便正常。中医腹诊基本同前。继方宗十全大补汤合大黄甘遂汤，同时将大黄甘遂汤改为单煎，以水 600ml，煎煮至 200ml，去滓，顿服。十全大补汤分温 3 服。

2014 年 1 月 12 日四诊：患者诉大黄甘遂汤顿服后 1 小时腹泻 5 次，稀水样便，胃部嘈杂不适，随即呕吐大量胃内容物，腹胀明显缓解。舌质淡红，苔润，脉弦细。拟暂停大黄甘遂汤，予以 7 剂十全大补汤扶正。

按语：《金匮要略》云："妇人少腹满如敦状，小便微难而不渴，生后者，此为水与血俱结在血室也，大黄甘遂汤主之。"虑此患者素体虚弱，虚不受补，故在十全大补汤基础上，再合以大黄甘遂汤，攻补兼施，看似万全之法，但患者服药后心中温温欲吐，究其因，乃十全大补汤合大黄甘遂汤之故，改顿服为日 3 服，有掣肘之嫌，当须注意。对于有肝硬化、肝癌合并胃底食道静脉曲张者，须易顿服为中药直肠滴入，以防上消化道出血。

（二）卵巢癌术后·大黄甘遂汤案

患者张某某，女，56 岁，住院号 1622**，于 2015 年 6 月 3 日以"卵巢癌术后 2 年余，间断腹胀、腹痛半年"就诊于我科。自诉半年前出现间断性腹痛、腹胀，排气障碍。遂就诊于当地医院查腹部立位平片示：不全性肠梗阻。给予口服中药"大承气汤"后症状有所缓解。半年来上述症状间断出现，服中药后症状可缓解。2015年1月20日入住我院外三科，腹部MRI检查提示：考虑卵巢癌术后复发，盆腔广泛转移，卵巢癌肝转移。西医给予胃肠减压，灌肠通便，抗感染对症支持治疗，并给予1个疗程放疗；中医给予理气止痛，活血化瘀之药，症状缓解不著。现症：大肉尽脱，面色萎黄，腹痛、腹胀剧烈，不敢进食，夜休差，小便短少，大便燥结。腹诊：腹部胀大满如敦状，全腹绷急。《金匮要略》言："妇人少腹满如敦状，小便微难而不渴，生后者，此为水与血俱结在血室也，大黄甘遂汤主之。"辨证为水与血结证，治以破血攻瘀，方宗大黄甘遂汤原方。用药如下：

大黄60g　甘遂30g　阿胶30g（烊化）

1剂，上药以水600ml，煎煮至200ml，顿服。

2015年6月4日二诊：家属代诉：服用大黄甘遂汤10分钟后呕吐，继之腹泻黄色水样便10余次。患者诉腹胀腹痛较前减轻，大便已通，暂停胃肠减压，予少量流食，减少液体入量。《伤寒论》云："发汗后，腹胀满者，厚朴生姜半夏甘草人参汤主之。"患者下之后腹软，仍感腹胀，辨证为脾虚腹胀，治以健脾祛湿，宽中除满，方选厚朴生姜半夏甘草人参汤。方药如下：

厚朴125g　生姜125g　人参15g

生半夏65g　炙甘草30g

1剂，上药以水2000ml，煎煮至600ml，分温3服。

2015年6月5日三诊：服药后患者诉腹胀好转。现症：乏力，面色无华，侧卧感气短。治疗宜攻补兼施，予厚朴生姜半夏甘草人参汤合十全大补汤6剂，后诸症悉减。

按语：中医有言，“大实有羸状，至虚有盛候”。该患为卵巢癌术后放化疗后，中医腹诊：腹腔大量积液满如敦状，全腹绷急，不全性肠梗阻，如此大积大聚之证，必用劲猛之品以挫病势。《神农本草经》曰：“大黄主下瘀血，血闭，寒热，破癥瘕积聚，留饮，宿食，荡涤肠胃，推陈致新，通利水谷，调中化食，安和五脏”。甘遂主大腹疝瘕，腹满，面目浮肿，留饮宿食，破癥坚积聚，利水谷道。阿胶轻身、益气。现患者大量腹水并伴有不全肠梗阻，用此方，正可一箭双雕，何惧之有？是方不徒治产后水血俱结血室证，凡水血为患，大便不通者，皆可辨证使用。近代名医岳美中也说：“治急性病要有胆有识，治慢性病要有方有守。”

第十八节　少腹不仁

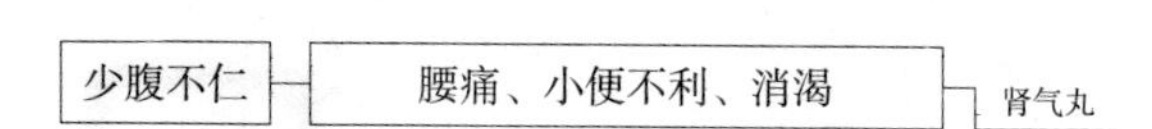

一、相关条文

虚劳腰痛，少腹拘急，小便不利者，八味肾气丸主之。（《金匮要略·血痹虚劳病脉证并治第六》第15条）

二、医案举隅

（一）左肺腺癌化疗靶向治疗后·肾气汤案

患者韩某某，男，59岁，于2019年10月18日以“左肺腺癌化疗后，咳嗽、气短加重1周”为主诉就诊。门诊以“左肺腺癌化疗后”收住入院。患者2018年3月因咳嗽、咳痰，咳嗽剧烈时胸闷、气短就诊于咸阳市中心医院，完善相关检查后在局麻下行“胸腔镜左侧胸膜活检术”，术后病理回报示：“左侧胸膜”纤维脂肪组织内腺癌浸润，免疫组化：CK7（灶+），TTF-1（+），CR（-），HMBE-1（-）；胸腔积液病理回报示：查到腺癌细胞，肺来源；免疫组化：TTF-1（+）。无手术指征，于2018年3月14日行全身化疗，方案为多西他赛

1.0g，D1+奈达铂40mg，D1–2，30mg，D3，过程顺利。2018年4月18日、2018年5月2日、2018年6月27日、2018年8月6日行全身化疗，方案用培美曲塞0.8g，D1+奈达铂40mg，D1–2，30mg，D3，过程顺利。2018年12月10日复查胸部CT示：左肺病变较前增大，病情进展。2018年12月11日行多西他赛1.0g，D1+奈达铂40mg，D1–2，30mg，D3全身性化疗，过程顺利。2019年1月16日复查胸部CT示：左肺病变较前增大，病情进展。2019年1月16日、2019年2月14日、2019年3月25日使用吉西他滨1.2g，D1+奈达铂40mg，D1–3，全身性化疗，并给予贝伐珠单抗注射液500mg，过程顺利。2019年9月24日于唐都医院门诊复查CT示：左侧胸腔积液较前增多；左肺下叶病变范围较前略大；左肺下叶后基底结节较前略增大；右肺下叶炎症已吸收；右侧第4肋较前未见明显变化；余多见大致同前片。近1周来患者咳嗽，气短较明显，休息后未见明显缓解，遂今日就诊于我院门诊。现症：咳嗽，咳白痰，不易咳出，气短，能平卧，恶寒，汗多，口不渴，夜尿频多，大便时干，2天/次，食欲欠佳，夜休差。舌暗苔白腻，边有齿痕，脉沉。腹诊：少腹不仁，下腹壁紧张程度较弱且按之下腹空虚。《金匮要略》言："夫短气微饮者，当从小便去之，苓桂术甘汤主之；肾气丸亦主之。"中医以温补肾阳为法，方选金匮肾气丸加五味子、全蝎、蜈蚣，加用全蝎、蜈蚣乃取“止痉散”之意，以增强祛风止痛之作用。具体方药如下：

熟地黄 30g　酒萸肉 30g　牡丹皮 8g　盐泽泻 8g
茯苓 15g　炒山药 15g　醋五味子 18g　麦冬 18g
全蝎 5g　蜈蚣 3 条

2 剂，上药以水 2400ml，煎煮至 600ml，分温 3 服。

2019 年 10 月 20 日二诊：服药后患者诉咳嗽、气短减轻，食欲好转，夜间可休息 5 个小时左右，未再恶寒汗出。舌脉诊及腹诊同前。中医效不更方，故继服上方 6 剂，后诸症缓解。

（二）心脏瓣膜病·真武汤案（学生南宪经医案）

患者籍某某，男，68 岁，邢台沙河市人，于 2020 年 5 月 9 日以“胸闷半月，伴眼睑浮肿 1 周”为主诉就诊。患者半月前因受凉后感冒，出现胸闷，气短，鼻塞，流清涕，遂就诊于邢台市人民医院急诊科。检查超声心动图示：EF46%，主动脉瓣返流（重度），二尖瓣返流（轻－中度），肺动脉高压（重度），左室增大，双房增大，左室舒张功能减低；胸部 CT 示：双侧少量胸腔积液，双肺多发磨玻璃样病变。诊断：①心脏瓣膜病，主动脉瓣关闭不全（重度），二尖瓣关闭不全，左心增大，肺动脉高压（重度），心功能Ⅲ级；②双侧胸腔积液。入院后给予强心、利尿、补钾等综合治疗，未见明显好转，主治医师详细向患者家属交代病情，建议进一步手术治疗，患者家属目前不同意手术治疗，遂自动出院，寻求中医治疗，经友人介绍，就诊于我处。现症：面色晦暗，眼睑、颜面轻度浮肿，头晕，胸闷，气短，偶有心悸，乏力，身体沉重，时有下肢痉挛，口干，小便可，大便稀薄。舌质暗，体胖，边有齿痕，苔白厚，舌面少津，脉弦涩缓、时结，左寸脉弱。腹诊：全腹软，下腹按之空虚。《伤寒论》言：“少阴病，二三日不已，至四五日，腹痛，小便不利，四肢沉重疼痛，自下利者，此为有水气。其人或咳，或小便利，或下利，或呕者，真武汤主之。”BP：130/40mmHg。辨证：心肾阳虚，水湿内停证。治以温阳利水。予以真武汤，宗方后注加减：“若下利者，去芍药，加干姜二两（30g）”，具体用药如下：

茯苓 45g　干姜 30g　生姜 45g　白术 30g

附子 15g

3 剂，上 5 味，以水 1600ml，煮取 600ml，去滓，温服 140ml，日 3 服。

2020 年 5 月 12 日二诊：患者服药后诉自觉身体乏力减轻，头晕、胸闷消除，大便好转，晨起眼胞浮肿，活动后消除。舌脉诊及腹诊同前。现症：仍有恶寒，下肢痉挛，故上方易干姜为白芍 45g，增附子 30g，3 剂。后诸症悉减，效不更方，继进 3 剂，后病情基本痊愈。

第十九节　少腹硬满

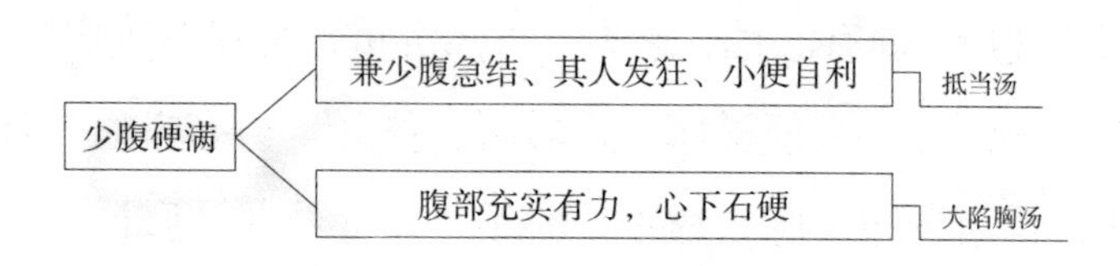

一、相关条文

太阳病六七日，表证仍在，脉微而沉，反不结胸，其人发狂者，以热在下焦，少腹当硬满；小便自利者，下血乃愈。所以然者，以太阳随经，瘀热在里故也，抵当汤主之。（《伤寒论》第124条）

太阳病，重发汗而复下之，不大便五六日，舌上燥而渴，日晡所小有潮热。从心下至少腹硬满而痛不可近者，大陷胸汤主之。（《伤寒论》第137条）

产后七八日，无太阳证，少腹坚痛，此恶露不尽；不大便，烦躁发热，切脉微实，再倍发热，日晡时烦躁者，不食，食则谵语，至夜即愈，宜大承气汤主之。热在里，结在膀胱也。（《金匮要略·妇人产后病脉证治第二十一》第7条）

第二十节　少腹肿痞

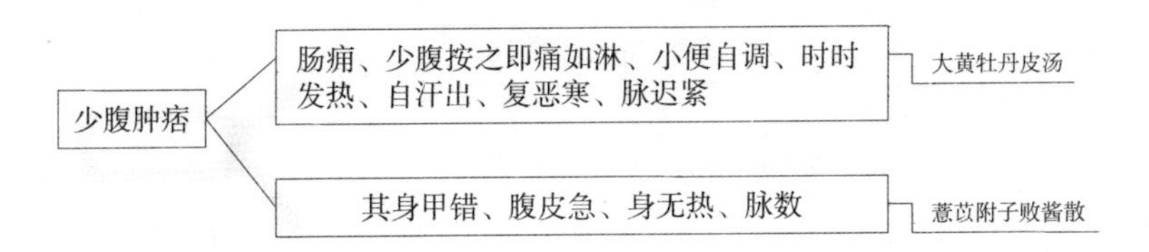

一、相关条文

肠痈之为病，其身甲错，腹皮急，按之濡，如肿状，腹无积聚。身无热，脉数，此为肠内有痈脓，薏苡附子败酱散主之。（《金匮要略·疮痈肠痈浸淫病脉证并治第十八》第3条）

肠痈者，少腹肿痞，按之即痛如淋，小便自调，时时发热，自汗出，复恶寒，其脉迟紧者，脓未成。（《金匮要略·疮痈肠痈浸淫病脉证并治第十八》第4条）

第二十一节 脐动悸

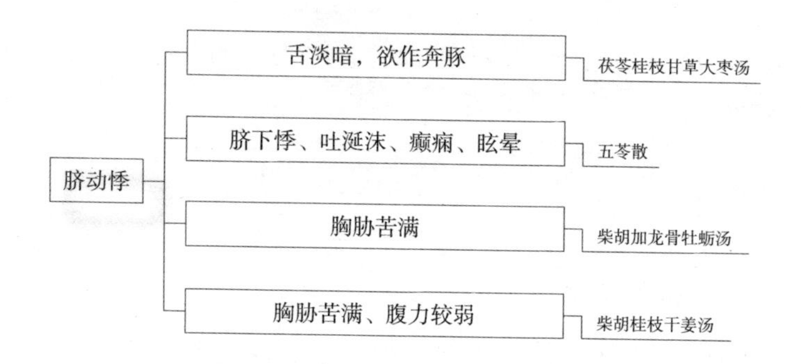

一、相关条文

发汗后，其人脐下悸者，欲作奔豚，茯苓桂枝甘草大枣汤主之。（《伤寒论》第65条）

伤寒八九日，下之，胸满烦惊，小便不利，谵语，一身尽重，不可转侧者，柴胡加龙骨牡蛎汤主之。（《伤寒论》第107条）

伤寒五六日，已发汗而复下之，胸胁满微结，小便不利，渴而不呕，但头汗出，往来寒热，心烦者，此为未解也，柴胡桂枝干姜汤主之。（《伤寒论》第147条）

二、医案举隅

（一）尿频伴小腹痛·茯苓桂枝甘草大枣汤合当归芍药散案

患者陈某，女，56岁，2013年10月31日以“尿频伴小腹痛半年余，加重1月”而就诊。自述2013年5月因尿频伴小腹痛，就诊于陕西中医学院附属医院。查各项尿常规、尿液分析及泌尿系检查指标均属正常，中医之治方宗右归饮，但效果不佳。现症：尿频，尿后似尽未尽之感，少腹胀痛，烦躁易怒，睡卧不宁，多梦易醒，口干。舌暗苔薄黄，脉沉细。腹诊：脐中动悸，少腹压痛。辨证当属心阳虚衰，肝郁脾虚证，方宗茯苓桂枝甘草大枣汤合当归芍药散原方。组成如下：

当归15g　白芍80g　泽泻40g　茯苓125g（先煎）
白术20g　川芎15g　桂枝60g　炙甘草30g
大枣15g

5剂，上药以甘澜水2500ml，先煮茯苓至2000ml，纳诸药，再煮至600ml，去滓，日3服，200ml/次。

2013年11月4日二诊：服药后患者诉便溏，日4行。5剂服完，小腹胀痛，烦躁易怒症状大有减轻，但尿频、尿后似尽未尽之感，睡卧不宁，多梦易醒症状尚未改善。上药继服5剂，以观进退。

（二）饮水后不适·茯苓桂枝甘草大枣汤案

崔某，女，22岁，2014年8月22日以“饮水不适后胸闷、气短、头晕2年余”为主诉就诊。自述2年前因春游贪凉饮冷后呕吐大量痰涎，后每逢春游饮水饮食后稍加活动即感腹满，胸闷，气短，头晕，随即呕吐清水与食糜，平时诸症减轻。曾服用胃舒平、香砂六君子丸、理中丸效果不佳。今为进一步诊疗，遂就诊于我科。现症：形体偏瘦，精神尚好，食欲欠佳，饮水不适后胸闷、气短，头晕，常自觉心悸，多梦易惊醒，常有便后肛门重坠感，小便正常。舌胖大苔薄白，脉细弱。腹诊：腹壁柔软、肌力偏弱、脐上脐下均有动悸。故证属心脾阳虚，水饮内停。正所谓“治湿不利小便，非其治也”，故以温健心脾，化饮利水为法，方选苓桂术甘汤合苓桂草枣汤原方。组方如下：

茯苓125g　炙甘草30g　大枣15枚

桂枝60g　白术30g

3剂，上5味，以水2000ml，煮取600ml，分温3服，每次200ml。3剂后欣然来告，诸症悉除，其病告愈。

（三）经前期乳房胀痛·逍遥散合茯苓桂枝甘草大枣汤案

患者吴某某，女，44岁，2013年11月15日以“经前乳房胀痛2年，加重1月”为主诉就诊。自述2年前因丈夫被确诊为小细胞肺癌后而起，初起病情较轻不以为意，后渐加重。1月前其夫病逝，上症加重，症见经前乳房胀痛，甚至不能触及。为进一步诊疗，遂就诊于我科。现症：经前乳胀，经量少，经色深红，胸闷嗳气，失眠多梦，四肢厥冷，面色萎黄，乏力倦怠。舌淡红，边有齿痕，苔薄白，脉沉细。腹诊：腹部平软，腹力偏强，脐上有动悸。《金匮要略》云：“发汗后，脐下悸者，欲作奔豚，茯苓桂枝甘草大枣汤主之”。辨证当属脾虚肝郁，阳虚水泛，故方宗逍遥散合茯苓桂枝甘草大枣汤原方。组成如下：

柴胡20g　当归20g　白芍20g　茯苓125g（先煎）
白术40g　炙甘草10g　桂枝60g　大枣15枚

3剂，上药以甘澜水2500ml，先煮茯苓至2000ml，纳诸药，再煎至600ml，去滓，日3服，200ml/次。

2013年11月20日二诊：服上药3剂，诸症锐减，面色稍有红润，脐上动悸减轻，上方现进6剂，病告痊愈。

（四）卵巢癌术后化疗·茯苓桂枝甘草大枣汤案

患者杨某某，女，51岁，已婚，工人，住院号1496**，于2014年8月7日以“卵巢癌术后，拟行第7次化疗”为主诉就诊，门诊以“卵巢癌术后化疗”收住入院。

患者于5年前无明显诱因出现右胁肋胀痛，腹部B超示：卵巢囊肿。于2009年3月27日在第四军医大学西京医院全麻下行“左侧附件切除术 + 大网膜部分切除术”。术后冰冻回报：腺癌。术后诊断：卵巢癌IIIc期。手术顺利。术后抗感染，支持治疗。术后病检结果示：（左）卵巢低分化浆液性乳头状腺癌，侵及输卵管浆膜面并播散至大网膜，术后行PT方案化疗8次。目前化疗累计总量：卡铂4000mg，紫杉醇1680mg。于2009年11月停药至今，停药后均定期复查，未见明显异常。于2012年10月17日在第四军医大学西京医院行PET-CT检查提示：脾脏内侧、肠管间隙髂血管走形区等多个结节灶、条索状软组织病变，盆底直肠前间隙及肠管表面斑片状低密度影，考虑转移病灶。于2012年11月22日起先后行PT方案（多西他赛360mg+奈达铂360mg）化疗4次，于2014年6月11日起先后在（本院）行GP方案化疗2次，过程顺利。此次来我院拟行第7次化疗。2014年8月20日查房，现症：头晕，头重如裹，心悸，心烦易怒，自觉潮热，畏风，夜晚入睡困难，睡后易醒，睡眠时间仅2~3小时，手足发凉，但上不过肘、下不过膝。舌淡胖，边有齿痕，苔白腻，脉滑。腹诊：全腹平软，腹力偏弱，脐下有动悸。《伤寒论》言：“发汗后，其人脐下悸者，欲作奔豚，茯苓桂枝甘草大枣汤主之。”证属肝郁脾虚，遂行疏肝解郁，养血健脾之法，方宗丹栀逍遥散合苓桂草枣汤原方。组成如下：

柴胡 80g　炒白术 80g　茯苓 250g　当归 80g

炒白芍 80g　牡丹皮 30g　炒栀子 30g　桂枝 120g

大枣 15 枚　炙甘草 60g　香附 30g　郁金 30g

1 剂，上药以水 6000ml，煎煮至 1200ml，去滓再煎，至 600ml，分 3 次温服。

2014 年 8 月 8 日二诊：自昨日下午服药后，心悸、头重消失，潮热感有所减轻，热后不再畏风，昨夜睡眠有所改善，但仍睡后易醒，睡眠时间短，四肢不温，大便日 1 次，便黏，不成形。舌淡胖，边有齿痕，苔白腻，中间略黄，脉滑。腹诊：脐下动悸减轻。综患者上述症状，方证相符，守方不变，再进 1 剂。

2014 年 8 月 9 日三诊：服药后，从今晨起胃脘部以下似有水气，雷鸣不止，胃脘冰凉，需用热水袋敷方感舒适，眼皮沉重。心悸未再发作，四肢渐温，睡眠改善明显。舌质淡，苔黄腻，脉滑。腹诊：脐下动悸。综患者所述，病证已变，由肝郁脾虚转为脾虚肝郁。《金匮要略》言："心下有痰饮，胸胁支满，目眩，苓桂术甘汤主之"。故方宗丹栀逍遥散，柴胡、白术、白芍用量减半，苓桂草枣汤合苓桂术甘汤。组成如下：

柴胡 40g　炒白术 40g　茯苓 250g　当归 80g

炒白芍 40g　牡丹皮 30g　炒栀子 30g　桂枝 120g
香附 30g　郁金 30g　大枣 15 枚　炙甘草 60g

2 剂，上药以水 6000ml，煎煮至 1200ml，去滓再煎，至 600ml，分 3 次温服。

2014 年 8 月 13 日四诊：心下有振水音，肠鸣音亢进，并于今早泄水样便 1 次，味臭。睡眠较前几日明显好转，眼睑沉重感减轻，心悸未作。舌质晦暗，苔薄白脉沉缓。腹诊：脐下微弱动悸。病机未变，效不更方，继服 1 剂后告愈。

（五）感冒·茯苓桂枝甘草大枣汤案

患者武某，女，49 岁，患者诉前几日因受凉后频感心慌心悸，休息后未见明显缓解，遂就诊于我科门诊。现症：心慌、心悸，欲得按之，身困乏力，畏寒。舌淡，苔白，舌体胖大边有齿痕。腹诊：腹软，腹力一般，心动悸，脐周压痛，脐上动悸。《伤寒论》曰："发汗后，其人脐下悸者，欲作奔豚，茯苓桂枝甘草大枣汤主之。""发汗过多，其人叉手自冒心，心下悸，欲得按者，桂枝甘草汤主之。"中医辨证：阳虚水泛。方宗茯苓桂枝甘草大枣汤合桂枝甘草汤，其中桂枝、甘草以桂枝甘草汤方中量为主，意在补心阳。具体方药如下：

茯苓 125g（先煎）　桂枝 60g　炙甘草 30g

大枣 15 枚

3 剂，以水 2000ml，先煮茯苓，减至 1600ml，纳余药，煮取 600ml，温服 200ml，日 3 服。

服药后，患者诉服 1 剂后未再出现心慌、心悸，2 剂后恶寒减轻，3 剂后病告愈。

（六）食管中上段恶性肿瘤·茯苓桂枝甘草大枣汤案

患者宋某某，男，78 岁，2021 年 1 月 22 日以“确诊食管癌 6 月余，恶心欲呕 3 天”为主诉就诊于我科门诊。患者 6 月前因中上腹疼痛于陕西省核工业二一五医院住院治疗，胃镜检查：（食道中段）原位鳞状癌伴灶状间质浸润。肠镜检查：结肠多发息肉，结肠炎性改变。确诊为：①食管中上段恶性肿瘤；②前列腺恶性肿瘤；③结肠息肉。经对症治疗好转后出院。3 天前患者无明显诱因出现恶心欲呕，自服药物后未见缓解，遂就诊于我科。现症：恶心欲呕，泛酸，吐酸水，胃部烧灼感，默默不欲饮食，手足不温，小便 3 次 / 日，平素情绪低落。大便可，睡眠一般。舌淡红，苔薄白腻，舌底静脉瘀曲，脉沉。腹诊：脐周动悸，脐旁有压痛，右下腹触之软弱无力。辨证属阳虚寒凝，肝火犯胃，治以温阳利水，清泻肝火，降逆止呕，予以苓桂草枣汤合左金丸 1/3 量加肾四味，意在温补肾阳。具体用药如下：

盐菟丝子 10g　盐补骨脂 10g　枸杞子 10g
炙淫羊藿 10g　茯苓 40g　桂枝 20g　炙甘草 10g
大枣 15g　黄连 10g　制吴茱萸 10g

配方颗粒 9 剂，每次 2 格，沸水冲服，日 3 次。

2021 年 3 月 26 日二诊：患者诉服药后诸症缓解。现症：偶有咳嗽，下肢沉重疼痛，手脚冰凉，头晕，大便量少，小便频。舌淡暗，边有齿痕、瘀斑，舌下静脉曲张。腹诊：脐周动悸，脐旁压痛，双下肢轻微凹陷性水肿。辨证属脾肾阳虚，寒凝血瘀，治宜温补脾肾，方用真武汤合苓桂草枣汤，加鸡内金，与白术配伍有“健脾化痰”之意，加干姜、细辛、五味子为止咳之配伍首选。具体用药如下：

茯苓 40g　白芍 15g　生姜 40g　麸炒白术 10g
干姜 5g　细辛 5g　五味子 10g　桂枝 20g
炙甘草 15g　大枣 10g　炒鸡内金 10g

配方颗粒 21 剂，每次 2 格，沸水冲服，日 3 次。

2021 年 3 月 30 日三诊：服药后患者诉下肢水肿减轻，手足不温稍缓解。现症：仍有咳嗽，食欲不佳，恶心，乏力。舌淡暗，边有齿痕、瘀斑，舌下静脉曲张。常服阿比特龙、恩扎卢胺，默默不欲饮食，虑为其不良反应，遂停服。腹诊：舟状腹，脐中动悸，腹部有抵抗感，脐旁压痛，双下肢水肿减轻，皮温较凉。效不更方，继服上方 21 剂。后随访告病愈。

按语：患者腹诊右下腹触之软弱无力疑为10余年前因阑尾炎穿孔行手术切除，将部分大网膜切除，遂触之软弱无力。舌底静脉瘀曲明显，脐旁压痛符合瘀血性腹征，然治疗时并未予以活血化瘀药物，反之以温阳利水为主，究其原因，患者手足不温、恶寒等均提示阳虚，阳虚寒凝致血瘀，治病求本，临床加减肾四味（菟丝子、补骨脂、枸杞子、淫羊藿）以扶正补阳。患者反酸、吐酸水、烧心症状明显，符合左金丸，但因患者本质为虚寒，遂加大吴茱萸至其与黄连等量，有“反左金丸”之称。正是“有是证用是方”之诠释。

（七）食管鳞状细胞癌放疗后·茯苓桂枝甘草大枣汤案

患者李某某，男，76岁，工人，住院号23196**，于2017年4月21日以“食道癌放疗后1年余，咳嗽3月余”为主诉就诊，门诊以“食管癌放疗后”收住入院。2015年10月患者无明显原因出现进食哽噎感，以进食干硬食物为著，未予以重视。2015年12月上症较前进一步加重，遂就诊于我院行胃镜提示：食管中段癌。活检病理示：食管鳞状细胞癌。同期B超发现右侧锁骨上窝淋巴结肿大，约2cm×3cm。2015年12月23日就诊于唐都医院，完善入院相关检查后建议手术治疗，家属考虑患者年龄及体质偏弱拒绝手术，遂于2015年12月30日行局部放疗。放疗期间未见明显不适。3月前患者受凉后出现咳嗽，咳痰，白痰易咳出，于当地诊所就诊予以口服中药（具体不详）后有所减轻，现患者为求复查及中西医结合诊疗，特来我院就诊。现症：咳嗽，咳白痰，易咳出，乏力，进食哽咽感不著，入睡困难，二便正常。舌淡，苔白，有齿痕。腹诊：脐下动悸。《伤寒论》言："发汗后，其人脐下悸者，欲作奔豚，茯苓桂枝甘草大枣汤主之。"辨证属脾虚水饮，治以平冲降逆，通阳利水，方宗茯苓桂枝甘草大枣汤原方。具体用药如下：

茯苓125g（先煎）　炙甘草30g　大枣15枚

桂枝60g

2剂，上药以水2000ml，先煮茯苓减400ml，纳诸药，煮取600ml，去滓，分温3服。

2017年4月23日二诊：自诉咳嗽减轻，入睡困难较前改善。腹诊：脐下动悸较前减轻。余未诉特殊不适。中医效不更方，继宗茯苓桂枝甘草大枣汤3剂，后告痊愈。

（八）呃逆·茯苓桂枝甘草大枣汤合芍药甘草汤案

患者赵某，男，65岁，以"反复呃逆1周余"为主诉就诊。既往无特殊病史，1周前开始出现呃逆，休息后未见缓解，遂就诊于我院。现症：患者自觉夜间胃气上冲咽喉，伴呃逆，平素饮食稍有不慎则症状加重，偶有肢寒畏冷及右下肢抽搐样疼痛，夜间多梦易醒，食欲尚可，二便正常。舌淡红，苔水滑，脉沉细。腹诊：腹部平坦，腹力不强不弱，脐周动悸伴压痛。《伤寒论》言："发汗后，其人脐下悸者，欲作奔豚，茯苓桂枝甘草大枣汤主之。""发汗病不解，反恶寒者，虚故也。芍药甘草附子汤主之。"证属阳虚寒盛，方选茯苓桂枝甘草大枣汤合芍药甘草汤原方。组成如下：

茯苓 125g（先煎）　桂枝 60g　甘草 60g　白芍 60g
大枣 15 枚　附子 15g

3 剂，上药以甘澜水 2500ml，先煮茯苓，煎至 1200ml，纳诸药，煮取 600ml，日 3 服，每次 200ml。

服药后患者自诉夜间气逆上冲呃逆明显缓解，右下肢抽搐改善，效不更方，继服上方 6 剂，病告痊愈。

按语：患者自觉有一股气上冲于咽喉，此乃欲做奔豚。茯苓、桂枝通阳渗泄，甘草、大枣补脾土以制水泛，甘澜水缓中而不留，不助水邪，则奔豚脐悸之势缓。患者右下肢抽搐样疼痛，此乃阴血亏虚失于濡养之挛急疼痛。其中芍药、甘草二药用量相等，取芍药甘草汤治疗脚挛急之意，芍药敛阴和肝，逐血痹，畅血行；甘草补中和中，以滋血源，则抽搐缓解。平素肢寒畏冷，附子温通阳气，以此则奔豚得止，挛急得缓，肢寒得温。

（九）宫颈癌术后放化疗后·柴胡加龙骨牡蛎汤合桂枝新加汤案

患者党某某，女，50岁，工人，住院号1463**，于2014年5月5日以“阴道不规则出血伴阴道流液1年余，加重1月余”为主诉，门诊以“宫颈病变，子宫肌瘤”收住我院妇科。自述自然绝经2年，1年前无明显诱因出现阴道不规则出血，量少，色鲜红，间断阴道排液，有异味，未予重视。后于当地医院进一步诊断为宫颈癌并行“宫颈癌切除术”，术后病理示：宫颈腺癌Ⅱ级，并行放化结合治疗，药用顺铂40mg，分别于放疗第2、3、4、5周进行，过程顺利。继行PT方案化疗4周期，药用：多西他赛100mg，ivgtt，D1+耐达铂100mg，ivgtt，D1；现为化疗后第4天，血常规示：白细胞1.65×10^9/L，中性粒细胞百分比73.41%，给予瑞血新150μg，ih，Qd，次日复查血常规示：白细胞2.94×10^9/L，中性粒细胞百分比84.9%。现症：全身疼痛，心烦，口苦，汗出。舌暗，苔薄，脉沉迟。腹诊：全腹平软，腹力偏弱，右侧胸胁苦满，脐上动悸。《伤寒论》言：“发汗后，身疼痛，脉沉迟者，桂枝加芍药生姜各一两，人参三两新加汤主之。”纵观本病，此乃少阳不解，邪热内陷，热盛伤气，损伤营血，筋脉失养所致，故嘱其暂停“塌渍”疗法，方宗柴胡加龙骨牡蛎汤合桂枝新加汤原方。组成如下：

柴胡 60g　龙骨 25g　黄芩 25g　生姜 60g

人参 45g　桂枝 45g　茯苓 25g　半夏 25g

大黄 30g　牡蛎 25g　大枣 12 枚　白芍 60g

炙甘草 30g

2 剂，上药以水 5500ml，煎煮至 600ml，去滓，分温 3 服。

服药后，自诉全身疼痛明显缓解，白细胞 10.94×10^9/L，效不更方，继服上方 2 剂，病告痊愈。

（十）宫颈癌·柴胡加龙骨牡蛎汤合当归芍药散加三七粉案

患者马某某，女性，57 岁，农民，住院号 22245**，于 2014 年 7 月 7 日以“闭经 4 年，阴道排液 4 年”为主诉就诊，门诊以“宫颈癌？”收住入院。患者自述闭经 4 年，4 年前阴道排血性液，行 B 超示：宫颈后壁低回声光团，子宫前位，增大如孕 40 天大小，考虑宫颈癌，建议进一步检查。未做任何治疗。电子阴道镜示：宫颈肥大，菜花样改变；宫颈后唇可见 3~4cm 灰白色赘生物，取活检示：宫颈鳞状细胞癌Ⅱ级 b 期，遂在我院治疗，后症状缓解后出院。现为进一步诊疗，就诊于我科。现症：腹部下坠疼痛，痛及腰部，默默不欲饮食，乏力，口干。舌暗苔白，脉沉迟。腹诊：全腹平软，腹力偏弱，脐上有动悸，胸胁苦满。《金匮要略》言："妇人腹中诸疾痛，当归芍药散主之。"中医辨证当属少阳不解，邪热内陷，痰热互结，治以和解少阳，化痰清热，活血化瘀。方宗柴胡加龙骨牡蛎汤合当归芍药散加三七粉：

柴胡 60g　生龙骨 25g　黄芩 25g　人参 25g
桂枝 25g　茯苓 25g　生半夏 25g　大黄 30g
生牡蛎 25g　大枣 6 枚　当归 15g　炒白芍 80g
炒白术 20g　泽泻 40g　川芎 40g　三七粉 9g

2 剂，上药以水 3500ml，煎煮至 600ml，去滓，分温 3 服。

服药后，自述腹部下坠疼痛仍作，痛及腰部，胸胁苦满，脐上有动悸稍有缓解，效不更方，病告痊愈。

（十一）双肺多发转移瘤伴腹部疼痛·柴胡加龙骨牡蛎汤案

患者闫某，男，69 岁，于 2020 年 9 月 25 日以"肺癌多发转移 1 月余，伴腹部疼痛不适 1 周余"为主诉就诊。患者 2020 年 8 月因胸闷气短就诊于二一五医院，经胸部增强 CT 检查示：两肺多发转移瘤，双肺门及纵膈淋巴结肿大。考虑右上纵膈型肺癌。为进一步诊疗，遂就诊于我院。现症：头晕，口苦咽干，心烦，偶有干咳，咳时伴有昏厥，抽搐，一身尽重，不可转侧，默默不欲饮食，时有恶心，夜间易惊醒，大便秘结，平素服用乳果糖，小便正常。舌红，苔薄黄，脉滑。中医腹诊：心下按之疼痛，右侧胸胁苦满，脐周压痛，脐旁动悸，双侧少腹急结。中医辨证：痰热结胸。方选柴胡加龙骨牡蛎汤合小陷胸汤1/3量。具体用药如下：

柴胡20g　煅龙骨8g　黄芩8g　生姜8g
人参8g　桂枝8g　茯苓8g　清半夏22g
大黄10g　煅牡蛎8g　大枣10g　黄连5g
瓜蒌28g

配方颗粒6剂，每次2格，沸水冲服，日3次。

服药后患者诉口苦咽干等症基本消失，心烦、一身尽重不可转侧明显缓解，夜间未再惊醒。腹诊：右侧胸胁苦满，脐周压痛，脐旁动悸。继续服用柴胡加龙骨牡蛎汤6剂，后诸症悉减。

（十二）失眠·柴胡加龙骨牡蛎汤案

患者吴某，女，51岁，于2020年9月22日以“失眠1月余”为主诉就诊。现症：平素易焦虑，失眠，多梦，头痛，疲乏，四肢困重，大便1次/日，质干。舌红苔白，边有齿痕。腹诊：全腹软，腹力一般，右侧胸胁苦满，脐上动悸。《伤寒论》言："发汗后，其人脐下悸者，欲作奔豚，茯苓桂枝甘草大枣汤主之。""伤寒八九日，下之，胸满烦惊，小便不利，谵语，一身尽重，不可转侧者，柴胡加龙骨牡蛎汤主之。"辨证属邪入少阳，治以和解少阳。方选柴胡加龙骨牡蛎汤合苓桂草枣汤1/3量。具体用药如下：

茯苓42g　桂枝20g　炙甘草10g　大枣22g

柴胡20g　煅龙骨8g　黄芩8g　生姜8g

人参8g　清半夏10g　大黄10g　煅牡蛎8g

配方颗粒21剂，每次2格，沸水冲服，日3次。

2020年10月2日二诊，患者自诉服药3剂后夜梦减少，睡眠时间增加，乏力、头痛减轻。效不更方，继服6剂，后病告愈。

（十三）口腔溃疡·柴胡加龙骨牡蛎汤案

患者杨某，男，44岁，于2018年3月22日就诊。自诉反复口腔溃疡1年余，晨起口苦咽干，阵发性头晕，默默不欲饮食，往来寒热，右侧肩部疼痛，小便正常，大便偏干。舌淡，苔白腻。腹诊：脐上有动悸，脐周压痛，右侧胸胁苦满，左侧少腹急结。《伤寒论》言："少阳之为病，口苦，咽干，目眩也。"再结合日本汉方医腹诊论述：脐上有动悸，柴胡加龙骨牡蛎汤主之。故辨证属少阳证，方选柴胡加龙骨牡蛎汤原方。具体方药如下：

柴胡 60g　生龙骨 25g　生牡蛎 25g　黄芩 25g
人参 25g　茯苓 60g　桂枝 25g　大黄 30g（后下）
生半夏 32g　生姜 25g

3 剂，上药以水 1600ml，煮取 800ml，纳大黄，更煮一两沸，去滓，分 3 次温服，每次 200ml。

2018 年 3 月 25 日二诊：服上药后，诸症俱减，效不更方，继守原方治疗 6 剂。随访患者未再复发溃疡。

第二十二节 腹痛

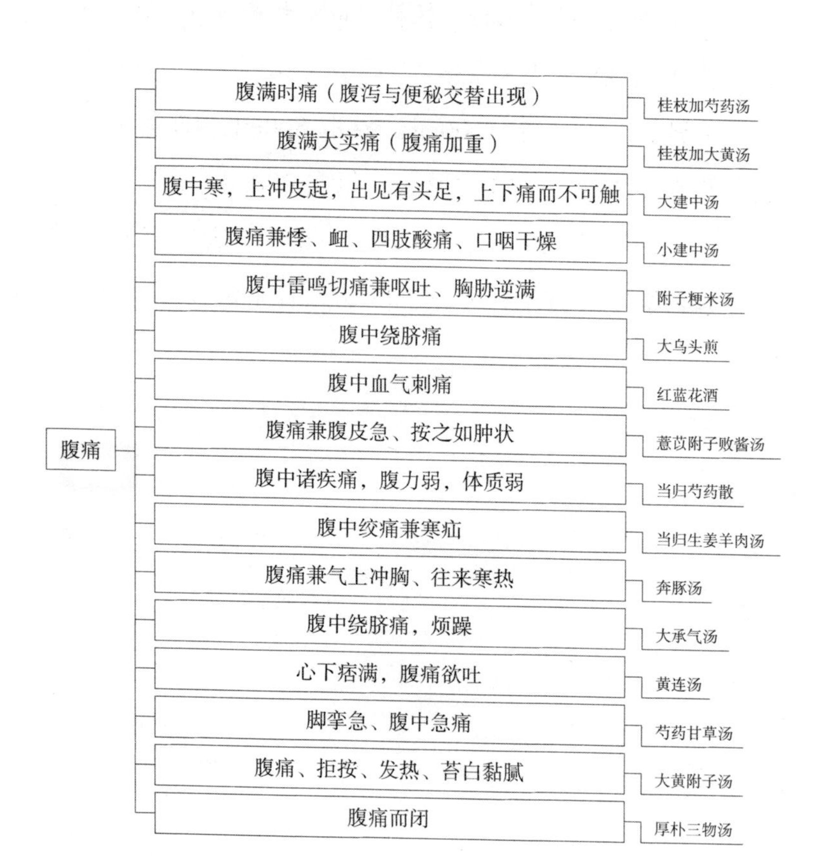

一、相关条文

本太阳病，医反下之，因尔腹满时痛者，属太阴也，桂枝加芍药汤主之；大实痛者，桂枝加大黄汤主之。（《伤

寒论》第 279 条）

心胸中大寒痛，呕不能饮食，腹中寒，上冲皮起，出见有头足，上下痛而不可触近，大建中汤主之。（《金匮要略·腹满寒疝宿食病脉证治第十》第 13 条）

伤寒，阳脉涩，阴脉弦，法当腹中急痛，先与小建中汤；不瘥者，小柴胡汤主之。（《伤寒论》第 100 条）

腹中寒气，雷鸣切痛，胸胁逆满，呕吐，附子粳米汤主之。（《金匮要略·腹满寒疝宿食病脉证治第十》第 9 条）

腹痛，脉弦而紧，弦则卫气不行，即恶寒，紧则不欲食，邪正相搏，即为寒疝。寒疝绕脐痛，若发则白汗出，手足厥冷，其脉沉紧者，大乌头煎主之。（《金匮要略·腹满寒疝宿食病脉证治第十》第 16 条）

妇人六十二种风，及腹中血气刺痛，红蓝花酒主之。（《金匮要略·妇人杂病脉证并治第二十二》第 16 条）

肠痈之为病，其身甲错，腹皮急，按之濡，如肿状，腹无积聚。身无热，脉数，此为肠内有痈脓，薏苡附子败酱散主之。（《金匮要略·疮痈肠痈浸淫病脉证并治第十八》第 3 条）

妇人怀娠，腹中㽲痛，当归芍药散主之。（《金匮要略·妇人妊娠病脉证并治第二十》第 5 条）

妇人腹中诸疾痛，当归芍药散主之。（《金匮要略·妇人杂病脉证并治第二十二》第 17 条）

寒疝腹中痛，及胁痛里急者，当归生姜羊肉汤主之。（《金匮要略·腹满寒疝宿食病脉证治第十》第17条）

奔豚气上冲胸，腹痛，往来寒热，奔豚汤主之。（《金匮要略·奔豚气病脉证治第八》第2条）

伤寒，胸中有热，胃中有邪气，腹中痛，欲呕吐者，黄连汤主之。（《伤寒论》第173条）

二、医案举隅

（一）左肺中心型肺癌化疗后·厚朴三物汤案

患者杨某某，男，65岁，患者于2014年7月10日无明显诱因出现咳嗽，痰中带有血丝，就诊当地医院行胸部CT示：①左肺上叶软组织影；②右肺门增大伴中下叶炎症。随后就诊于咸阳市第一人民医院，查支气管镜及活检示：（右肺下叶）小块低分化鳞状细胞癌。于2014年7月22日就诊于咸阳市西橡医院，胸部CT示：①左肺占位性病变并双肺转移可能性大；②右肺隔离症？经阶段性化疗（具体化疗方案不详）后病情好转出院。于2016年11月15日因胸闷气短伴咳嗽1月再次就诊于咸阳西橡医院，行胸部CT示：右肺下叶占位性病变，多考虑中心型肺癌并肺不张，左肺高密度影较前片对比变化不大，结合病史，不除外转移可能。经抗炎、止咳、化痰、营养（用药不详）、阶段性化疗（环磷酰胺 200ml+ 表柔比星 20ml+ 卡铂 100ml）6 次后好转出院。于 2017 年 1 月 22 日患者再次出现胸闷咳嗽，于西橡医院查胸部 CT 示：①右肺下叶及左肺肺癌，右肺门淋巴结及右肺内转移；②右侧胸腔少量积液，再次行（环磷酰胺 200ml+ 表柔比星 10ml+ 卡铂 100ml）1 次好转后出院。上述症状再次发作，遂就诊于我院。现症：发热，测体温 38.2℃，嘱其物理降温后体温恢复正常，咳嗽，咳痰，痰黏色白，4 天大便未解，小便黄，右侧腋下疼痛，于夜间 10 时服用羟考酮 10mg 止痛治疗，后疼痛未能明显改善，患者于夜间 12 时再次自行口服羟考酮 20mg，后患者大汗淋漓，心电监护示：指脉氧 90%，心率 62 次 /min，血压 70/50mmHg，值班医生给予吸氧，参附注射液升压，多巴胺持续泵注，现心电监护示：指脉氧 96%，心率 67 次 /min，血压 95/60mmHg。患者现稍感恶心，腹胀痛不适。舌质暗红，苔黄腻。腹诊：腹痛、腹胀满。《金匮要略》言："痛而闭者，厚朴三物汤主之。"治以行气消积，燥湿除满，方选厚朴三物汤原方。具体用药如下：

厚朴 125g　大黄 60g（后下）　麸炒枳实 75g

1 剂，上药以水 2400ml，先煮二味，取 1000ml，纳大黄，煮取 600ml，温服 200ml，以利为度。

2017 年 1 月 25 日二诊：服药后，患者行大便 2 次，排泄物臭秽难闻，腹胀痛较前减轻。现症：口苦，右胁疼痛。腹诊：腹胀，按之有压痛，胁下痛。辨证属少阳证，治以和解少阳，方遵小柴胡汤去大枣加牡蛎原方6剂，后诸症悉减。

（二）小细胞肺癌化疗后腹痛·厚朴三物汤案

患者王某某，男，48岁，2016年5月20日以“间断腹痛22天”为主诉就诊。22天前因饮食不慎出现下腹疼痛，位于脐下，呈绞痛，持续不能缓解，在咸阳市中心医院住院6天，给予灌肠等对症治疗后腹痛缓解不明显。随后因肺癌就诊于西京医院，病理：左肺上叶尖段，查见少许深染异型细胞，不除外小细胞癌。后行EP方案化疗1疗程，药用：依托泊苷0.1g，D1–5+奈达铂100mg，ivgtt，D1–5；住院治疗10天，过程顺利，但脘腹胀痛，便秘依旧，虽诸药杂投，获效罔闻。为进一步诊治，遂就诊于我院。现症：右下腹胀痛，持续不能缓解，按之疼痛加重，伴口苦咽干，默默不欲饮食，小便黄，大便4~5日未解，夜间因疼痛不能安然入睡。舌淡，苔白腻，脉沉滑。腹诊：全腹平软，腹力正常，脐下压痛。诊断：小细胞肺癌化疗后（实热内积，气滞不行）。《金匮要略·腹满寒疝宿食病脉证治第十》言：“痛而闭者，厚朴三物汤主之。”余谨遵之，组成如下：

厚朴125g　大黄60g（后下）　枳实75g

1剂，上药以水2400ml，先煮二味，取1000ml，纳大黄，煮取600ml，温服200ml，以利为度。

2016年5月22日二诊：服药后患者诉：腹泻数次，臭秽难闻。纳食较前增加，夜间睡眠较前改善。现症：腹胀满，舌质淡暗，舌体胖大边有齿痕，苔白腻，脉滑。腹诊：全腹平软，腹力中等。《伤寒论》言："发汗后，腹胀满者。厚朴生姜半夏甘草人参汤主之。"辨证属脾虚气滞，治以健脾益气，方遵厚朴生姜半夏甘草人参汤原方。组成如下：

厚朴125g　生姜125g　生半夏65g　炙甘草30g
人参15g

3剂，上药以水2500ml，煮取600ml，日3服。后电话随访，病告痊愈。

（三）右半结肠癌根治术后上腹部胀痛·厚朴三物汤案

患者郝某，男，62岁，农民，住院号23766**，于2018年4月22日以"右半结肠癌根治术后2年余，上腹部胀痛3天"为主诉就诊，门诊以"结肠癌术后"收住入院。患者2015年9月初无明显诱因出现腹痛，腹胀，疼痛剧烈，伴大汗淋漓，肛门停止排气，遂于乾县中医院就诊，诊断为"肠梗阻"，住院治疗（具体治疗方案不详），待病情好转后出院，后因服用中成药"大黄䗪虫丸”后，突然出现腹痛，小便量少，大便频数。于当地卫生所静脉输液抗炎治疗（具体用药不详），症状无明显缓解。于9月16日入住我院外三科，行腹部CT示：升结肠管壁不规则增厚伴临近多发淋巴结影，考虑新生物可能；考虑结肠癌，于9月23日在全麻下行“右半结肠根治性切除术”，术中过程顺利，术后病理示：升结肠溃疡型腺癌Ⅱ级伴黏液腺癌侵及全层及黏膜纤维脂肪组织，侵及血管及神经；上、下切缘未见癌组织侵及；肠周淋巴结未见癌转移（0/19）；阑尾慢性炎。术后恢复尚可，无明显不适。11月16日为进一步化疗治疗入住我科，采用mFOLFOX6化疗1周期，后患者拒绝进一步化疗。2016年10月于我院复查CT提示双肺小结节，考虑转移。后于我科采用mFOLFOX6化疗3周期，因病灶变化不大，后采用XELOX方案化疗3周期。疗效评价提示病情稳定。后定期复查。3天前因进食难消化食物后出现上腹部胀痛，未予重视，后逐渐加重，现患者为求治疗，紧急入院。现症：神志清，精神极差，痛苦面容，面色苍白，上腹部及左上腹疼痛剧烈，上腹部压痛阳性，大便未通，未排气，进食后疼痛加重，不欲饮食，小便不畅，夜休差。舌质淡，苔白厚腻，边有齿痕，脉弦数。腹诊：上腹部胀满疼痛，腹胀如鼓。《金匮要略》言：“痛而闭者，厚朴三物汤主之。”辨证属肠道气滞证，治以行气导滞止痛，方宗厚朴三物汤 1/3 量。具体方药如下：

厚朴 40g　大黄 20g　枳实 25g

配方颗粒 3 剂，2 格 / 次，沸水冲服，3 次 / 日。以利为度。

2018 年 4 月 23 日二诊：服药后，腹泻 4 次，质稀臭秽，上腹部疼痛明显减轻，精神较前好转。现症：上腹部胀满不适，舌脉及腹诊同前。中医效不更方，继服上方配方颗粒 3 剂，后症状基本消失。

（四）宫颈癌放化疗后 · 芍药甘草汤案

患者常某某，女，79 岁，工人，住院号 24100**，于 2018 年 11 月 26 日以“宫颈癌放疗后 2 年余，发现肺转移、骨转移 3 周余”为主诉就诊，门诊以“宫颈癌放疗后”收住入院。2016 年 5 月患者因无明显诱因出现阴道流液，于当地医院行病理示：宫颈：鳞癌，分化差，巢团中可见胞浆透明的细胞，坏死广泛。当时考虑患者年龄等因素，未行手术治疗。于 2016 年 5 月 19 日行直线加速器放射治疗 200cGY/1 野 · 次，5 次 / 周。同时予升白细胞等对症治疗。2 月前因胸闷、气短就诊于当地医院，行胸部 CT 示：左侧胸腔积液。双侧肺纹理增重。结合临床治疗后复查。胸水细胞学诊断：间皮细胞（+），淋巴细胞（+），红细胞（++）。予抽胸水等对症支持治疗后出院。1 月前再次因胸腔积液就诊于西京医院，查胸部增强 CT 示：①左肺胸膜下散在团状软组织影，不除外恶性，请结合临床，左肺下叶部分膨胀不全并炎性灶。②甲状腺右叶低密度灶结合超声。骨扫描示：①鼻骨区骨代谢活跃，多考虑良性病变，外伤？②右髂骨近骶髂关节区骨代谢活跃，多考虑肿瘤骨转移。③全身其余骨骼未见明显骨代谢异常改变。病理示：（左肺）纤维组织内查见恶性肿瘤，形态及免疫组化结果支持（左肺）低分化癌，免疫表型提示小灶伴有鳞状上皮分化。免疫组化结果显示：CD56（–），CK5/6（局灶 +），CK8/18（+），P40（小灶 +），Syn（–），TTF–1（–），Vim（–），CgA（–），Ki–67 增值指数 >90%。予对症治疗好转后出院。今为进一步中西医结合治疗遂于我院就诊。现症：右侧髂骨疼痛，腹部疼痛，食欲尚可，入睡困难，夜间休息 3 小时左右，夜尿频，大便正常。舌淡红，苔薄黄，脉滑。腹诊：腹部平坦，腹力正常，脐旁压痛，脐上动悸。《伤寒论》言："伤寒，脉浮，自汗出，小便数，心烦，微恶寒，脚挛急。反与桂枝欲攻其表，此误也。得之便厥，咽中干，烦躁吐逆者，作甘草干姜汤与之，以复其阳；若厥愈足温者，更作芍药甘草汤与之，其脚即伸；若胃气不和，谵语者，少与调胃承气汤；若重发汗，复加烧针者，四逆汤主之。"治以温阳利水、益阴缓急，方用芍药甘草汤合苓桂草枣汤 1/3 量，处方如下：

炒白芍 20g　炙甘草 20g　茯苓 40g

桂枝 20g　大枣 20g

配方颗粒 3 剂，每次 2 格，沸水冲服，日 3 次。

2018 年 11 月 30 日二诊：服药后患者诉诸症悉减，腹诊同前。继续守方治疗，遵上方配方颗粒继服 6 剂，症状缓解后出院。

（五）腹直肌挛缩·芍药甘草汤案

患者赵某某，女，39 岁，陕西旬邑人，2012 年 3 月 2 日以“腹直肌挛缩 11 年，加重 1 周”为主诉就诊。患者自述 11 年前小产后感冒，后觉腹部抽搐，因症状轻微而未予理睬，当年除夕夜上症加重，大年初一即至二一五医院检查，未查到病因。后多方检查诊治，亦无疗效。既往检查如下：脑电图（2002-4-1，咸阳市二院）：有癫痫样放电；肌电图（2003-10-21，中国人民解放军海军总医院）：未见特征性改变；超声波扫描：双侧腹部未见明显异常改变；西安医学院磁共振示：颈骨质增生；C3~4、颈 4~5、C5~6、T11~12、L4~5、L5~S1 椎间盘轻度突出；骶管囊肿。患者曾用过刺五加注射液、卡马西平、苯妥英钠、中药等均未见效。近 1 周来上症又现，遂就诊于我院。现症：腹部抽搐，间断性水肿，腰以下为甚，晨起减轻，双下肢温度不同，经量适中，色暗，有血块。夜不能寐，便秘，3日1行，小便正常。舌质淡暗，边有齿痕，苔薄白，脉弦细。腹诊：腹直肌挛缩抽搐，仰卧位尤甚，瘀血性腹征。辨病：腹直肌挛缩症；辨证：湿瘀互结，筋脉失养。治以湿瘀并治，柔筋缓急，方选芍药甘草汤，白芍倍用，加赤芍、茯苓。白芍倍用意在柔筋止痛，加用大量茯苓一为安神，二为淡渗利湿，正所谓“治湿不利小便非其治也”。具体组成如下：

白芍 120g　赤芍 125g　炙甘草 60g　茯苓 150g

3剂，上药每剂以水3500ml，纳诸药煎煮至450ml，每次150ml，每日3次温服。

2012年3月5日二诊：服药后患者腹泻轻微，每天2~3次，小便量增加，患者平素肢冷畏寒，天冷时两腿温差明显，晨起颜面肿胀，眼眶发青，乏力。查体：腹直肌挛缩明显好转，敏感性减低，瘀血性腹征已无。上方加附子15g，再进3剂。

2012年3月8日三诊：服上药3剂，自述晨起颜面肿胀、肢冷畏寒等诸症减轻，月经按期而至，但腹直肌挛缩似有加重。上方合当归补血汤（当归6g、黄芪30g）补气生血，调理善后。1月后随访，腹直肌挛缩偶有发作，但较前大为减轻，停药继观。肝藏血、主筋，今正值经期，血海空虚，筋脉失养，故腹直肌挛缩加重当属必然。

（六）左侧输卵管透明细胞癌·当归芍药散合十全大补汤案

患者杨某，女，53岁，工人，住院号1706**，于2015年11月19日以“确诊左侧输卵管透明细胞癌1月余”为主诉就诊，门诊以“左侧输卵管透明细胞癌”收住入院。患者1个月前无明显诱因出现尿频、尿急、下腹部不适，未予重视。后出现下腹部坠痛，放射至胁腹部，饱食后加重，自觉下腹部可触及一包块。遂前往陕西中医药大学第二附属医院行泌尿系B超示：盆腔囊性包块；左肾积水伴左输尿管上段扩张。未作处理。为求进一步诊疗遂来我院以“①左肾积水；②盆腔包块”诊断收住泌尿外科住院，于2015年10月26日在全麻下行“左侧输尿管双J管置入术+盆腔包块切除术”，术后给予重症监护、预防感染、支持对症处理，术后接病检回报：（盆腔）输卵管透明细胞癌，侵及全层。向患者家属解释病情后，家属拒绝进一步西医治疗，症状缓解后出院。现患者为求中医治疗，遂来我院就诊。现症：左侧腹部疼痛不适，食欲可，夜休差，二便正常。舌红，苔黄，脉细。腹诊：脐旁压痛，左侧少腹急结。西医配合深部热疗治疗，《金匮要略》言：“妇人腹中诸疾痛，当归芍药散主之。”患者现阶段为术后恢复，气血不足，故调整方药，治以缓急止痛，温补气血，方宗当归芍药散合十全大补汤。方药如下；

炙甘草 30g　人参 45g　炒白术 45g　茯苓 125g

当归 40g　炒白芍 45g　川芎 15g　熟地黄 60g

肉桂 6g　黄芪 60g　莪术 15g　泽泻 15g

3 剂，上药以水 4000ml，煎煮至 600ml，日 3 服。

2015 年 11 月 21 日二诊：患者诉服药及配合深部热疗后感左侧腹部疼痛不适明显缓解，舌脉及腹诊同前，守方再进 6 剂，后未再出现腹痛。

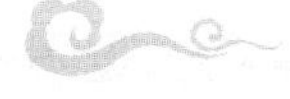

第二十三节　腹胀满

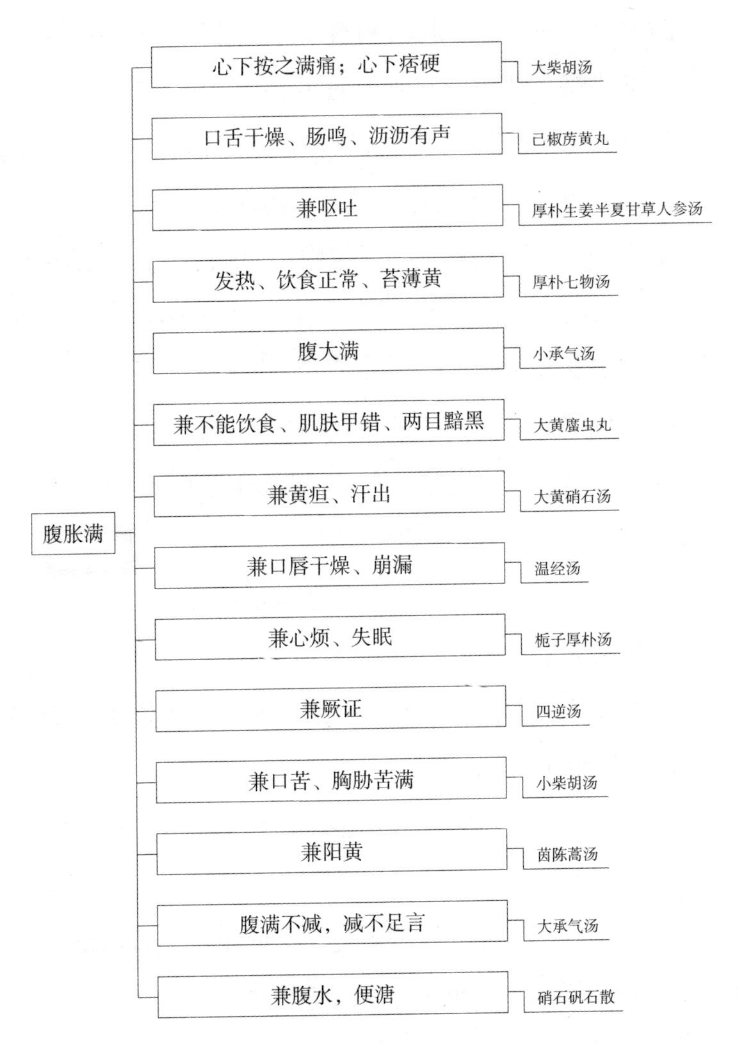
腹胀满
心下按之满痛；心下痞硬
大柴胡汤
口舌干燥、肠鸣、沥沥有声
己椒苈黄丸
兼呕吐
厚朴生姜半夏甘草人参汤
发热、饮食正常、苔薄黄
厚朴七物汤
腹大满
小承气汤
兼不能饮食、肌肤甲错、两目黯黑
大黄䗪虫丸
兼黄疸、汗出
大黄硝石汤
兼口唇干燥、崩漏
温经汤
兼心烦、失眠
栀子厚朴汤
兼厥证
四逆汤
兼口苦、胸胁苦满
小柴胡汤
兼阳黄
茵陈蒿汤
腹满不减，减不足言
大承气汤
兼腹水，便溏
硝石矾石散

一、相关条文

病腹满，发热十日，脉浮而数，饮食如故，厚朴七物汤主之。（《金匮要略·腹满寒疝宿食病脉证治第十》第 8 条）

腹满，口舌干燥，此肠间有水气，己椒苈黄丸主之。（《金匮要略·痰饮咳嗽病脉证并治第十二》第 29 条）

霍乱，头痛发热，身疼痛，热多欲饮水者，五苓散主之；寒多不用水者，理中丸主之。（《伤寒论》第 386 条）

本太阳病，医反下之，因尔腹满时痛者，属太阴也，桂枝加芍药汤主之；大实痛者，桂枝加大黄汤主之。（《伤寒论》第 279 条）

胁下偏痛，发热，其脉紧弦，此寒也，以温药下之，宜大黄附子汤。（《金匮要略·腹满寒疝宿食病脉证第十》第 14 条）

发汗后，腹胀满者。厚朴生姜半夏甘草人参汤主之。（《伤寒论》第 66 条）

痛而闭者，厚朴三物汤主之。（《金匮要略·腹满寒疝宿食病第十》第 10 条）

伤寒下后，心烦腹满，卧起不安者，栀子厚朴汤主之。（《伤寒论》第 79 条）

伤寒七八日，身黄如橘子色，小便不利，腹微满者，茵陈蒿汤主之。（《伤寒论》第 260 条）

黄疸腹满，小便不利而赤，自汗出，此为表和里实，当下之，宜大黄硝石汤。（《金匮要略·黄疸病脉证并治第十五》第19条）

伤寒，脉浮，自汗出，小便数，心烦，微恶寒，脚挛急。反与桂枝欲攻其表，此误也。得之便厥，咽中干，烦躁吐逆者，作甘草干姜汤与之，以复其阳；若厥愈足温者，更作芍药甘草汤与之，其脚即伸；若胃气不和，谵语者，少与调胃承气汤；若重发汗，复加烧针者，四逆汤主之。（《伤寒论》第29条）

妇人年五十所，病下利数十日不止；暮即发热，少腹里急，腹满，手掌烦热，唇口干燥，何也？师曰：此病属带下。何以故？曾经半产，瘀血在少腹不去。何以知之？其证唇口干燥，故知之。当以温经汤主之。（《金匮要略·妇人杂病脉证并治第二十二》第9条）

腹满不减，减不足言，当下之，宜大承气汤。（《伤寒论》第255条）

少阴病，六七日，腹胀不大便者，急下之，宜大承气汤。（《伤寒论》第322条）

发汗不解，腹满痛者，急下之，宜大承气汤。（《伤寒论》第254条）

大下后，六七日不大便，烦不解，腹满痛者，此有燥屎也。所以然者，本有宿食故也，宜大承气汤。（《伤

寒论》第241条）

阳明病，下之，心中懊侬而烦，胃中有燥屎者，可攻。腹微满，初头硬，后必溏，不可攻之。若有燥屎者，宜大承气汤。（《伤寒论》第238条）

二、医案举隅

（一）右肺癌伴腹痛·大承气汤案

患者郭某，女，66岁，住院号24810**，于2020年3月24日以“确诊右肺癌4年，中上腹疼痛10天”为主诉就诊，门诊以“右肺癌”收住入院。患者于2015年12月受凉后出现咳嗽，咳痰，痰量少易咳出，伴胸闷、气短，活动后加重，于陕西省人民医院住院治疗，增强CT示：右肺上叶混合密度不规则结节，增强扫描呈不均匀性强化，新生物可能；给予抗感染、抗结核治疗，症状缓解后出院。2016年5月于三二三医院行PET-CT示：右肺上叶后段结节影，深分叶，边缘见毛刺，轻度胸膜牵拉，结节周围伴轻度钙化；代谢增高，SUVmax：8.8，结节周围伴絮状影，结合以往影像资料；右肺上叶结节强化；诊断原发恶性病变（右肺上叶周围型肺癌）可能性大，结节活性较高。后于2016年6月8日在西安交通大学第一附属医院行肺部穿刺，病理示：右肺上叶小块附壁生长为主的腺癌，倾向原位腺癌。因患者体质及基础疾病，患者及家属拒行放化疗治疗，后患者自服易瑞沙治疗。

2017 年 2 月 26 日患者无明显诱因出现咽喉肿痛并伴有声音嘶哑，曾口服药物治疗（具体不详）效果不佳，遂入住我院，入院查胸部 CT：右肺尖癌，较前（2016-9-2）对比，周围磨玻璃密度影范围减少。右肺中叶磨玻璃密度结节，脾内多发低密度影，大致同前，建议密切随诊；右肺中下叶及左肺上叶舌段条索灶，较前吸收；双侧胸膜局部增厚；冠脉钙化；心包少量积液。入院后给予抗菌、提高免疫力等对症支持治疗，症状缓解后出院。2017 年 10 月患者出现腰背部、髋部及全身多处疼痛，就诊于外院，给予口服中药及小针刀治疗，后症状时轻时重。2017 年 10 月 31 日全身骨扫描示：左侧第六背肋反射性核素浓聚，同机 CT 骨质密度增高，考虑肺癌骨转移可能，后予以唑来膦酸治疗。10 天前患者出现中上腹胀痛，食后加重，为进一步治疗遂来我院。前期辨证：太阴少阳少阴并病，给予小柴胡汤合理中汤加减治疗，获效不著。现症：腹部胀满未明显缓解，晨轻暮重，口苦，便秘。舌暗红，苔焦黄而干有裂纹，左脉细沉，右脉缓。腹诊：上腹胀痛。《伤寒论》言：“腹满不减，减不足言，当下之，宜大承气汤。”遂以大承气汤原方 1/3 量配方颗粒。组成如下：

酒大黄 20g　厚朴 40g　枳实 30g　芒硝 12g

配方颗粒3剂，每次2格，沸水冲服，日3次。

2020年3月27日二诊：患者服上药后，大便已通，腹胀感明显缓解。现症：口苦咽干，咳嗽，咳痰，易咳出，小便不利，夜间多梦易醒。腹诊：左胁下痞硬。综上，该病病机已变，“知犯何逆，随证治之”，据此方遵小柴胡汤原方去黄芩、人参、生姜、大枣加茯苓、牡蛎、五味子、干姜，6剂调理善后。后症状缓解出院。

（二）卵巢癌腹腔转移术后伴见肠梗阻·四逆汤案

患者徐某，女，55岁，工人，住院号2385**，于2018年6月19日以“确诊卵巢癌腹腔转移3月，胸闷气短加重3天”为主诉就诊，门诊以“卵巢癌”收住入院。患者于2018年3月13日饱食后出现腹痛不适，以上腹部及脐周为著，伴见恶心、呕吐，呕吐物为胃内容物，遂至兴平市人民医院就诊，查腹部平片示：小肠梗阻可能性大。予以抗炎、营养支持、补液等对症治疗后患者症状未见减轻。后以“肠梗阻”诊断于2018年2月27日在咸阳市中心医院于行“剖腹探查、回肠－升结肠侧侧吻合术”。术中诊断“卵巢癌腹腔转移；肠梗阻”，术中大网膜病理：大网膜纤维脂肪组织内腺癌浸润，免疫组化符合浆液性癌，提示从卵巢等处找原发灶。免疫组化：CDX-2（－）、CK7（＋）、CR（－）、WT1（－）、

Pax–8（+）、P53（灶+）、Panck（+）、CK5/6（–）。CT示：①双肺多发结节灶，多考虑转移瘤。②腹腔积液。1周前患者出现双下肢水肿，于西安交通大学医学院第一附属医院行超声示：右侧小腿肌间静脉血栓形成，左侧小腿肌间静脉扩张。口服利伐沙班、消脱止、迈之灵等药物治疗1月，后因影响食欲自行停止服用。3天前胸闷气短加重。现为求进一步治疗来我院就诊。现症：肢冷畏寒，但欲寐，食难用饱，完谷不化，双下肢肿胀，偶有燥热，汗出多，口干，口淡无味。舌白厚腻，尖红，脉微细。腹诊：腹部胀满膨隆。患者舌脉不符，舍证从脉，辨证当属少阴病，方宗四逆汤原方，为防阴阳格拒，嘱患者热药凉服。具体组成如下：

炮附子15g　炙甘草30g　干姜25g

配方颗粒3剂，每次1格，沸水冲服，放凉后再服，日2次。

2018年6月21日二诊：患者服用3剂四逆汤后出现呃逆、干呕症状，肢冷畏寒较前明显改善，双下肢肿胀较前减轻，大便分泌物减少，汗出多，口淡无味。舌白厚腻，尖红，脉微细。《伤寒论》言："少阴病，饮食入口则吐，心中温温欲吐，复不能吐，始得之，手足寒，脉弦迟者，此胸中实，不可下也，当吐之；若膈上有寒饮，干呕者，不可吐也。当温之，宜四逆汤。"中医效不更方，守方再进3剂，后诸症悉减。

（三）胃癌术后骨转移放化疗后，喜唾·理中丸案

患者辛某，男，48岁，住院号：21623**。于2011年8月22日以“胃癌术后骨转移放化疗后1个半月余，喜唾1月余”为主诉就诊。自述1年前无明显诱因出现进食后反酸，嗳气，伴左上腹疼痛，于第四军医大学西京医院行胃镜检查示：①进展期贲门胃底癌；②慢性胃炎，窦部糜烂性胃炎（隆起型）。病理诊断：贲门胃底低分化腺癌，部分为黏液细胞癌。2011年4月19日于本院普肝一科在全麻下行“根治性全胃切除术”，过程顺利。术后病理示：食管、胃弥漫浸润型低分化腺癌及黏液腺癌，侵及全层；食管、十二直肠切缘查见癌组织浸润；小弯侧淋巴结查见转移癌（8/9），大弯侧淋巴结未查见转移癌（0/4），大网膜未查见淋巴结。2011年5月10日因髋关节疼痛，遂行髋关节CT检查：右侧髋臼囊性低密度区，考虑转移癌。于2011年5月11日转入我科，5月12日起行右侧髋臼骨转移区姑息止痛放疗，以右侧髋臼骨转移区为PTV，剂量为3Gy×10次，过程顺利；5月31日行FP方案化疗1周期，药用：顺铂40mg，ivgtt，D1–4+替加氟1000mg，ivgtt，D1–5，过程顺利。中医治以补益正气，化瘀散结，方宗八珍汤加减。近1月来喜

唾，为求进一步治疗入住我院。现症：胸骨后隐痛不适，胃脘灼痛，时时喜唾，动辄盈盆，肢冷畏寒，饮食可，夜休差，小便少。舌红，苔少，脉沉弦。腹诊：少腹按之软弱无力，腹胀满。《伤寒论·辨阴阳易瘥后劳复病脉证并治》云："大病瘥后，喜唾，久不了了，胸上有寒，当以丸药温之，宜理中丸"。胃镜提示：①反流性食管炎；②吻合口炎；胃癌术后。今病人喜唾，动辄盈盆，故遵其方后注而改用汤法，同时去白术，加生姜。组成如下：

人参 45g　干姜 45g　生姜 45g　炙甘草 45g

3 剂，上 4 味，以水 1600ml，煮取 600ml，去滓，温服 200ml，日 3 服。后如食顷，饮热粥一碗，微自温，勿揭衣被。同时嘱其奥美拉唑 20mg，Po，Qd。服药 1 剂后患者诉舌尖点状出血，窥其本，属阳虚不能摄阴，阴血不能归经所致，故上方加附子 40g（先煎 1 小时），易干姜为炮姜，生姜为白术，温阳止血。

2011 年 8 月 25 日二诊：患者自诉，经上述治疗，胃脘灼痛减轻，喜唾之症锐减，口水量相当于入院前的 1/6，纳食可，夜休可，二便正常。舌淡红，苔薄白，脉弦。综上：患者罹患恶疾，又经手术、放化序贯治疗，戕伤脾胃，累及先天，而肾主骨生髓，中医有言："至虚之处，便是容邪之所"。今患者胃癌骨转移，故上方易附子为

100g，炮姜为干姜温补脾肾之阳，加肾四味，阴阳双补，出院缓图，同时停服山莨菪碱。组成如下：

人参 45g　干姜 45g　白术 45g　炙甘草 45g
补骨脂 30g　枸杞子 30g　淫羊藿 30g　肉苁蓉 30g
附子 100g（先煎 1 小时）

10 剂，上药以水 2000ml，煮取 400ml，去滓，温服 200ml，日 2 服。后电话随访，患者家属述服上药 5 剂后，病人先后腹泻 3 次淡红样便，精神愉悦，喜唾之症已无，余无不适，现仍在治疗中。

（四）宫颈癌术后·大柴胡汤案

患者李某某，女，51 岁，工人，住院号 1632**，于 2015 年 6 月 15 日以“宫颈癌术后放疗后 11 年”为主诉就诊，门诊以“宫颈癌术后”收住入院。2004 年 8 月 6 日患者以“阴道淋漓出血 26 天伴小腹疼痛 2 周”为主诉就诊于我院妇科，检查示：尿 HCG（–）。B 超：宫颈低回声团块状结合临床考虑为宫颈癌，子宫肌瘤。2004 年 8 月 5 日宫颈活检提示：宫颈鳞状细胞癌Ⅱ级。遂于 2004 年 8 月 6 日来我院住院行手术治疗，于 2004 年 8 月 10 日在全麻下行“广泛子宫切除 + 盆腔淋巴结清扫术”，术中病理回报：①宫颈鳞状细胞癌 II 级，（左侧盆腔）淋巴结检查见癌转移（2/13），（右侧盆腔）淋巴结未查见癌转移（0/4），阴道切缘未查见癌组织侵及；②子宫体肌壁间肌瘤（2枚）；③子宫体腺肌病；④增殖期子宫内膜；⑤（右侧）卵巢囊状卵泡；⑥（右侧）输卵管结构未见明显异常。手术过程顺利，术后给予局部放疗（具体方案及剂量不详）。术后至今未定期复查，今为求进一步治疗来我院。现症：胃胀，食难用饱，乏力困顿，口苦咽干，夜不能寐，便少而干，小便色黄。舌淡暗，边有齿痕，苔薄白，脉沉缓。腹诊：腹力偏强，心下按之满痛，右侧胸胁苦满，脐周压痛。《金匮要略》言："按之心下满痛者，此为实也，当下之，宜大柴胡汤。"辨证为少阳阳明合病证，证属病在少阳的气滞血瘀证，治以和解少阳，内泻热结，方宗大柴胡汤原方。具体组成如下：

柴胡 125g　黄芩 45g　炒白芍 45g　生半夏 65g
枳实 55g　大枣 12 枚　大黄 30g　生姜 75g

1 剂，上药以水 2400ml，煮取至 1200ml，去滓，再煎煮至 600ml，分温 3 服。

2015 年 6 月 16 日二诊：服药后患者诉胃脘部胀满不适减轻，口苦咽干稍减轻，食欲较前好转，进食增多。现症：其背恶寒如掌大。舌淡红，苔黄腻，脉滑。腹诊：右侧胸胁苦满，脐上动悸，脐周压痛。属少阳阳明合病，治以和解少阳阳明，温化痰饮。方用柴胡加龙骨牡蛎汤合苓桂术甘汤原方 3 剂，后告病情痊愈。

（五）胃底贲门癌术后·大柴胡汤案

患者张某某，男，62 岁，退休工人，于 2014 年 4 月 24 日以“腹部胀满疼痛半月，加重 6 天”为主诉入院。自述 6 天前出现上症，给予“双金胃肠胶囊”治疗，症状仍未见改善。于我院查心电图示：偶发室性早搏。胸部正位、腹部立位片示：①双侧膈面呈波浪膈状，考虑波浪膈；②腹部平片未见明显异常。查上腹部 B 超示：胆囊炎性改变；中量腹水。上腹部 CT 示：贲门胃底部壁增厚，新生物可能性大，建议结合胃镜检查或增强扫描。因患者腹部胀满不适，上腹 CT 回报大量腹水，给予腹腔穿刺放腹水等对症、支持治疗。2014 年 4 月 28 日胃镜示：胃底贲门 Ca（包曼氏Ⅳ）。下午患者腹痛、腹胀明显加重，立即行腹片示：肠梗阻。2014 年 4 月 29 日在全麻下行剖腹探查，切开腹膜，有大量血性腹水，吸除约 5000ml 腹水，见肿瘤广泛种植转移于腹腔、盆腔、肠系膜、大网膜、壁层腹膜，大网膜挛缩呈片状肿块，结肠肝区、横结肠与大网膜转移瘤融合，升结肠起始端及远端回肠明显扩张。术中诊断：胃癌晚期：腹腔广泛转移，横结肠梗阻。术中决定行回盲部造瘘术。术后病理示：胃印戒细胞癌。Her2（–）。过程顺利。于 2014 年 5 月 16 日转入我科。

现症：精神差，双侧巩膜、皮肤重度黄染，黄色鲜明，腹部胀满，默默不欲饮食，日晡潮热，大便量少，夜休差。舌红，苔黄黑而干，脉弦细。腹诊：腹部平坦，腹力偏强，按之心下满痛，胸胁苦满。回盲部有造瘘口。《金匮要略》言："按之心下满痛者，此为实也，当下之，宜大柴胡汤。"中医辨证为少阳阳明合病，方宗大柴胡汤原方。组成如下：

柴胡 125g　黄芩 45g　炒白芍 45g　生半夏 65g
枳实 55g　大枣 12 枚　大黄 30g　生姜 75g

2 剂，上药以水 2400ml，煎煮至 1200ml，去滓，再煎至 600ml，分温 3 服。

2014 年 4 月 26 日二诊：自述服上药后，双侧巩膜黄染减轻，造瘘口排出大量黑色稀粪，心下按之满痛锐减，欲饮食，日晡潮热消失，微有汗出，精神明显好转，但仍倦怠乏力。腹腔引流管通畅且固定良好。血常规示：HGB99g/l ↓，肝功：ALB26.2g/L ↓，故方用大柴胡汤合十全大补汤攻补兼施。组成如下：

柴胡 125g　黄芩 45g　炒白术 45g　大黄 30g
枳实 55g　大枣 12 枚　生半夏 65g　人参 30g
茯苓 15g　生姜 75g　炙甘草 15g　当归 30g
白芍 45g　熟地黄 30g　肉桂 10g　黄芪 75g

5 剂，上药以水 5000ml，煎煮至 2500ml，去滓，再煎煮至 600ml，分温 3 服。

2014年5月2日三诊：自诉服上药5剂后，腹胀明显减轻，饮食尚可，精神明显好转，能够下地活动，腹腔引流管通畅且固定良好。造瘘口排便通畅，余无不适。

2014年5月6日四诊：患者诉2天前自觉胃脘疼痛，纳差，夜休差，现疼痛加剧，呕血，腹腔引流管流出黑红色便，心悸乏力。舌红，苔黄黑而干，脉弦数，给予胃复安，止血敏，血凝酶，但效果不佳。《金匮要略》言："心气不足，吐血、衄血，泻心汤主之。"《景岳全书》谓："血出之由，惟火惟气。"唐容川认为，"泻心即泻火，泻火即止血。"中医给予大黄黄连泻心汤加三七粉。组成如下：

大黄30g　黄连15g　黄芩15g　三七粉6g（冲服）

2剂，上药以水600ml，煮取200ml，纳三七粉，顿服之。

服药后大便颜色逐渐变淡，胃脘疼痛减轻。舌偏红，苔黄腻而干，脉沉细。后终因病期较晚，全身衰竭而故。

（六）肝癌灌注化疗后持续性腹胀·厚朴生姜半夏甘草人参汤案

患者李某，男，47岁。以"右上腹持续胀痛2月余"为主诉入院。2月前患者无诱因出现右上腹痛，并于右肋下可触及肿物，呈进行性加重。行腹部CT检查，示肝占位。查 HbsAg（+），ALT 117U/L，AST 116 U/L，ALP 761U/L，r–GT 227U/L。经保肝治疗后肝功能好转，转氨酶降至 100U/L 以下。遂行介入灌注化疗栓塞术，术中灌注顺铂 90mg、丝裂霉素 8mg、超液态碘化油 20ml 与氟尿苷 1000mg、表阿霉素 50mg 形成的乳剂栓塞。术后患者出现栓塞后综合征：发热、肝区疼痛。应用消炎痛栓肛塞，出汗较多，继之出现持续性腹胀，腹大如鼓，行腹部 B 超示：少量腹水。给予胃肠道动力药、利尿药均无效。现症：口苦，不欲饮食，腹胀，进食或输液后更甚，小便正常，大便溏薄。舌苔白厚腻质淡红，脉滑而无力。腹诊：腹胀满。《伤寒论》云："发汗后，腹胀满者。厚朴生姜半夏甘草人参汤主之。"辨证属脾虚腹胀，治以健脾益气除满，方遵厚朴生姜半夏甘草人参汤原方。组成如下：

厚朴 125g（炙去皮）　生姜 125g　半夏 65g
炙甘草 30g　人参 15g

2 剂，以水 2000ml，煮取 600ml，去滓，温服 200ml，日 3 服。2 剂后腹胀消失，后以小柴胡汤加减调理出院。

（七）脘腹胀满不适·茯苓桂枝甘草大枣汤案

患者张某某，女，22 岁，学生，2011 年 11 月 1 日以“自觉脘腹胀满不适1月余”为主诉就诊。曾求治某医，投益气健脾理气之药，脘腹胀满不减反致加重。现症：脘腹胀满，伴乏力，便溏不爽。平素月经愆期1周，量少，色暗。舌淡红，边有齿痕，舌苔白腻水滑，脉弦尺脉弱。腹诊：脐下有动悸，腹胀满。今病人脘腹胀满为主，伴乏力，便溏不爽，当以理气为主，佐以益气健脾。《伤寒论》有云：“发汗后，其人脐下悸者，欲作奔豚，茯苓桂枝甘草大枣汤主之。”“发汗后，腹胀满者。厚朴生姜半夏甘草人参汤主之。”故合二方之治。组成如下：

厚朴125g　生姜125g　清半夏65g　甘草30g

人参15g　茯苓125g　桂枝45g　大枣12枚。

2剂，以水2400ml，煮取600ml，去滓，温服200ml，1日3次。

2011年11月7日二诊：服上药2剂后脘腹胀满不适明显减轻，排气较平时无增多。现症：偶有胸闷、气短，起则头眩，伴见怕冷、手足发热。舌淡红，苔薄白，脉沉细。腹诊：脐下动悸减轻。《伤寒论》言：“伤寒，若吐、若下后，心下逆满，气上冲胸，起则头眩，脉沉紧，发汗则动经，身为振振摇者，茯苓桂枝白术甘草汤主之。”遂予苓桂术甘汤6剂，后诸症悉减。

（八）结肠癌术后化疗后腹胀·厚朴生姜半夏甘草人参汤案

患者王某某，男，50岁，2016年9月19日以“结肠癌4年余，化疗6个周期，腹胀加重2周”为主诉入院。自述2012年5月份因“右上腹胀痛不适半年”于咸阳市中心医院就诊，经肠镜检查示：结肠占位性病变。全麻下行“结肠癌根治术”，手术顺利，术后病理提示结肠恶性肿瘤。术后先后于咸阳市中心医院行化疗6个周期（具体方案不详），过程顺利，胃肠道反应较重。2014年1月份于我院行肠镜检查未发现复发，进行综合治疗后出院。近2周患者腹胀不适加重，活动后胸闷、气短，时有口唇、手指发麻。为进一步诊治，遂就诊于我院。现症：腹胀，纳呆食少，活动后胸闷气短，口干，大便稀，小便正常，夜休差。查体：脉搏82次/min，血压120/70mmHg，右侧腹可见一约12cm直行手术疤痕，愈合一般，无红肿。左上腹压痛（+），腹部移动性浊音（-），右侧肝区可闻及肠鸣音。腹诊：腹部膨隆，全腹软，腹胀满。辨证：脾胃虚弱，湿热瘀毒。方宗六君子汤3剂，患者服药后腹胀未减轻。仍有活动后胸闷气短，汗出，晨起恶心，二便可。究其因，患者术后元气虚损较重，单纯予六君子汤补脾益气效果不佳，综上所述，虑为脾虚腹胀，脾胃虚弱，脾主运化，脾虚推动不利，气机壅滞，故腹胀不适。据《伤寒论》言：“发汗后，腹胀满者。厚朴生姜半夏甘草人参汤主之。”苔白厚腻，脉滑弱。四诊合参，辨证为脾胃虚弱，气机壅滞，用厚朴生姜半夏甘草人参汤原方。具体药物如下：

厚朴 125g　生姜 125g　半夏 65g　炙甘草 30g
人参 15g

1 剂，上 5 味，以水 2000ml，煮取 600ml，去滓，温服 200ml，日 3 服。

2016 年 9 月 27 日三诊：患者自诉服 1 剂药后腹胀明显减轻，继续用 2 剂后腹胀基本消失，偶有乏困、汗出，食纳可，二便正常，夜休佳。齿痕舌，舌苔黄。方遵益气升白汤健脾益气，扶正抗癌。间断服用 15 剂后，病告痊愈。

（九）结肠癌术后脘腹胀满·厚朴生姜半夏甘草人参汤案

患者张某某，男，89 岁，已婚，离休，于 2014 年 7 月 25 日以“结肠癌术后 4 年，脘腹胀满半年，加重 3 天”为主诉就诊。自诉 4 年前发现大便变细，遂去医院就诊，确诊为结肠癌，遂行手术治疗，过程顺利，术后病理示：升结肠高分化腺癌，局部为黏液腺癌，肿瘤侵及肠壁全层并在大网膜形成癌结节。因患者已到耄耋之年，又有高血压、糖尿病史，未行化疗，后CT示：双肺、肝、肾、脾多处转移，先后自行使用“益肝冲剂”“白花蛇舌注射液”“紫芝多糖片”“复方天仙胶囊”等大量清热解毒的抗癌药，3天前出现脘腹胀满。为进一步诊治，遂就诊于我院。现症：脘腹胀满，矢气后稍缓，体倦乏力，纳差。舌暗红，苔腻，脉沉细弱。腹诊：腹力偏弱，腹胀满。诊断为结肠癌术后多脏器转移。辨证为脾虚气滞证，治以理气消胀，补脾益气，选用厚朴生姜半夏甘草人参汤原方。组成如下：

厚朴 125g　生姜 125g　生半夏 65g　甘草 30g
人参 15g

2剂，上药以水2000ml，生姜自备，煎煮至600ml，去滓，日1剂，分温3服，每次200ml。

2014年7月29日二诊：诉服上药2剂，脘腹胀满减轻，纳可。舌质暗红，苔由腻变为薄白。现偶有恶心，口干，有少量白痰，在上方调理的基础上，现以下方扶正祛邪抗癌进行调治，方选六君子汤加减。组成如下：

西洋参 45g　炒白术 30g　茯苓 45g　猪苓 30g
炙甘草 15g　陈皮 30g　生半夏 65g　当归 30g
黄芪 60g　莪术 30g　三棱 30g　乌骨藤 20g
全蝎 20g　蜈蚣 3 条　半枝莲 30g　白花蛇舌草 30g

7剂，上药以水4000ml，煮取至600ml，去滓，日1

剂，分温 3 服，每次 200ml。

2014 年 8 月 5 日三诊：诉服上药后，未见明显不适，服药 4 剂后，矢气至，腹胀减。现症：胃纳稍减，大便初硬后溏。舌暗红，苔水滑，脉沉细，易上方白术 45g，茯苓 125g，黄芪 100g，当归 40g，余药不变，做膏方缓图，以观进退。

按语：上方是因为患者服用了大量清热解毒药，损伤了脾阳，使脾气亏虚，致脘腹胀满，治疗时应先以理气消胀为主，佐以健脾之品，所以用厚朴生姜半夏甘草人参汤。第二个方子中，大量补气药与活血化瘀药（三棱、莪术）相配伍，不至使脾胃呆滞，活血化瘀药与补气药相配伍，使理气作用更强，共使补而不滞，行而更强。全蝎、蜈蚣（止痉散）、乌骨藤均有抗肿瘤的作用，白花蛇舌草、半枝莲既可以抗肿瘤，也可以佐制其他药的燥热之性。

第二十四节　腹皮拘急

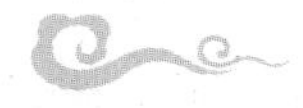

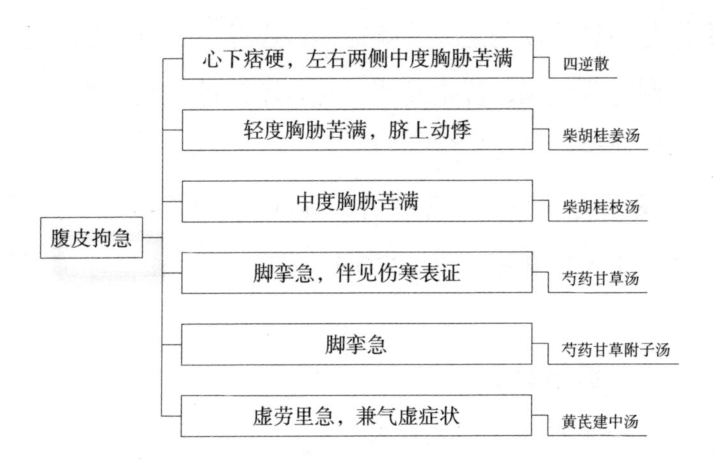

一、相关条文

少阴病，四逆，其人或咳，或悸，或小便不利，或腹中痛，或泄利下重者，四逆散主之。（《伤寒论》第318条）

伤寒五六日，已发汗而复下之，胸胁满微结，小便不利，渴而不呕，但头汗出，往来寒热，心烦者，此为未解也，柴胡桂枝干姜汤主之。（《伤寒论》第147条）

伤寒六七日，发热，微恶寒，支节烦疼，微呕，心下支结，外证未去者，柴胡桂枝汤主之。（《伤寒论》

第146条）

伤寒，脉浮，自汗出，小便数，心烦，微恶寒，脚挛急。反与桂枝欲攻其表，此误也。得之便厥，咽中干，烦躁吐逆者，作甘草干姜汤与之，以复其阳；若厥愈足温者，更作芍药甘草汤与之，其脚即伸；若胃气不和，谵语者，少与调胃承气汤；若重发汗，复加烧针者，四逆汤主之。（《伤寒论》第29条）

发汗病不解，反恶寒者，虚故也。芍药甘草附子汤主之。（《伤寒论》第68条）

二、医案举隅

（一）腹痛·四逆散案

患者王某某，男，55岁，工人，于2011年12月30日以“腹痛纳差40天”为主诉就诊。自述40天前出现上症，初起病情较轻，不以为意，后病渐重。现症：脘腹胀痛，得热则舒，性情急躁易怒，纳差乏力。舌淡红，苔薄白，脉沉弦。腹诊：双侧腹直肌紧张，脐上有动悸。《伤寒论》言：“少阴病，四逆，其人或咳，或悸，或小便不利，或腹中痛，或泄利下重者，四逆散主之。”辨证：少阴病，热邪传里。治以透解郁热，疏肝理脾，方宗四逆散原方，其腹中痛者加附子。组成如下：

炙甘草40g　枳实40g　柴胡40g　白芍40g

炮附子 15g

3剂，水煎服，日3服。

服上药3剂，诸症锐减，舌脉诊及腹诊基本同前。守方再进3剂，以观进退。后病告愈。

（二）经期浮肿·四逆散案

患者杨某某，女，42岁，已婚，2017年8月10日以“经期浮肿3年余，加重3月”为主诉就诊。自述3年前出现上症，初起病情较轻，表现为经期浮肿，经停消失，近3月来上症尤重，除经期浮肿外，夫妻同房后，晨起则眼睑、四肢浮肿，痛苦异常。虽经多方治疗，但获效罔闻。现经期将至，恐上症又现，故来就诊。现症：自述平时月经规律，经前乳房胀痛，经期浮肿，伴烦躁易怒，四肢不温，肤色晦暗。舌暗红，苔薄黄，脉沉弦。腹诊：全腹平软，腹力偏强，双侧腹直肌紧张，瘀血性腹征。经期浮肿，西医认为乃雌激素过高引起水钠潴留所致。至于精液过敏症，其表现为同房后，阴部水肿、瘙痒、分泌物增多，严重者会出现眼皮、嘴唇水肿，全身瘙痒、皮肤划痕征阳性、胸闷、呼吸困难、咳嗽，有的甚至出现休克等系列症状，而该患在同房时，丈夫使用避孕套，且无瘙痒等症状，可排外精液过敏症。故西医诊断：经期浮肿。中医辨证：气滞血瘀证热化型。治则：疏肝理气、活血化瘀，兼以清热。方遵四逆散合桂枝茯苓丸去附子加焦山栀，易白芍为赤芍，均取其清热之意。组成如下：

柴胡 20g　赤芍 20g　枳实 20g　炙甘草 20g

桂枝 20g　茯苓 20g　桃仁 20g　牡丹皮 10g

焦山栀 10g

3 剂，上药每剂以水 1000ml，纳诸药煎煮至 300ml，去滓，分温 3 服，100m/ 次。后电话随访，述服上药后，时逢经期，经量同常，浮肿明显减轻，心情愉悦，皮肤光亮，睡眠欠佳，嘱其继服上药 3 剂。1 月后再访，述经期未再浮肿，夫妻同房后浮肿现象亦无，病告痊愈。

（三）四肢发凉・四逆散案

患者李某，男，35 岁，于 2020 年 9 月 29 日以“四肢发凉 1 月余”为主诉就诊于我科门诊。现症：四肢发凉，眠差，气急，偶脸色发青。大便里急后重。舌淡苔白，脉弦数。腹诊：双侧腹直肌紧张，双侧少腹急结轻，脐周压痛。辨证：肝郁脾虚证。《伤寒论》言：“少阴病，四逆，其人或咳，或悸，或小便不利，或腹中痛，或泄利下重者，四逆散主之。”“腹中痛者，加附子一枚，炮令坼；泄利下重者，先以水五升，煮薤白三升，煮取三升，去滓，以散三方寸匕，内汤中，煮取一升半，分温再服。”方宗四逆散加附子、薤白。组成如下：

柴胡 10g　麸炒枳实 10g　炒白芍 10g

炙甘草 10g　薤白 324g（另包）　炮附子 15g

中药 3 剂，每天 1 剂，以水 1500ml，纳薤白煮取 1000ml，去滓，纳余药，煮取 300ml，分温再服。

2020 年 10 月 2 日二诊：患者自诉服上药后，矢气频多，大便正常，未再有里急后重感，心情较前愉悦，四肢较前温，夜休改善。效不更方，继服 3 剂，并嘱患者调节情绪，保持心情愉悦。后病告痊愈。

（四）胃癌术后化疗后·四逆散案

患者刘某某，男，43 岁。于 2019 年 11 月 22 日以“胃癌术后化疗后 3 年，腹泻 1 周”为主诉来我院就诊。2016 年 3 月因胃部不适，就诊于当地医院，行胃镜检查，诊断为胃脘管状型腺癌，后行手术治疗、化疗，恢复较好。1 周前无明显诱因出现腹泻，5~6 次 / 日，便溏。现症：心烦，腹泻，四肢厥冷，纳可，夜间多梦易醒，小便正常。舌淡胖大，苔薄白。查体：上腹部可见一长约 15cm 的纵行手术切口。腹诊：腹平，两侧腹直肌紧张。辨证：肝郁脾虚证，方选四逆散加薤白。组成如下：

炙甘草 10g　枳实 10g　柴胡 10g　白芍 10g

薤白 324g（另包）

3 剂，以水 1000ml，煮薤白 324g，煮取 600ml，去滓，

纳诸药，煮取300ml，分温再服。

2019年11月25日二诊：患者诉服上药3剂后，心情好转，精神较前放松，睡眠有所改善，腹泻，3~4次/日。腹诊：腹平，仍有两侧腹直肌紧张。继服上方3剂。后电话随访，诸症悉减。

按语：综合患者性格及工作原因，此人为房地产销售者，平素要强，表面斯文，频生闷气，情绪不佳。下利严重，故根据方后注：泄利下重者，加薤白三升。泄利下重，下焦气滞也，加薤白以通气滞。有是证用是方，获效甚佳。

（五）肺鳞状细胞癌·柴胡桂枝汤案

患者王某某，男，55岁。患者于2017年8月出现咳嗽咳痰，痰中带血，就诊于西藏民族学院附属医院以“慢性支气管炎”抗炎处理2周未见明显好转，出院后转入二一五医院进一步诊治，行CT检查示：右下肺门稍低软组织密度影，并于右肺下叶不张分界不清，邻近右肺中叶支气管闭塞，右肺下叶背段及部分基底段支气管受压，部分闭塞，气管分叉下肿大淋巴（1.8cm），考虑右下肺门恶性占位可能，建议支气管镜检，右肺上叶支气管开口处管壁增厚伴远端炎症，建议复查，两肺上叶纤维条索灶及邻近胸膜增厚，粘连。支气管镜检于左上叶上支及右上叶前支、右中叶支气管，声带肿物处分别取活检，结果提示：中－高分化鳞状细胞癌（乳头状亚型）。骨扫描提示：胸骨角处骨代谢增高，暂不排外骨转移。于2017年9月20日至2017年12月27日在我院行5周期DP方案化疗，化疗过程顺利，未见明显不适。2019年2月5日初诊：发热，汗出，气短，乏力，头晕，默默不欲饮食，小便如常，夜休差。舌质暗淡，苔黄厚腻，脉浮滑。腹诊：轻度胸胁苦满，腹皮拘急。《伤寒论》言："伤寒六七日，发热，微恶寒，支节烦疼，微呕，心下支结，外证未去者，柴胡桂枝汤主之。"辨证属太阳少阳合并证，治以祛邪达表，和解少阳，方遵柴胡桂枝汤原方配方颗粒。具体用药如下：

桂枝 25g　黄芩 25g　炒白芍 25g　人参 25g
炙甘草 15g　姜半夏 15g　大枣 15g　柴胡 30g
生姜 3 片

配方颗粒 3 剂，1 格 / 次，温开水冲服，2 次 / 日。

2019年2月8日二诊：服药后，患者诉未再发热，食欲好转，乏力减轻。现症：间断咳嗽，头晕，起则头眩。腹诊：双侧轻度胸胁苦满，脐中动悸。辨证：少阳证，中焦阳虚。《伤寒论》又云："伤寒，若吐、若下后，心下逆满，气上冲胸，起则头眩，脉沉紧，发汗则动经，身为振振摇者，茯苓桂枝白术甘草汤主之。"方宗小柴胡汤合茯苓桂枝白术甘草汤 1/3 量去生姜、大枣加干姜、五味子。具体用药：

柴胡 40g　半夏 20g　人参 15g　炙甘草 15g

黄芩 15g　干姜 10g　五味子 15g　茯苓 20g

桂枝 15g　生白术 10g

配方颗粒 6 剂，每次 1 格，沸水冲服，日 2 次。

2019 年 2 月 15 日三诊：服药后患者诉诸症悉减，守方再进配方颗粒 6 剂，后告愈。

（六）膀胱癌伴血尿·芍药甘草汤案

患者阮某某，男，81 岁，居民，于 2019 年 2 月 25 日以“间断性肉眼血尿 1 年余”为主诉，门诊以“膀胱癌”收住入院。2018 年 2 月无明显诱因出现肉眼血尿，血尿呈淡红色，未予重视。同年 5 月，于商洛医院就诊，医院以“前列腺炎”对症处理好转。2018 年 10 月上述症状加重就诊于唐都医院，行 MRI 示：膀胱后壁异常强化结节，膀胱癌可能，请结合临床；前列腺体积增大，考虑前列腺增生。遂以膀胱占位性病变入院，唐都医院建议行“膀胱切除术”治疗，患者以年纪较大拒绝手术，经对症治疗，症状好转后出院。2019 年 1 月，患者持续性出现鲜红色血尿，伴血凝块，再次就诊于唐都医院，门诊予以口服药物（具体不详）后，症状缓解不理想，遂就诊于我院。

现症：尿频，尿急，尿不尽，夜尿频多，约5次，近10余天未见肉眼血尿，食欲不佳，夜休尚可，大便每天1次，质较干。舌黄腻，脉弦。腹诊：腹皮拘急（中下腹腹直肌紧张）。《伤寒论》言："伤寒，脉浮，自汗出，小便数，心烦，微恶寒，脚挛急。反与桂枝欲攻其表，此误也。得之便厥，咽中干，烦躁吐逆者，作甘草干姜汤与之，以复其阳；若厥愈足温者，更作芍药甘草汤与之，其脚即伸。"今患者尿道刺激征明显，将芍药甘草汤嫁接用于缓解尿道平滑肌痉挛。中医辨证：肝阴虚证，方宗芍药甘草汤以补益肝肾，缓急止痛。具体用药如下：

生白芍30g　赤芍30g　炙甘草15g　重楼15g

3剂，水煎服，以水1000ml煎至500ml，分温3服。

服药后患者诸症悉减，食欲好转，中医效不更方，继服3剂，后告痊愈。

（七）胃癌术后·黄芪建中汤案

患者杨某某，男，66岁，工人，于2019年1月18日以"胃癌术后1年半，伴双下肢水肿15天"为主诉，门诊以"胃癌术后化疗后"收住入院。1年半前无明显诱因出现上腹疼痛，胀痛性质，餐后为著，胃镜示：胃角溃疡，胃底息肉；病检示：胃角黏膜慢性活动性炎伴肠化生，小灶上皮高级别异型增生，可疑癌变。遂行"腹腔镜胃癌根治术”，术后出现胃瘫，予对症治疗好转。术后化疗 2 周期（具体用药不详），化疗后胃肠道反应严重，未再化疗，行中医中药治疗，期间病情平稳，未再腹痛。后患者因腹痛再发，就诊于我科，给予中药治疗后缓解出院。15 天前无明显诱因出现双下肢水肿，今患者为进一步检查，遂来我科门诊。现症：双下肢水肿，乏力，不欲饮食，口干，不欲饮，喜热食，涎沫较多，恶寒，双足火烧感，入睡困难，大便正常，小便色淡黄。舌淡，苔薄白，舌下静脉迂曲，脉沉细。腹诊：腹皮拘急，中下腹腹直肌紧张。辨证属气血两虚证，治以益气养血，温中健脾，给予黄芪建中汤合金水六君煎。具体方药如下：

黄芪 25g　桂枝 15g　炙甘草 30g　大枣 12g
炒白芍 30g　生姜 15g　阿胶 10g　熟地黄 30g
当归 20g　麸炒白术 10g　茯苓 10g　陈皮 10g

配方颗粒 6 剂，每次 2 格，沸水冲服，日 3 次。

2019 年 1 月 24 日二诊：服药后患者诉双下肢水肿较前减轻，双侧胫骨前及双足烧灼感较前明显好转，经实验室检查，患者目前贫血，考虑胃癌术后胃部解剖结构发生变化导致营养不良性贫血。目前西医以纠正贫血、低蛋白血症、粒细胞减少等对症处理，中医继予黄芪建中汤合金水六君煎 6 剂。后实验室检查数值基本接近正常值。守方再进 6 剂后病告愈。

第二十五节　瘀血性腹征

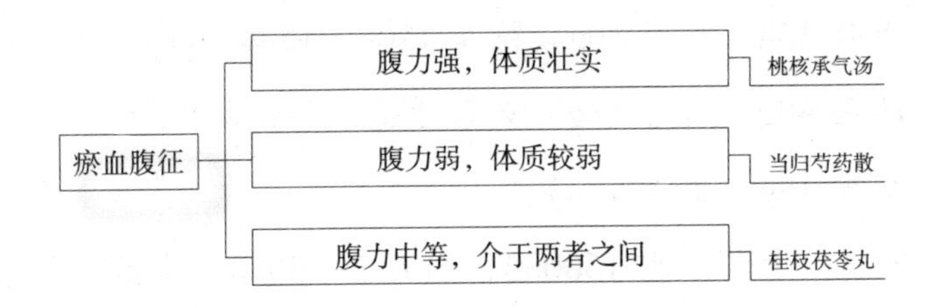

一、相关条文

妇人怀娠，腹中㽲痛，当归芍药散主之。（《金匮要略·妇人妊娠病脉证并治第二十》第5条）

妇人宿有癥病，经断未及三月，而得漏下不止，胎动在脐上者，为癥痼害。妊娠六月动者，前三月经水利时，胎也。下血者，后断三月衃也。所以血不止者，其癥不去故也，当下其癥，桂枝茯苓丸主之。（《金匮要略·妇人妊娠病脉证并治第二十》第2条）

二、医案举隅

（一）不寐·当归芍药散合六君子汤案

患者张某某，男，73岁，2013年5月31日以“入睡困难3月，加重3天”为主诉就诊。自述3月前无明显诱因出现入睡困难，后渐加重，曾先后求治诸医，获效不显。现症：入睡困难，口中淡而无味。舌淡暗胖大有齿痕，苔薄白，脉沉细。腹诊：瘀血性腹征。辨证属脾虚肝郁血瘀证，方宗当归芍药散合六君子汤。组成如下：

当归 15g　白芍 80g　茯苓 120g　白术 20g

泽泻 40g　川芎 15g　党参 20g　炙甘草 15g

陈皮 15g　生半夏 65g

3 剂，上药以水 1500ml，煎煮至 300ml，去滓，日 3 服，100ml/ 次。

2013 年 6 月 3 日二诊：服上药 1 次，当晚入睡困难之症即得改善，3 剂过后，入睡困难已无，瘀血性腹征减轻，舌胖大有齿痕改善，上药继服 3 剂后，整日睡意甚浓，似有矫枉过正之嫌，上方加天麻、石菖蒲各 20g，旨在开窍醒神，后告愈。

（二）腹痛·当归芍药散合玉屏风散案

患者魏某某，女，85 岁，退休，2013 年 3 月 29 日以“腹痛 1 周，加重 1 天”为主诉就诊。自述素体较弱，易于感冒，1 周前无明显诱因出现腹痛，经中西医治疗未愈，获效不显。现症：腹痛加重，绵绵不绝，头晕，失眠明显，二便可。舌体胖大边有齿痕，苔白，脉沉细。腹诊：腹部软弱，瘀血性腹征。辨证当属肝郁脾虚表虚证，方宗当归芍药散合玉屏风散。组成如下：

当归 15g　白芍 80g　茯苓 150g　川芎 15g

白术 20g　泽泻 40g　防风 10g　黄芪 10g

2 剂，日 1 剂。上药以水 2500ml，煮至 800ml，分温 100ml，日 8 服。

2013 年 3 月 31 日二诊：服上药 2 剂，腹痛绵绵不绝已消。腹诊：瘀血性腹征已无。舌体胖大边有齿痕，苔白，脉沉细。予玉屏风散调理善后。后电话随访，先后多次因受凉后服用上方，均获效。

（三）膀胱癌化疗后·六君子汤合当归芍药散案

患者史某某，女，78 岁，农民，于 2013 年 4 月 12 日以“尿血、尿频、尿急 2 年，加重 1 天”为主诉就诊，门诊以“膀胱癌”收住入院。自述 2 年前因尿血、尿频、尿急，有烧灼感，下腹部抽搐，于当地诊所按膀胱炎予抗生素对症治疗，效果不显。1 天前上症加重，咸阳市彩虹医院 CT 示：膀胱占位，多考虑膀胱癌并左侧输尿管扩张及左侧可疑肿大淋巴结，建议行膀胱镜检查。为求进一步治疗来我院。现症：尿频、尿急，每日 20 次，小腹坠胀感，烧灼感较重，伴下腹部阵发性胀痛抽搐，口苦，乏力，头晕。舌偏红少苔，边有齿痕，脉沉细涩。腹诊：腹平软，瘀血性腹征。辨证属肝郁脾虚血瘀证，治以疏肝解郁，健脾，活血化瘀，方宗六君子汤合当归芍药散。组成如下：

党参 30g　白术 30g　茯苓 60g　炙甘草 15g

陈皮 15g　生半夏 30g　当归 15g　炒白芍 80g

泽泻 20g　川芎 15g

3剂，上药以水1500ml煎至600ml，每次服200ml，日3服。

2013年4月17日二诊：患者诉服上药3剂，尿频减轻，每日10次，伴下腹部阵发性胀痛抽搐。现症：膀胱烧灼感依然，乏力，恶心欲呕，舌脉同前。效不更方，继观。

2013年5月3日三诊：患者诉诸症悉减。现症：时有小腹向会阴部抽掣疼痛，舌脉同前。上方易白芍至250g，炙甘草80g以缓急止痛。

2013年5月16日四诊：患者诉昨日腹泻10次，为稀水样便，量较多，无恶臭，伴乏力腿软恶心，考虑患者目前正在接受化疗，故此乃放射性肠炎，西医予以对症支持治疗，中药同前。后大便每日2次，无乏力腿软，病人好转后出院。

（四）膀胱癌术后化疗后·桂枝茯苓丸案

患者张某某，男，63岁，散居，于2015年10月12日以"膀胱癌术后化疗后1年余，右下肢疼痛20余天"

为主诉就诊。2013年患者于体检中发现膀胱肿瘤（具体诊断不详），未作治疗。2014年因无痛性肉眼血尿就诊于泾阳县永安医院，盆腔CT平扫：膀胱右侧壁软组织病灶，膀胱癌可能性大？盆腔+MRU（2014-11-15，泾阳县永安医院）：膀胱癌可能性大。腹部B超（2014-11-15，泾阳县永安医院）：膀胱壁所见，考虑：肿瘤。前列腺略大。于2014年11月18日在全麻下行“膀胱部分切除术”，手术过程顺利，术后恢复良好。病理诊断（2014-11-13，泾阳县医院）：“膀胱右前侧壁”高级别侵润性上皮尿路癌。今患者为求进一步治疗，遂来我院，门诊以“膀胱癌术后”收住入院。现症：右下肢疼痛不舒，腹部胀满，食纳差，夜休差，二便正常。舌红苔黄，脉弦数。腹诊：全腹平软，腹力偏强，胃脘部胀满，脐旁压痛，脐下动悸。辨证属瘀热互结证，治以活血化瘀，行气止痛，方遵桂枝茯苓丸重用赤芍，以缓急止痛。具体方药如下：

茯苓30g　桂枝20g　桃仁20g　牡丹皮20g

赤芍60g

3剂，上药以水1000ml，煎煮至600ml，分温3服。

2015年10月15日二诊：患者诉服药后诸症悉减，舌脉诊及腹诊同前，守方再进3剂后，患者腹痛告愈。

（五）经前期乳房胀痛·桃核承气汤案

患者吕某某，女性，35岁，教师，2010年5月18日以“经前期乳房胀痛10年，加重1周”为主诉求治。自述10年前出现上症，近1周来月经将至乳房胀痛加重，乳头不敢沾衣，烦躁易怒，甚者如狂，大便干结如羊粪，小便黄赤。问之月经提前5~7天，色红有血块，量中等。舌边尖红，有瘀斑，苔黄腻，脉沉弦有力。乳房查体：双乳外观正常，未有乳头凹陷及橘皮样改变，两腋窝未触及肿大淋巴结，两乳外上象限可触及肿大的条索样包块，按之有压痛。腹诊：左侧少腹急结。B超示：双侧乳腺增生。遂处以桃核承气汤。组成如下：

大黄 60g　芒硝 30g（后下）　桃仁 20g　桂枝 30g
炙甘草 30g

2剂。上药以水1400ml，煮取500ml，去滓，纳芒硝，更上火微沸，下火，先食温服100ml，日3服。

上方服后，诸症若失，月经按期而至，色鲜红量不多，嘱其经前1周用药，后用逍遥散加减调治3月，病告痊愈。

按语：桃核承气汤其病机为“瘀热互结”，试观此人，其烦躁易怒，甚者如狂，大便干结如羊粪，小便黄赤。舌边尖红，苔黄腻，脉沉弦有力，当属热证无异；左侧少腹急结，月经色红有血块，舌有瘀斑，当为血瘀。《伤寒论》有云：“太阳病不解，热结膀胱，其人如狂，……

但少腹急结者，乃可攻之，宜桃核承气汤。”用此方釜底抽薪，或许可收快利之效。中医素有“同病异治、异病同治”之说，其“异治”“同治”均为病机所定，病机相同，则可异病同治，病机不同，自然同病异治。桃核承气汤虽为治疗蓄血证，今用之治疗经前期紧张综合征，其理亦同。

（六）宫颈癌化疗后术后放疗后·大柴胡汤合桃核承气汤案

患者乔某某，女，64岁，2012年5月21日以“宫颈癌化疗后术后放疗后半月余”由妇科转入我科。自述2011年12月确诊宫颈癌，其后行TP方案化疗1周期（用药剂量不详），出现Ⅲ度骨髓抑制，经用升白药治疗好转后行“子宫全切术”，过程顺利。术后病理示：病理：（宫颈）隆起型鳞状细胞癌Ⅲ级侵及肌壁1/2。后以宫颈为靶点行普放，12次后因骨髓抑制而终止治疗。相关检查结果回报：血常规：WBC 1.7×10^9/L ↓，NEU% 74.0% ↑，RBC 2.79×10^{12}/L ↓，HGB 94g/L ↓，PLT 21×10^9/L ↓；尿常规、便常规、肝肾功、心电图未见明显异常，电解质：Na 146.9mmol/L ↑，CL 108.3mmol/L ↑；细胞免疫功能：NK细胞/淋巴细胞5% ↓。B超示：子宫全切术后；右侧髂血管周围探及2.95cm×1.33cm的低回声囊暗区，腹股沟淋巴结潴留囊肿。现症：该患三系减少，NK细胞/淋巴细胞下降，周身乏力，烦躁易怒，口苦咽干，默默不欲饮食，两下肢腘窝处有瘀斑。舌质红，苔黄厚，舌中心无苔，脉弦细。腹诊：按之心下满痛，少腹急结。《金匮要略·腹满寒疝宿食病脉证治第十》第11条云："按之心下满痛者，此为实也，当下之，宜大柴胡汤。"《伤寒论》有云："太阳病不解，热结膀胱，其人如狂，……但少腹急结者，乃可攻之，宜桃核承气汤。"故西医予以重组人粒细胞集落刺激因子升白等对症治疗以补虚；中医治以和解少阳，泻下逐瘀，方宗大柴胡汤合桃核承气汤以泻实。组成如下：

柴胡125g　黄芩45g　白芍45g　生姜75g

枳实55g　大黄60g　生半夏65g　大枣12枚

桃仁20g　桂枝30g　芒硝30g（后下）　炙甘草30g

3剂，日1剂，上药以水2400ml，煮取1200ml，去滓，再煎至500ml，纳芒硝，更上火微沸，下火，温服100ml，日3服。

2012年5月26日二诊：自述服上药3剂后，心情愉悦，诸症锐减，大便每日2~3次，最多6次。

（七）不寐·龙胆泻肝汤合桃核承气汤案

患者孙某某，女，52岁，2012年2月20日以"失眠5年”为主诉就诊。5年前无明显诱因出现入睡困难，曾服“卡马西平片”“青春牌睡得安”“异丙嗪”等药，初用可缓解，长时间服用后，则获效罔闻。期间也多次求诊于中医，服以补心安神等剂，仍不效。现症：近期失眠症状加重，烦躁易怒，甚则暴跳如雷，头中轰轰雷鸣，口干，两眼干涩，眼屎较多，四肢不温，小便黄，大便干。舌质淡暗，舌下静脉曲张，苔黄腻，脉沉细。腹诊：少腹急结。辨证当为肝胆湿热上炎，膀胱蓄血。《伤寒论》云：“太阳病不解，热结膀胱，其人如狂，……但少腹急结者，乃可攻之，宜桃核承气汤。”薛生白言：“湿热之证，脉无定体”，故是病之治当以清热利湿逐瘀，方宗龙胆泻肝汤合桃核承气汤。组成如下：

龙胆草 15g　黄芩 10g　山栀子 10g　泽泻 15g
芒硝 30g（后下）　生地黄 15g　当归 15g
炙甘草 30g　柴胡 15g　桃仁 20g　车前子 30g
大黄 60g　桂枝 30g

3剂。上药，以水2000ml，煮取500ml，去滓，纳芒硝，更上火微沸，下火，先食温服100ml，日3服。

2012年2月26日二诊：自诉服药当晚即安然入睡，第二日虽腹泻6~7次，但觉神清气爽，头中轰轰雷鸣之症已无，胃脘稍有不适，脐下、腰背部冷感。舌体胖大边有齿痕，舌质淡暗，苔黄腻（黄腻较前淡化），脉沉细。腹诊：脐旁左侧压痛明显减轻。药已中病，过用恐耗气伤阴，且胃脘稍有不适，脐下、腰背部冷感，形体偏胖，朱丹溪说："肥人湿多，瘦人火多"，"怪病多责之于痰"，故易上方为平陈汤合桂枝茯苓丸加味。组成如下：

陈皮 20g　茯苓 150g　炙甘草 15g　生半夏 60g
桂枝 15g　赤芍 15g　桃仁 20g　牡丹皮 10g
苍术 15g　厚朴 15g　黄芩 10g　黄连 10g

3 剂。上药，以水 1200ml，煮取 300ml，100ml/ 次，日 3 服。

2012 年 3 月 1 日三诊：自述服上药 3 剂，虽胃脘不适之症已无但因意求稳妥，过早投以辛温，无异火上浇油，有悖病机，故药一下咽，立见反复，失眠、烦躁易怒等诸症烽起。今继用初诊之方 3 剂，诸症向愈，后以桃核承气汤为主，易大黄为熟大黄，期间或配以六君子汤，或加用平陈汤等增损治疗，服药 30 余剂，5 年痼疾告愈。

（八）肺癌伴意识不清·宣白承气汤合桃核承气汤案

患者田某某，男，79 岁，于 2015 年 8 月 31 日以"确诊肺癌 5 年，气短加重 2 天，意识不清 1 天"为主诉就诊，门诊以"肺癌"收住入院。患者 5 年前因"先心病"在纺二院住院，做胸片检查发现肺部肿块，查肿瘤标志物升高，诊断为“肺癌”。因年事已高，家属拒做病理检查及放化疗，自服“西洋参片”“灵芝孢子粉”“即食海参”等药物，半年前感胸闷气短，阵发性咳嗽，咯少量白痰，1月后出现腰部僵硬疼痛，MRI发现L2椎体异常信号，考虑转移瘤，服用益气扶正抗肿瘤药物后，腰痛缓解。为进一步诊治，遂就诊于我院。入院诊断：肺癌脑转移，骨转移，肺部感染；先心病，房间隔缺损，房颤。入院后予脱水降颅压、抗感染等对症支持治疗，中药予柴胡加龙骨牡蛎汤和解少阳，镇静安神治疗，神志较前好转，烦躁不安减轻。2015年9月11日合用通窍活血汤后，患者嗜睡，间断无意识动作，头痛，进食呛咳，咯痰不利，五心烦热。现症：意识不清，烦躁不安，言语不清，搓空理线，眼周发青，便秘。舌干苔黄，脉滑数，尺脉尤著。查体：反应迟钝，右肺呼吸音减弱，未闻及干湿啰音。腹诊：腹部肥满，胸胁苦满，心下压痛。辨证属痰热壅肺，腑气不通，予宣白承气汤口服清肺通腑治疗。患者眼周发青，右侧少腹急结，为瘀血性体征，予桃仁承气汤灌肠祛瘀通腑治疗，凉血止血能控制出血，而活血化瘀可能加重出血。方药如下：

宣白承气汤

杏仁15g　生石膏40g　瓜蒌10g　大黄22g

2剂，以水600ml，煎煮至300ml，分温3服。

桃核承气汤

桃仁 20g　桂枝 30g　大黄 60g　炙甘草 30g

芒硝 30g（后下）

1 剂，以水 1400ml，煎煮至 500ml，去滓，纳芒硝更上煮一沸，分温灌肠，3 次 / 日。

2015 年 11 月 24 日二诊：灌肠后排出大量干结粪便，排便后精神好转，第 2 天嗜睡减轻，神志好转。后在宣白承气汤基础上加用百合生地汤，神志进一步好转，可完整表达语言，躁动消失，肌张力正常。患者右下肢疼痛屈曲不伸，肌张力增强；双下肢感觉正常，巴氏征可疑。舌淡红苔薄黄，脉弦滑。患者右下肢疼痛屈曲不伸，肌张力增强，为热病后津液不足，经脉失养之象，予大剂量芍药甘草汤酸甘化阴，缓急止痛治疗，加茯苓 30g 以利湿防大剂量甘草致水钠潴留，后诸症悉减。

（九）脑梗塞病史伴烦躁易怒·桃核承气汤案

患者沙某某，男，64 岁，2013 年 4 月 1 日以“烦躁易怒伴头部蚁行感 6 年，加重半月”经朋友介绍前来就诊。自述 6 年前出现上症，曾先后因“多发性腔隙性脑梗塞”而住院 2 次，经治疗痊愈。近半月来烦躁易怒，左侧头面部蚁行感加重，右侧颞颌关节张口或吃饭时伴有声响，腰部 2 年前因搬动重物时扭伤，时有疼痛。观其形体肥胖，全腹肥满，面色发红，问其平素喜食膏粱厚味，麻辣炙煿，口干，大便干结或便溏不爽，小便黄赤。舌红紫暗，舌下静脉怒张，苔黄腻而干，脉沉。辨证当属瘀热互结，方宗桃核承气汤。组成如下：

桃仁 20g　大黄 60g　桂枝 30g　甘草 30g

芒硝 30g（后下）

3 剂，上 5 味，以水 1400ml，煮取 600ml，去滓，纳芒硝，更上火微沸，下火，先食温服 200ml，日 3 服。

2013 年 4 月 5 日二诊：自述服上药 3 剂后，诸症锐减，头脑清爽，心情愉悦，右侧颞颌关节声响已无，腰痛减轻，大便每日 2 次，药已中病，上方再进 3 剂。后易上方为抵当汤合礞石滚痰丸善后。

第二十六节　正中芯疼痛

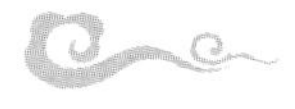

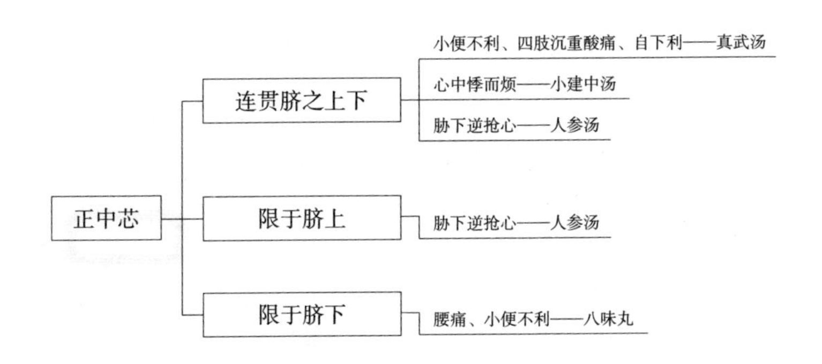

第六章

腹诊与临床处方用药

笔者在临床应用腹诊过程中，所诊之病例多不是想象的一个完整的腹部证候，而往往在一个患者的腹部出现两种或两种以上的腹证，这就需要根据腹诊的具体情况，进行辨证选方，或合方，或化裁方，使之更符合病情需要。

从目前中医和汉方医临床，比较常见的处方配伍方法，有以下两种：

一、独方用药

根据腹诊和参考舌脉等其他证候辨证施用小柴胡汤、半夏泻心汤、苓桂术甘汤等。

二、两个以上的方剂合并应用

在临床上出现两种腹证的时候，往往选用两个方剂合并使用。例如小陷胸汤，其腹证为正在心下、按之则痛。如果某患者既有小陷胸汤的腹证，而又兼有两侧胸胁苦满，结合舌脉及其他症状可考虑应用小柴胡汤与小陷胸汤合并用方。

如果某患者既有小陷胸汤的腹证，又伴有左侧少腹急结，神志如狂，可应用小陷胸汤与桃核承气汤合并用方。

三、多种腹证并存，阶段性用方

患者疾病发展过程中随着病机改变，临床选方用药随之变化，即“观其脉证，随证治之”，腹诊亦是如此。不同阶段综其脉证及腹证选取最佳经方。

四、同一经方具有多种腹证

在本书前部分主要是以单一腹证对应相应经方为主论述，本章节着重总结单一经方存在多种腹证时的使用标准，如大柴胡汤的腹证，既有心中痞硬、心下急，还有心下按之满痛，究其本质，使用标准仍为腹诊指导选方用药，但为读者进一步理解体会遂将临床常见的多腹证并存的经方予以总结如下，以窥全貌。

大柴胡汤

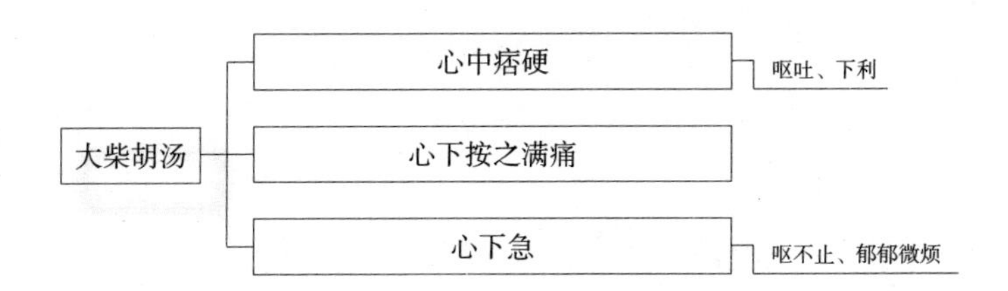

小柴胡汤

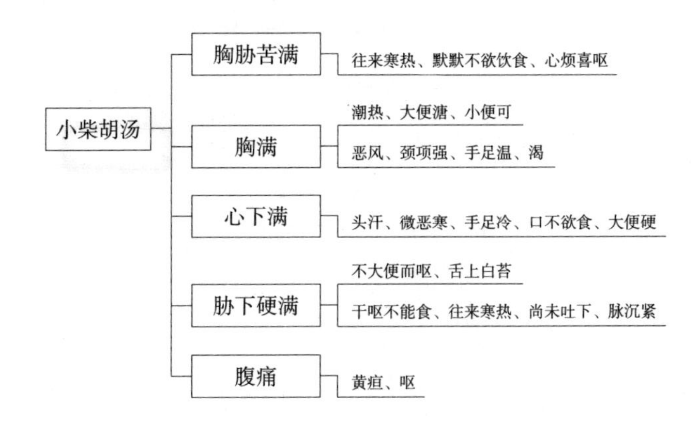

大承气汤

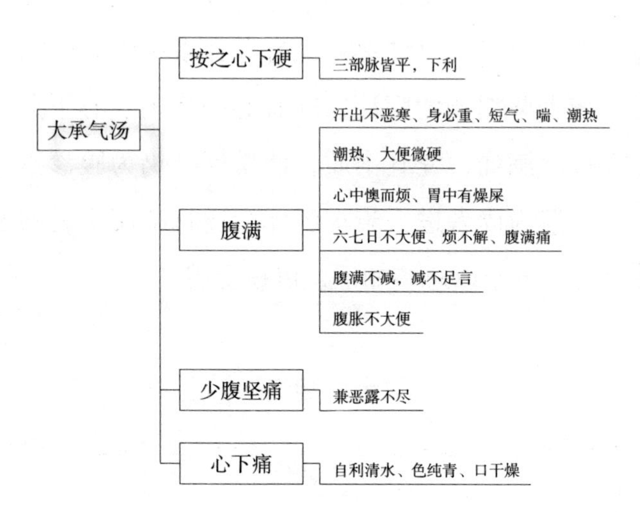
大承气汤
按之心下硬
三部脉皆平，下利
汗出不恶寒、身必重、短气、喘、潮热
潮热、大便微硬
心中懊而烦、胃中有燥屎
腹满
六七日不大便、烦不解、腹满痛
腹满不减，减不足言
腹胀不大便
少腹坚痛
兼恶露不尽
心下痛
自利清水、色纯青、口干燥

小承气汤

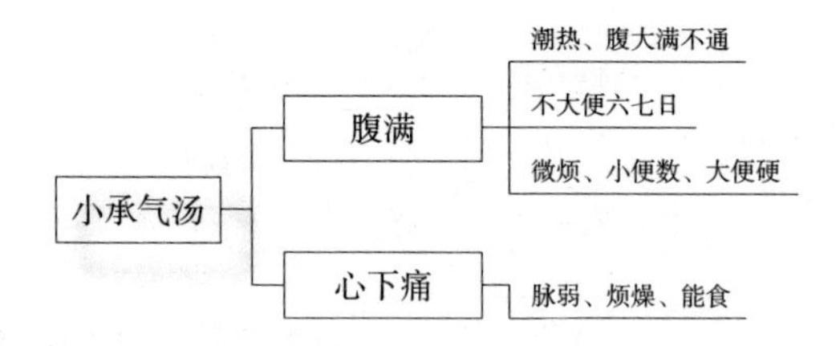
小承气汤
腹满
潮热、腹大满不通
不大便六七日
微烦、小便数、大便硬
心下痛
脉弱、烦燥、能食

柴胡加龙骨牡蛎汤

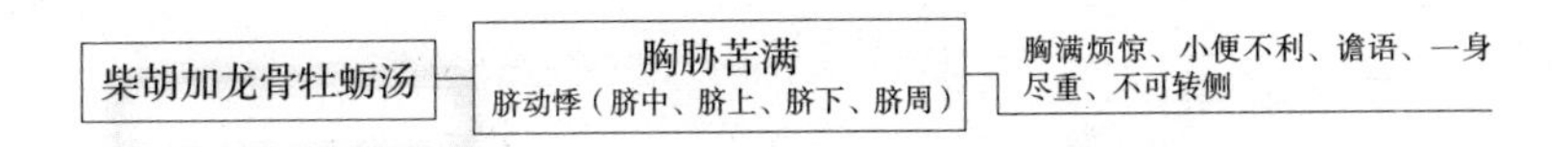

理中汤

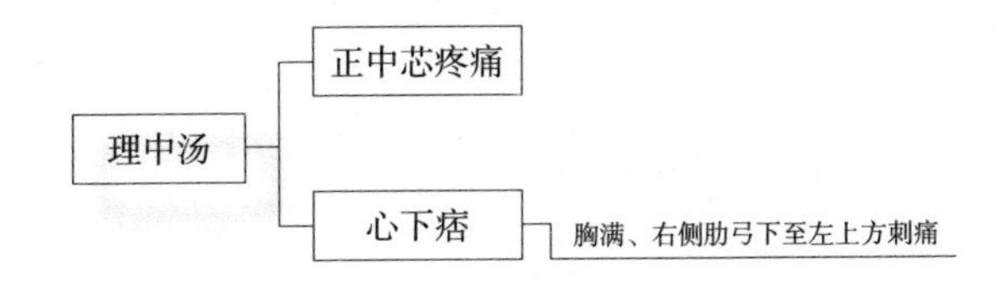

茯苓桂枝白术甘草汤

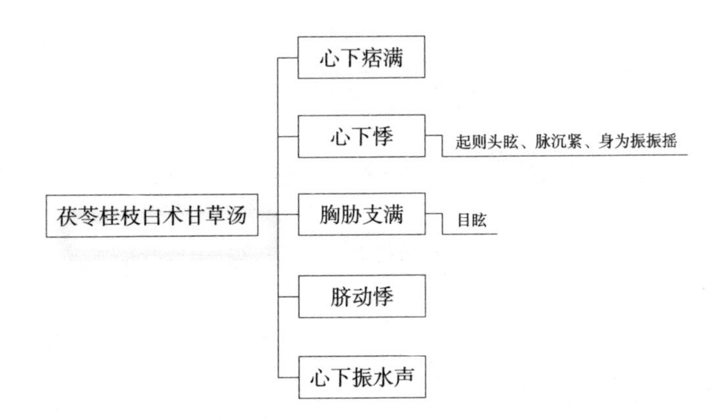

五苓散

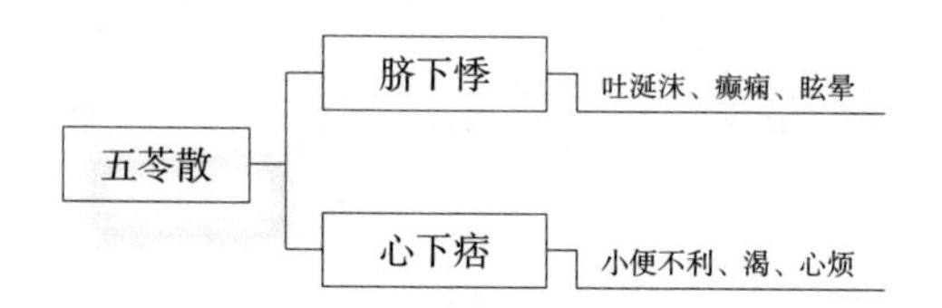
五苓散
脐下悸
吐涎沫、癫痫、眩晕
心下痞
小便不利、渴、心烦

真武汤

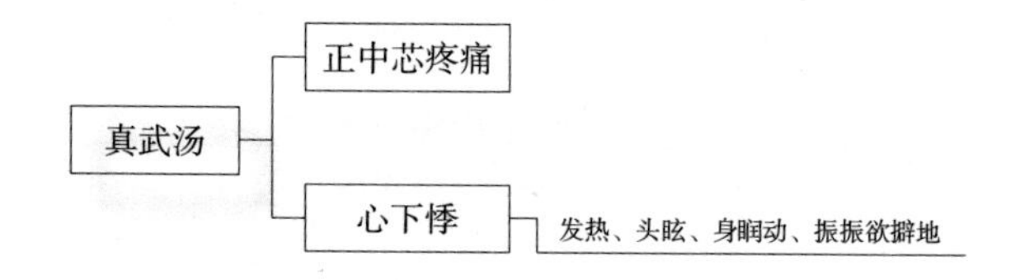
真武汤
正中芯疼痛
心下悸
发热、头眩、身瞤动、振振欲擗地

肾气丸

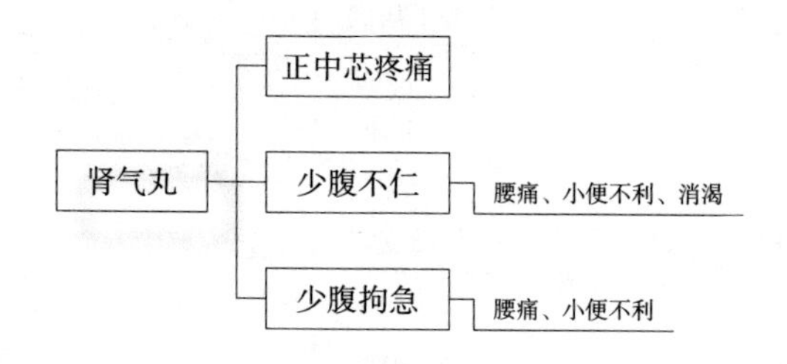
肾气丸
正中芯疼痛
少腹不仁
腰痛、小便不利、消渴
少腹拘急
腰痛、小便不利

黄芩汤

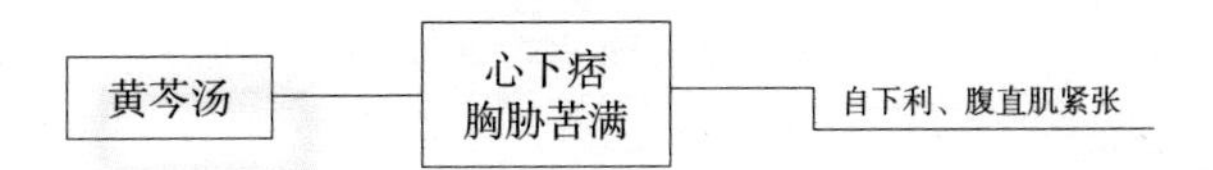

柴胡桂枝干姜汤

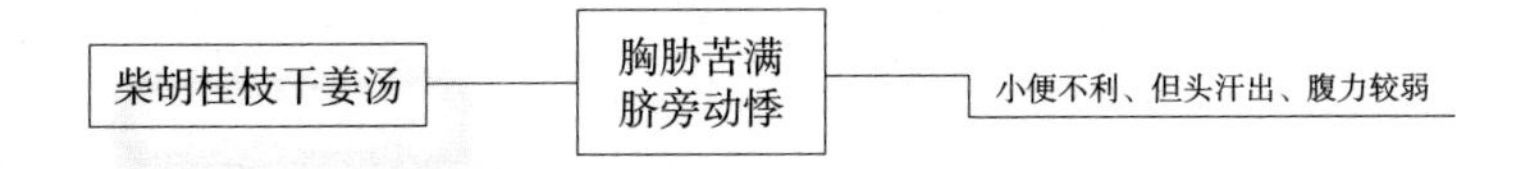

第七章

正确评价腹诊

腹诊在《内经》多有论及，在《难经》其方法已具雏形，至《伤寒杂病论》的成书，已形成了较为完整的理论，并广泛用于临床实践。由于历史原因，这一诊断方法已濒于失传。从清1776年俞根初著《通俗伤寒论》之后到近代约二百年的时间，几乎不再被人们提起，然而日本汉方医家对此却做了大量的工作，形成了独具特色的诊断方法。日本汉方医家曾自豪地说："承袭中国传统医学的东西各国中，只有日本的汉方医在进行腹诊，这是室町时代以来并经江户时代由很多先辈完成的，日本独有的诊断方法"。对此我们应该怎么看呢？难道能用"腹诊起源于我国，影响日本汉方医"这句搪塞之词来聊以自慰吗？笔者认为应该在正视现实的基础上对日本汉方医学的腹诊做一正确的评价和借鉴，这对创建中医腹诊学有着深远的意义。

对日本汉方医学腹诊的评价，应站在中医自身发展轨迹的角度来评价才是公正的，站在其它任何角度来评价它，都是失之偏颇的。下面分几个方面来论述：

1. 充实和发展了中医腹诊学。正如前文所说：《伤寒杂病论》的成书，已形成了较为完整的理沦，并广泛用于临床实践。但由于其成书年代久远，文字古奥，且有脱漏，虽曾提到很多腹诊条文，但具体临证仍不易掌握，如"胸胁苦满"，其意为以胸胁满为苦，本为自觉症状，但在临床实际中因患者的文化程度参差不齐，智商高低也不同，有的病人可以将其比较准确的反映出来，有的则不行，给临床辨证和治疗带来了一定的困难，但经日本汉方医学腹诊的充实，变为有客观指征的体征了（具体文见“胸胁苦满”条）。对瘀血的诊断，传统中医多从舌质、脉象等方面进行诊断，而汉方医学认为若出现瘀血，下腹部会产生特定的腹征，最常出现的腹征是脐旁压痛点，丰富和发展瘀血证的诊断方法，经临床多次运用确有效验。又如对五脏的腹诊及其在胸腹部的分属以及对虚证诊断的正中芯征等等，都在不同程度上充实和发展了中医腹诊学。

2. 用于“证”的诊断而不是“病”的诊断。中医腹诊与西医腹诊其不同之处在于一个是“证”的诊断，一个是“病”的诊断。就笔者的体会而言，若将西医的腹诊运用于中医临床，充其量是对疾病的转归做一判断，而无实际指导意义，但是汉方医腹诊却能紧密地联系临床实际，有效的指导临床实践。如森道伯先生创立的一贯堂医学，就是反复运用三大证五大方进行加减的。如脏毒证，其临床表现：望诊：皮肤特征黄白色，有的是赤红色；脉诊：弦、洪、实，有时也带浮、数、紧；腹诊：以脐为中心的腹肌显著膨满状态，腹濡满而圆，不能触及紧张的腹肌为特征，方宗防风通圣散。再如解毒证，其又分为幼年时期的柴胡清肝散证、青年时期的荆芥连翘汤证，青壮年以后的龙胆泻肝汤证。现分述之。如柴胡清肝散证其临床表现，望诊：症状多不明显；脉诊：多为紧脉；腹诊：一般情况下，腹部低平略凹陷，几乎无皮下脂肪，然而按压时，其腹力增强，腹直肌紧张，特征是怕痒，有异常的过敏性，除柴胡清肝散证外，荆芥连翘汤证，龙胆泻肝汤证也有同样的客观反应现象。荆芥连翘汤证其临床表现，望诊：其肤色较柴胡清肝散证者略深些，其貌呈抑郁状，体格细长，肌肉型或瘦型，其肤色亦有淡银白光泽者；脉象：呈紧脉；腹诊：首先是明显的腹肌紧张，它与上证不同，除肝经紧张外，尚有胃经即心下略显腹直肌拘挛。龙胆泻肝汤证其临床表现，望诊：皮肤多呈浅黑色；脉诊：呈紧脉，但在淋病者又可出现湿邪的脉象，尚有二者相兼的；腹诊：肝经明显紧张，在脐下、脐旁，两肋均可触及明显的抵抗，另外腹部平坦，腹壁薄，缺乏皮下脂肪，中部凹陷，腹直肌呈明显紧张。

3. 用于证与证之间的鉴别诊断。中医看病，不在乎是什么样的病，而注重是什么样的证，有是证用是方，因而才有了“同病异治”“异病同治”之说，正如有地滋所说：中医是古代的产物，所以没有“纵割”的病名诊断，只有“横切”的“证诊断”。“证诊断”就是方剂的诊断，因为中医的证是附在处方名称之后的，（如葛根汤证、小柴胡汤证……）即所谓的“汤证”，就是说，决定了证就决定了处方，也就决定了治疗法则，即所谓的“方证一致”，因此对于“证”的诊断是非常重要的。但是临床实践中，对于某些疾病证的诊断确实很困难，它牵扯到证与证之间诊断与鉴别诊断。如木防己汤乃是治疗少阳实证的方剂，《金匮要略》云：“膈间支饮，其人喘满，心下痞坚，面色黧黑，其脉沉紧，得之数十日，医吐下之不愈，木防已汤主之”。其心下病坚是心下痞硬的进一步发展，表现为心窝到中脘，坚满充实，以手按之有抵抗，稍加压力即感痛苦。上由胸骨剑突起，下至中脘，呈现菱形的抵抗压痛带，痛点极为敏感。本方证的腹诊，除有上腹部症状外，下腹部也充实饱满有力，这一点很重要，若上腹部有上述症状，而下腹部柔软无力，则为虚证，即茯苓杏仁甘草汤的腹证。再如大承气汤的适应证中虽有腹部硬满，但其硬满是在脐四周，而不是在心下（指胃脘部），假使硬满是在心下，那可能是陷胸汤证或是大柴胡汤证，断不可使用大承气汤。

4. 据于腹诊，指导用药加减。汤本求真在《皇汉医学》中不仅对腹诊有不少体会，且指导具体用药加减。如桂枝汤腹证，芍药大枣甘草汤证，必诊得肌肉之挛急，而就中成游离状态之腹直肌，最能明确触知之……但如桂枝汤证，非瘀血性之腹直肌挛急，必现于右侧，而左侧不完全挛急，即成挛急，亦较右侧为轻……。桂枝加芍药汤及桂枝加芍药大黄汤腹证，盖因腹直肌挛急之过甚，有自觉的疼痛，且腹壁膨满者，则以此方芍药为主药治之也，桂枝加芍药大黄汤证，虽与前者无大差异，然其所以大实痛者，不仅腹直肌之挛急而已，并为肠内蓄有病毒，故以桂枝加芍药汤治腹直肌之挛痛，以大黄驱除肠内之病毒也，且腹诊上之桂枝加芍药汤证，则恰如按鼓皮，仅腹筋挛急膨满，而腹内实为空虚也，而桂枝加芍药大黄汤证者，则显其腹内，亦触之多少抵抗，以指压之而诉疼痛也，……此二方者与桂枝茯苓丸证，桂枝茯苓丸加大黄汤证易误也。然前二者主右腹直肌挛痛，后二者主左腹直肌挛痛。四逆散腹证，本方之腹证酷似大柴胡汤证，其所异者因彼含大黄，而其腹部一般为实状，内部有充实之触觉，按之则觉抵抗。本方无大黄，故有虚状，内部按之空虚而无抵抗，又本方无生姜半夏，故无恶心呕吐，无黄芩大黄，故热势不剧，舌苔亦稀也。虽然此方中含枳实芍药甘草，有带枳实芍药散，芍药甘草汤之方意，故腹筋之挛急、急迫，反较大柴胡汤证为甚也。

5. 正确运用腹诊沿须四诊合参。医学的发展是随着社会的发展而发展的，如伦琴发现了“X”射线运用于医学，而使医学界发生了一次变革，从而使某些疾病的诊断更加明确，但是长期的临床实践，人们发现X光对某些疾病并不是一种特异性的诊断，因而又出现了“A超”“B超”“CT断层扫描”等。尽管这些先进仪器的出现对诊断有所帮助，在临床诊断中仍需将症状、体征及各种化验结果结合，而不是单一靠这些仪器得出诊断，腹诊也是如此，正如大塚敬节所说：“进行腹诊的目的，在于能够判断疾病之虚实，但仅仅依靠腹诊判断虚实，误诊也会产生，因此必须参照脉诊、舌诊和其它所有症状，进行整体观察是十分必要的。”如胸胁苦满为柴胡剂的适应症，大、小柴胡汤、柴胡桂枝干姜汤等可根据患者的虚实选用，但是仅凭腹诊而不参考其它诸症，很难运用本方。如滕平健的《少阳病药方的腹证》中指出：大小柴胡汤均为实证，实满即腹力在中等以上，小柴胡汤是中等度或较之稍实，大柴胡汤则更实，大小柴胡汤均有心下痞硬，不同点是小柴胡为（+），而大柴胡为（++）。从上述文字看来似乎很清楚，但在临床中却很难鉴别。如心下痞硬，其软硬度是以什么做为比较而得出的呢？是以按压自己面部的前额、鼻尖、口唇而得出的，还是根据其他什么标准得出的，其结果不甚清楚，因此也很难使用，若是多考其他诸症，则很容易做出判断。

牛顿曾经说过这样一句名言：“如果说我比别人看

得远一点的话，那是因为我站在巨人的肩膀上。”此话虽为谦词，但它却道出了科研方面所必须遵循的规律，今天我们要创建中医腹诊学，笔者认为正确借鉴日本汉方医学腹诊是非常重要的，谨此提出以下管见，供中医同道参考。

1．创建中医腹诊学所立遵循的原则是应在继承、借鉴的基础上，加以整理和提高。所谓继承就是要系统的整理和研究中医腹诊文献，如《内经》《难经》《伤寒论》《金匮要略》和《诸病源候论》等，借鉴就是要系统地翻译和介绍一批日本方面的腹诊专著，如“难经派”的代表作《诊病奇侅》、“伤寒派”的代表作《腹证奇览》（全）等。

2．摒弃传统中医只靠3个指头，1个枕头和1个老头的做法，把腹诊提高到一定的理论高度来认识，即借以了解全身情况，诊断腹部及其以外的疾病。只有这样才能够正确的认识和运用中医腹诊。笔者曾就中医腹诊濒于失传的原因进行了考察研究，认为出现这种情况有两方面的原因：一是中医的整体观，使人们在某些程度上忽视了对局部的诊察；二是社会基础及民俗习惯的问题，因此强调认识和运用中医腹诊是很有必要的。

3．举办中医腹诊学习班，广泛地进行临床验证，在深入研究提高疗效的基础上，利用现代科学知识、方法、手段，对中医腹诊逐渐的加以整理提高。从日本汉方医腹诊来看，应该着手解决如下两个问题：一是腹力判断标准问题。如腹力的程度，以中等度腹力为基准，实者又分为稍强、强及强实；虚者又分为稍弱、弱及无力。但是在临床运用时又如何区别呢？因此建议寻求一种简洁明快的判断方法，以便于临床运用。二是瘀血性压痛点问题，就笔者的体会来看，有些病人从舌质、脉象及症状体征上并无瘀血证可辨，但是腹诊上却在左下腹发现有压痛点和抵抗感，在辨证的基础上配用当归芍药散，桂枝茯苓丸等而获效，且压痛及抵抗感消失，其机理何在呢？是否可以说是瘀血证的潜证呢？等等。

4. 深入开展中医体质学说的研究，在群体调研的基础上，寻找出各种体质类型的腹部情况，有效的指导临床实践。

方剂索引

B

半夏厚朴汤

方源：东汉·张仲景《金匮要略》卷下。

半夏一升（130g） 厚朴三两（45g） 茯苓四两（60g） 生姜五两（75g） 干苏叶二两（30g）

上五味，以水七升（1400ml），煮取四升（800ml），分温四服，日三夜一服。

主治：①《金匮要略》：妇人咽中如有炙脔。②《易简方》：喜、怒、悲、思、忧、恐、惊之气结成痰涎，状如破絮，或如梅核，在咽喉之间，咯不出，咽不下，此七气所为也。或中脘痞满，气不舒快，或痰涎壅盛，上气喘急，或因痰饮中结，呕逆恶心。

半夏麻黄丸

方源：东汉·张仲景《金匮要略》卷中。

半夏 麻黄等分

上二位，末之，炼蜜和丸小豆大，饮服三丸，日三服。

主治：心下悸。

变制心气饮

方源：日本经验方，为《太平惠民和剂局方》分心气饮之变方。

茯苓 15g　半夏 15g　木通 9g　桂枝 7.5g

槟榔 7.5g　紫苏子 6g　鳖甲 6g　枳实 6g

桑白皮 3g　甘草 3g　吴茱萸 3g

主治：水气瘀滞于胸膈心下。心源性喘息、木防己汤无效时用之即效。多以心下悸为引用目标。

补中益气汤

方源：金·李杲《内外伤辨》卷中。

黄芪一钱（4g）　甘草炙，五分（2g）　人参去芦三分（1.2g）　升麻三分（1.2g）　柴胡三分（1.2g）　橘皮三分（1.2g）　当归身酒洗三分（1.2g）　白术三分（1.2g）

上㕮咀，都作一服。水二盏（400ml），煎至一盏（200ml），去滓，早饭后温服。如伤之重者，二服而愈。量轻重治之。

主治：脾胃气虚，发热，自汗出，渴喜温饮，少气懒言，体倦肢软，面色㿠白，大便稀溏，脉洪而虚，舌质淡，苔薄白。或气虚下陷，脱肛，子宫下垂，久泻，久痢，久疟等，以及清阳下陷诸证。

C

赤石脂禹余粮汤

方源：东汉·张仲景《伤寒论》。

赤石脂一斤，碎（250g） 太乙禹余粮一斤，碎（250g）

上二味，以水六升（1200ml），煮取二升（400ml），去滓，分温三服。

主治：①《伤寒论》："伤寒，服汤药，下利不止，心下痞硬。服泻心汤已，复以他药下之，利不止。医以理中与之，利益甚。理中者，理中焦，此利在下焦。"②《证治准绳·类方》："大肠腑发咳，咳而遗矢。"

柴胡疏肝散

方源：明·王肯堂《证治准绳》。

柴胡2钱（8g） 陈皮（醋炒）2钱（8g） 川芎1钱半（9g） 芍药1钱半（9g） 枳壳，麸炒1钱半（9g） 甘草，炙5分（2g） 香附1钱半（9g）

功效：疏肝解郁，行气止痛。主治肝郁气滞证。胁肋疼痛，胸闷喜太息，情志抑郁或易怒，或嗳气，脘腹胀满，脉弦。

D

大黄牡丹皮汤

方源：东汉·张仲景《金匮要略》卷中。

大黄四两（60g）　牡丹一两（15g）　桃仁五十个（15g）　瓜子半升（20g）　芒硝三合（37g）

上五味，以水六升（1200ml），煮取一升（200ml），去滓，内芒硝，再煎沸，顿服之，有脓当下；如无脓，当下血。

主治：肠痈初起，湿热瘀滞，少腹肿痞，疼痛拒按，小便自调，或善屈右足，牵引则痛剧，或时时发热，身汗恶寒，舌苔薄腻而黄。现用于湿热瘀滞的急性阑尾炎、妇女急性盆腔炎、附件炎、痔漏。

大乌头煎

方源：东汉·张仲景《金匮要略》卷中。

乌头大者五枚，熬去皮，不㕮咀（25g）

上以水三升（600ml），煮取一升（200ml），去滓，内蜜二升（400ml），煎令水气尽，取二升（400ml）。强人服七合（140ml），弱人服五合（100ml）。不瘥，明日更服，不可一日再服。

主治：腹痛，脉弦而紧，弦则卫气不行，即恶寒，紧则不欲食，邪正相搏，即为寒疝。寒疝绕脐痛，若发则白汗出，手足厥冷，其脉沉紧者。

当归生姜羊肉汤

方源：东汉·张仲景《金匮要略》卷上。

当归三两（45g） 生姜五两（75g） 羊肉一斤（250g）

上三味，以水八升（1600ml），煮取三升（600ml），温服七合（140ml），日三服。若寒多者加生姜成一斤（250g）；痛多而呕者加橘皮二两（30g），白术一两（15g）。加生姜者亦加水五升（1000ml），煮取三升二合（640ml），服之。

主治：寒疝腹中痛，及胁痛里急者；产后腹中㽲痛，腹中寒疝，虚劳不足。

F

防风通圣散

方源：金·刘完素《宣明论方》卷三。

防风半两（8g） 川芎半两（8g） 当归半两（8g） 芍药半两（8g） 大黄半两（8g） 薄荷叶半两（8g） 麻黄半两（8g） 连翘半两（8g） 芒硝（朴硝是者半

两 8g） 石膏一两（15g） 黄芩一两（15g） 桔梗一两（15g） 滑石三两（45g） 甘草二两（30g） 荆芥一分（4g） 白术一分（4g） 栀子一分（4g）

上为末，每服二钱（8g），水一大盏（700ml），生姜三片，煎至六分（420ml），温服。涎嗽，加半夏半两，姜制。

功效：疏风退热，泻火通便。

分消汤

方源：明·龚廷贤《万病回春》卷三。

苍术（米泔浸炒）一钱（4g） 白术（去芦）一钱（4g） 陈皮一钱（4g） 厚朴（姜汁炒）一钱（4g） 枳实（麸炒）一钱（4g） 砂仁七分（2.8g） 木香三分（1.2g） 香附八分（3.2g） 猪苓八分（3.2g） 泽泻八分（3.2g） 大腹皮八分（3.2g） 茯苓一钱（4g）

上锉一剂，加生姜一片、灯草一团，水煎服。气急，加沉香；肿胀，加萝卜子；胁痛面黑是气鼓，加青皮，去白术；胁满小肠胀痛、身上有血丝缕是血鼓，加当归、芍药、红花、牡丹皮，去白术、茯苓；嗳气作酸、饱闷腹胀是食鼓，加山楂、神曲、麦芽、萝卜子，去白术、茯苓；恶寒、手足厥冷、泻出清水是水鼓，加官桂；胸腹胀满、有块如鼓者，是痞散成鼓，加山楂、神曲、半夏、青皮、归尾、玄胡、鳖甲，去白术、茯苓、猪苓、泽泻。腹胀脾胃气血俱虚者，宜半补而半消也。

主治：治中满成鼓胀，兼治脾虚发肿满饱闷。

茯苓桂枝白术甘草汤

方源：东汉·张仲景《伤寒论》。

茯苓四两（60g） 桂枝三两，去皮（45g） 白术二两（30g） 甘草炙，二两（30g）

上四味，以水六升（1200ml），煮取三升（600ml），去滓，分温三服。

功效：温阳健脾，利水降冲。

茯苓泽泻汤

方源：东汉·张仲景《金匮要略》卷中。

茯苓半斤（125g） 泽泻四两（60g） 甘草二两（30g） 桂枝二两（30g） 白术三两（45g） 生姜四两（60g）

上六味，以水一斗（2000ml），煮取三升（600ml），内泽泻，再煮取二升半（500ml），温服八合（160ml），日三服。

主治：①《金匮要略》："胃反，吐而渴欲饮水者。"②《三因极一病证方论》："霍乱，吐利后，烦渴欲饮水"。

茯苓饮

方源：唐·王焘《外台秘要》卷八引《延年秘录》。

茯苓三两（45g） 人参二两（30g） 白术三两（45g） 生姜四两（60g） 枳实二两，炙（30g） 橘皮一两半，切（23g）

上六味，切，以水六升（1200ml），煮取一升八合（360ml），去滓，分温三服，如人行八九里进之。

主治：心胸中有停痰宿水，自吐水出后，心胸间虚气满，不能食。

附子粳米汤

方源：东汉·张仲景《金匮要略》卷上。

附子一枚，炮（15g） 半夏半升（65g） 甘草一两（15g） 大枣十枚 粳米半升（87g）

上五味，以水八升（1600ml），煮米熟汤成，去滓，温服一升（200ml），日三服。

主治：腹中寒气，雷鸣切痛，胸胁逆满，呕吐。

G

甘麦大枣汤

方源：东汉·张仲景《金匮要略》卷下。

甘草三两（45g）　小麦一升（150g）　大枣十枚

上三味，以水六升（1200ml），煮取三升（600ml），温分三服。亦补脾气。

主治：脏躁。精神恍惚，常悲伤欲哭，不能自主，睡眠不安，甚则言行失常，呵欠频作，舌红少苔。现用于癔病及神经衰弱属心脾两虚肝郁者。

瓜蒂散

方源：东汉·张仲景《伤寒论》。

瓜蒂一分，熬黄（4g）　赤小豆一分（4g）

上二味，各别捣筛，为散已，合治之。取一钱匕（2g），以香豉一合（10g），用热汤七合（140ml），煮作稀糜，去滓；取汁合散，温，顿服之。不吐者，少少加；得快吐，乃止。

主治：痰涎宿食，壅塞上脘，胸中痞硬，烦懊不安，气上冲咽喉不得息，舌苔厚腻，寸脉浮，按之紧者。

桂枝去桂加茯苓白术汤

方源：东汉·张仲景《伤寒论》。

芍药三两（45g）　甘草二两，炙（30g）　生姜切（45g）　白术（45g）　茯苓三两（45g）　大枣十二枚，擘

上六味，以水八升（1600ml），煮取三升（600ml），

去滓，温服一升（200ml）。小便利则愈。本云：桂枝汤，今去桂枝加茯苓、白术。

主治：《伤寒论》："太阳病服桂枝汤，或下之，仍头项强痛、翕翕发热，无汗，心下满微痛，小便不利者"。

桂枝人参汤

方源：东汉·张仲景《伤寒论》。

桂枝四两另切（60g）　甘草四两，炙（60g）　白术三两（45g）　人参三两（45g）　干姜三两（45g）

上五味，以水九升（1800ml），先煮四味，取五升（1000ml）；内桂，更煮取三升（600ml），去滓，温服一升（200ml），日再、夜一服。

主治：太阳病，外证未除，而数下之，遂协热而利，利下不止，心下痞硬，表里不解者。

桂枝生姜枳实汤

方源：东汉·张仲景《金匮要略》卷上。

桂枝三两（45g）　生姜三两（45g）　枳实五枚（90g）

上三味，以水六升（1200ml），煮取三升（600ml），分温三服。

主治：①《金匮要略》："心中痞，诸逆心悬痛"。②《金匮要略方义》："胃脘痞闷，气逆上攻作痛，呕恶暖气，是畏寒喜热者”。

黄连汤

方源：东汉·张仲景《伤寒论》。

黄连三两（45g） 甘草三两，炙（45g） 干姜三两（45g） 桂枝三两去皮（45g） 人参二两（30g） 半夏半升，洗（65g） 大枣十二枚，擘

上七味，以水一斗（2000ml），煮取六升（1200ml），去滓，温服，昼三、夜二。

主治：胸中有热，胃中有寒，阴阳痞塞，升降失常，心下痞满，腹痛欲吐。

红蓝花酒

方源：东汉·张仲景《金匮》卷下。

红蓝花一两（15g）

上一味，以酒一大升（200ml），煎减半（100ml），顿服一半（50ml），未止再服。

主治：①《金匮要略》：“妇人六十二种风，及腹中血气刺痛”。②《中国医学大辞典》：痃疟。

J

加味逍遥散

方源：明·薛已《内科摘要》卷下。

当归一钱（4g） 芍药一钱（4g） 茯苓一钱（4g） 白术，炒一钱（4g） 柴胡一钱（4g） 牡丹皮五分（2g） 山栀，炒五分（2g） 甘草，炙五分（2g）

水煎服。

主治：肝脾血虚，内有郁热，潮热晡热，自汗盗汗，腹胁作痛，头昏目暗，怔忡不宁，颊赤口干；妇人月经不调，发热咳嗽；或阴中作痛，或阴门肿胀；小儿口舌生疮，胸乳膨胀；外证遍身瘙痒，或虚热生疮。

净腑汤

方源：明·龚廷贤《万病回春》卷七。

柴胡一钱（4g） 白茯苓去皮一钱（4g） 猪苓一钱（4g） 泽泻一钱（4g） 三棱醋炒一钱（4g） 莪术醋炒一钱(4g） 山楂去核，一钱(4g） 黄芩八分(3.2g） 白术去芦八分（3.2g） 半夏姜制八分（3.2g） 人参八分（3.2g） 胡黄连三分（1.2g） 甘草三分（1.2g）

上锉一剂，姜枣煎服。

功效：治小儿一切癖块、发热口干、小便赤、或泄泻。

荆芥连翘汤

方源：明·龚廷贤《万病回春》卷五。

荆芥　连翘　防风　当归　川芎　白芍　柴胡　枳壳　黄芩　山栀子　白芷　桔梗各等分　甘草减半

上锉一剂。水煎，食后服。

主治：治肾经风热，两耳肿痛；或胆热移脑之鼻渊。

L

理中汤

方源：东汉·张仲景《伤寒论》。

人参三两（45g）　干姜三两（45g）　甘草，炙三两（45g）　白术三两（45g）

上切，用水八升（1600ml），煮取三升（600ml），去滓，温服一升（200ml），日三服。服汤后，如食顷，饮热粥一升（200ml）许，微自温，勿发揭衣被。

功效：温中祛寒，补益脾胃。

六君子汤

方源：明·虞抟《医学正传》卷三引《局方》

陈皮一钱（4g） 半夏一钱五分（6g） 茯苓一钱（4g） 甘草一钱（4g） 人参一钱（4g） 白术一钱五分（6g）

上切细，作一服。加大枣二个，生姜三片，新汲水煎服。

主治：脾胃虚弱，气逆痰滞。食少便溏，咳嗽有痰，色白清稀，短气痞满，呕恶呃逆，吞酸，面色萎黄，四肢倦怠；以及脾虚臌胀，外疡久溃，食少胃弱者。

W

吴茱萸汤

方源：东汉·张仲景《伤寒论》。

吴茱萸一升，洗（70g） 人参三两（45g） 生姜六两，切（90g） 大枣十二枚，擘

上四味，以水七升（1400ml），煮取二升（400ml），去滓，温服七合（140ml），日三服。

主治：胃中虚寒，干呕，胸满，吐涎沫；厥阴头痛；少阴吐利，手足逆冷；吞酸。现用于神经性呕吐、偏头痛、神经性头痛、美尼尔氏综合征等属肝胃虚寒者。

X

小半夏汤

方源：东汉·张仲景《金匮要略》卷中。

半夏一升（130g）　生姜半斤（125g）

上二味，以水七升（1400ml），煮取一升半（300ml），分温再服。

主治：痰饮内停，呕吐，反胃，呃逆，霍乱，心下痞，不寐。

小建中汤

方源：东汉·张仲景《伤寒论》。

桂枝三两，去皮（45g）　甘草二两，炙（30g）　大枣十二个，擘　芍药六两（90g）　生姜三两，切（45g）　胶饴一升（270g）

上六味，以水七升（1400ml），煮取三升（600ml），去滓，内饴，更上微火消解。温服一升（200ml），日三服。

主治：中气虚寒，营卫不调，阴阳不和，或土虚木乘所致的虚劳里急腹痛，心悸虚烦，衄血吐血，面色萎黄，遗精，再生障碍性贫血，功能性低热等病，因如上所述者。

逍遥散

方源：宋·陈师文《太平惠民和剂局方》卷九。

甘草微炙赤，半两 8g　当归去苗，锉，微炒　茯苓去皮，白者　芍药，白　白术各一两（15g）　柴胡去苗，一两（5g）

上为粗末。每服二钱（8g），水一大盏（700ml），加烧生姜一块（切破）、薄荷少许，同煎至七分（490ml），去滓热服，不拘时候。

主治：肝郁血虚，两胁疼痛，头痛目眩，口燥咽干，神疲食少，往来寒热；妇人月水不调。

Y

延年半夏汤

方源：唐·王焘《外台秘要》。

半夏三两，洗（45g）　生姜四两（60g）　桔梗二两（30g）　吴茱萸二两（30g）　前胡三两（45g）　鳖甲三两，炙（45g）　枳实二两，炙（30g）　人参一两（15g）　槟榔子十四枚

上九味，切，以水九升（1800ml），煮取二升七合（340ml），去滓，分温三服。如人行八九里久，再服。忌猪羊肉、饧、苋菜等。

主治：主腹内左肋痃癖、硬急、气满不能食、胸背痛者方。

茵陈蒿汤

方源：东汉·张仲景《伤寒论》。

茵陈六两（90g） 栀子十四枚，擘（14g） 大黄二两，去皮（30g）

上三味，以水一斗二升（2400ml），先煮茵陈，减六升（1200ml）；内二味，煮取三升（600ml），去滓，分三服。小便当利，尿如皂荚汁状，色正赤，一宿腹减，黄从小便去也。

主治：湿热黄疸，面、目、一身尽黄，黄色鲜明，腹微满，口渴，小便不利，舌苔黄腻，脉沉数者。

抑肝散

方源：明·孙天仁《明代方书》。

柴胡二钱半（10g） 赤芍药一钱半（6g） 牡丹皮去心一钱半（6g） 青皮炒二钱（8g） 当归五分（2g） 生地黄五分（2g） 地骨皮一钱（4g） 香附童便炒一钱（4g） 川芎七分（2.8g） 连翘五分（2g） 山栀仁炒一钱（4g） 甘草二分（0.8g） 神曲八分（3.2g）

上用水煎，空心服，渣再煎，下午服，夜服交感丹一丸。

方见秋类。此二方累试累效。

主治：治寡居独阴妇人，恶寒发热，全类疟者。久不愈，即成瘵疾者。

大黄牡丹汤

方源：东汉·张仲景《金匮要略》卷中。

大黄四两（60g）　牡丹一两（15g）　桃仁五十个（15g）　瓜子半升（20g）　芒硝三合（37g）

上五味，以水六升（1200ml），煮取一升（200ml），去滓，内芒硝，再煎沸，顿服之，有脓当下；如无脓，当下血。

主治：肠痈之为病，其身甲错，腹皮急，按之濡，如肿状，腹无积聚。身无热，脉数，此为肠内有痈脓。

Z

枳实薤白桂枝汤

方源：东汉·张仲景《金匮要略》卷上。

枳实四枚（72g）　厚朴四两（60g）　薤白半斤（125g）　桂枝一两（15g）　栝楼实一枚，捣（70g）

上五味，以水五升（1000ml），先煮枳实、厚朴，取二升（400ml），去滓，内诸药，煮数沸，分温三服。

主治：胸痹不得卧，心痛彻背者。

枳实芍药散

方源：东汉·张仲景《金匮要略》卷下。

枳实（烧令黑，勿太过）　芍药等分

上二味，杵为散，服方寸匕（6g），日三服，并主痈脓，以麦粥下之。

主治：产后腹痛，烦满不得卧；痈脓。

栀子豉汤

方源：东汉·张仲景《伤寒论》。

栀子十四个，擘（14g）　香豉四合，绵裹（40g）

上二味，以水四升（800ml），先煮栀子得二升半（500ml）；内豉，煮取一升半（300ml），去滓，分为二服，温进一服，得吐者，止后服。

主治：伤寒汗吐下后，虚烦不得眠，心中懊恼、胸脘痞闷，饥不能食，脉数，苔薄黄腻。

猪肤汤

方源：东汉·张仲景《伤寒论》。

猪肤一斤（250g）

上一味，以水一斗（2000ml），煮取五升（1000ml），去滓，加白蜜一升（280g），白粉五合，熬香，和令相得，温分六服。

主治：①《伤寒论》：“少阴病，下利，咽痛，胸满，心烦”。②《天津中医》：失音。

参考文献

[1] 李祝华 . 刘保和教授运用《难经》腹诊理论的临床经验 [J]. 四川中医 ,2005（33）:1.

[2] 刘丽，刘保和. 刘保和的腹诊与相应经方的应用[J]. 世界中医药 ,2015（11）:10.

[3] 王玉玺，崔瑞林. 论腹诊少腹急结症及临床应用[J]. 中医中药 ,2008（1）:14.

[4] 岩崎 . 日本汉方伤寒派腹诊方法与理论研究 [D]. 北京中医药大学 ,2011.

[5] 稻叶克，和久田寅 . 腹证奇览 [M]. 梁华龙，陈玉琢，陈宝明，译 . 北京：中国中医药出版社 ,2017:2–8.

[6] 俞贤在，张志枫，许家佗，等 . 日本汉方腹诊的起源与流派形成 [J]. 东瀛探骊 ,2013（3）.

[7] 刘文巨，周超凡 . 中医与汉方医腹诊第 1 版 [M]. 南昌：江西科学技术出版社 ,1985.

[8] 蒲正国 . 半夏泻心汤治愈午时腋汗症 [J]. 辽宁中医杂志 ,1989（12）:17.

[9] 杨京蓉 . 王克穷主任医师应用经方治疗肿瘤并发

症验案 3 则 [J]. 实用中西医结合临床 ,2015（12）:15.

[10] 陆智义 . 甘草泻心汤佐治急性盆腔炎 28 例疗效观察 [J]. 四川中医 ,2004,22（11）:59.

[11] 白峻峰 . 甘草泻心汤治疗药物过敏反应 [J]. 新中医 ,1991（2）:47.

[12] 周南 . 甘草泻心汤治疗胃虚便秘 [J]. 北京中医杂志 ,1984（1）:36.

[13] 广东中医学院科研办公室附属医院编 . 老中医经验选 [M]. 广东中医学院科研办公室附属医院 ,1975（32）:124–127.

[14] 党西君 , 张英子 , 何甜甜 , 等 . 王克穷教授参合腹诊应用大陷胸汤临证经验 [J]. 天津中医药杂志 ,2020（9）:37.

[15] 曾上劼 . 曾上劼教授学术经验总结及临床特色疗法 . 成都中医药大学 ,2019,1.

[16] 杨小乐 . 茵陈四逆散合小陷胸汤治疗胆心综合征 12 例 [J]. 中国中医急症 ,1996,8（6）:282.

[17] 杨京蓉 . 王克穷主任医师应用经方治疗肿瘤并发症验案 3 则 [J]. 实用中西医结合临床 ,2015（12）:15.

[18] 张英子 , 羊璞 , 王克穷 , 等 . 从腹证与本源剂量谈柴胡加龙骨牡蛎汤的临床运用 [J]. 江苏中医药 ,2020（6）:52.

[19] 张文钊 . 腹诊证治 [M]. 北京 : 科学技术文献出版社 ,1998:13–40.

[20] 刘文巨 . 周超凡 . 中医与汉方医腹诊 [M]. 南昌 : 江西科学技术出版社 ,1985:1–11.

[21] 刘旭峰 .《伤寒论》桂枝去桂加白术茯苓汤证病机探要 [J]. 中国医药指南 ,2008,12（6）:368–370.

[22] 李文瑞 . 日本汉方医腹诊简介 [J]. 中医杂志 ,1982（3）:77.

[23] 张铁忠 . 腹诊在日本东洋医学中的应用 [J]. 中西医结合杂志 ,1987,9（7）:559.

[24] 潘德浮 . 腹诊浅识 [J]. 浙江中医药 ,1979（8）:284.

[25] 王克穷 . 浅谈腹诊在临床中的应用 [J]. 甘肃中医 ,1988（1）:38.